现代中医诊疗方法

XIANDAI ZHONGYI ZHENLIAO FANGFA

主编 臧志萍 卢 芳 陈彦姗 戴尔珣 陈茹琴 李 伟

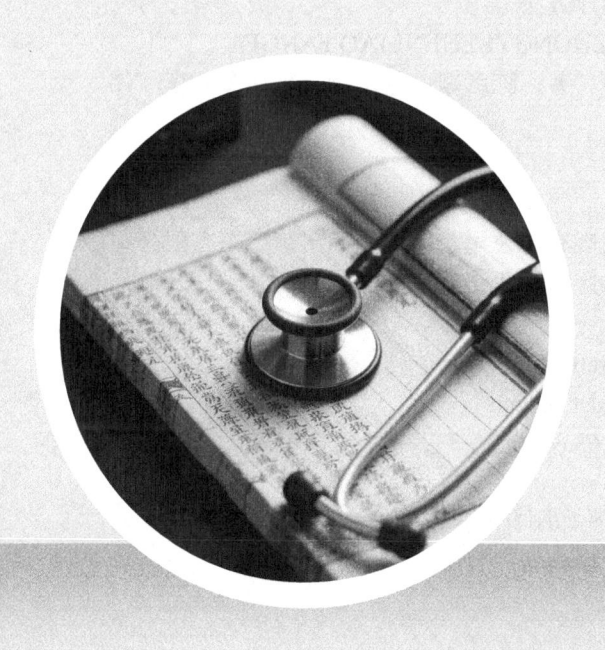

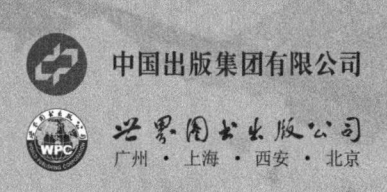

中国出版集团有限公司

世界图书出版公司
广州·上海·西安·北京

图书在版编目（CIP）数据

现代中医诊疗方法 / 臧志萍等主编. -- 广州 : 世界图书出版广东有限公司, 2025.3. -- ISBN 978-7-5232-2086-3

Ⅰ. R24

中国国家版本馆CIP数据核字第20258F8H07号

书　　名	现代中医诊疗方法
	XIANDAI ZHONGYI ZHENLIAO FANGFA
主　　编	臧志萍　卢　芳　陈彦姗　戴尔珣　陈茹琴　李　伟
责任编辑	曾跃香
责任技编	刘上锦
装帧设计	品雅传媒
出版发行	世界图书出版有限公司　世界图书出版广东有限公司
地　　址	广州市海珠区新港西路大江冲25号
邮　　编	510300
电　　话	（020）84460408
网　　址	http://www.gdst.com.cn
邮　　箱	wpc_gdst@163.com
经　　销	新华书店
印　　刷	广州小明数码印刷有限公司
开　　本	889 mm×1 194 mm　1/16
印　　张	10.5
字　　数	305千字
版　　次	2025年3月第1版　2025年3月第1次印刷
国际书号	ISBN 978-7-5232-2086-3
定　　价	138.00元

版权所有　翻印必究

（如有印装错误，请与出版社联系）

咨询、投稿：（020）84460408　451765832@qq.com

编 委 会

主　编　臧志萍　山东中医药大学附属医院
　　　　　卢　芳　聊城市人民医院
　　　　　陈彦姗　东莞市中医院
　　　　　戴尔珣　江苏省苏北人民医院
　　　　　陈茹琴　广东省第二人民医院
　　　　　李　伟　大同市中医医院

副主编　刘慧兰　中国人民解放军联勤保障部队第九八五医院
　　　　　付文旭　鄂尔多斯市中心医院
　　　　　黄　超　十堰市太和医院（湖北医药学院附属医院）
　　　　　刘艳红　中国人民解放军陆军第七十四集团军医院
　　　　　郑汝吏　山东中医药大学第二附属医院
　　　　　项　瑛　中国人民解放军联勤保障部队大连康复疗养中心
　　　　　刘铁军　辽宁中医药大学附属医院
　　　　　曹荣耀　辽宁中医药大学附属第四医院
　　　　　刘　聪　辽宁中医药大学附属第四医院
　　　　　周　慧　辽宁中医药大学附属医院

编　委　周　成　南昌市洪都中医院（江西中医药大学附属洪都中医院）
　　　　　黄晨曦　江西中医药大学第二附属医院
　　　　　赵　凤　济南幼儿师范高等专科学校
　　　　　刘海峰　温州市中医院
　　　　　李　明　天津市中医药研究院附属医院
　　　　　李晓娟　山东大学齐鲁医院德州医院
　　　　　宝庆付　浙江省中西医结合医院（杭州市红十字会医院）

前言

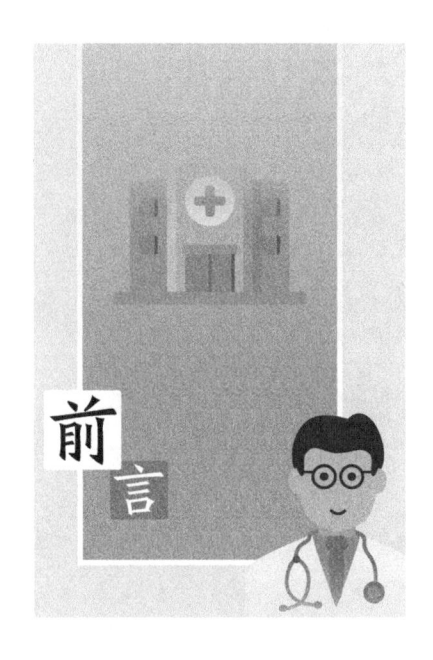

随着健康观念和医学模式的转变，中医药越来越显示出其独特的优势。党的二十大报告中强调要坚持中西医的并重，扶持中医药和民族医药事业发展，为中医药事业的发展指明了方向。中医学作为中医药学的重要组成部分，也被赋予了更深刻的内涵和更广阔的外延。中医学以阴阳五行作为理论基础，将人体看成是气、形、神的统一体，通过望、闻、问、切，四诊合参的方法，探求病因、病性、病位，分析病机及人体内五脏六腑、经络关节、气血津液的变化，判断邪正消长，进而得出病名，归纳出证型，以辨证论治原则，使用中药、针灸、推拿、按摩、食疗等多种治疗手段，使人体达到阴阳调和而康复。本书整理和发掘了中医学的宝贵财富，博采众长，广收博蓄，提炼精华，实践临床，顺应了中医药事业前进的步伐，以求提升中医队伍的服务水平，继承和发扬中医理论。

本书主要涉及中医专科常见病、多发病的诊疗方法。我们在选择病种时，摒弃了面面俱到，精选了临床最常见的疾病种类，以达到浓缩精华、科学实用的目的。本书从中医辨证基础与脏腑辨证理论开始，重点介绍包括脑系病证、肺系病证、心系病症、脾胃系病证、肝胆系病证等中医学常见病的中医诊治方法，每种脏系病证精选了常见的典型疾病进行论述，全面、详细地介绍了这些病证的病因病机、临床表现、辨证分型、病情观察要点、中医辨证论治等内容，着重体现中医专科特色，强调用人体内外统一的理论去认识疾病的发生和发展。本书重视辨病与辨证相结合及局部辨证，用全身治疗和局部治疗相结合的方法防治疾病，内容丰富，资料夯实，能够突出中医特色与优势，可为广大中医临床医务工作者提供参考。

在编写过程中，我们参阅了大量的相关教材、书籍及文献，反复进行论证，力求做到有理有据、准确使用，与临床紧密结合。"工欲善其事，必先利其器"，我们期盼本书能够为制定中医决策提供参考和依据，成为广大中医临床工作者可以依赖的工具书。在即将付梓之际，对先后为本书付出努力的同志表示诚挚的感谢！尽管我们已尽心竭力，但唯恐百密一疏，愿读者能加以指正，不胜期盼之至。

编　者

第一章 中医辨证

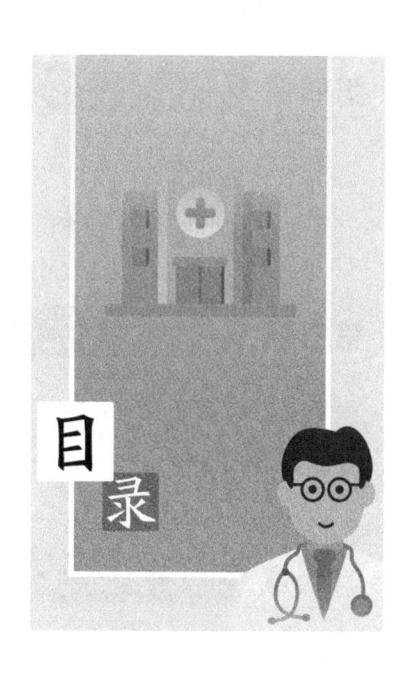

第一节 八纲基本证 …………………………………………………………………… 1

第二节 八纲证之间的关系 ……………………………………………………………… 4

第三节 六淫辨证 ………………………………………………………………………… 10

第四节 疫疠辨证 ………………………………………………………………………… 14

第五节 外伤辨证 ………………………………………………………………………… 17

第二章 脏腑辨证

第一节 心与小肠病辨证 ………………………………………………………………… 20

第二节 肺与大肠病辨证 ………………………………………………………………… 25

第三节 脾与胃病辨证 …………………………………………………………………… 29

第四节 肝胆病辨证 ……………………………………………………………………… 34

第五节 肾与膀胱病辨证 ………………………………………………………………… 40

第三章 脑系病证

第一节 癫狂 ……………………………………………………………………………… 44

第二节 眩晕 ……………………………………………………………………………… 54

第三节 颤证 ……………………………………………………………………………… 63

第四节 痴呆 ……………………………………………………………………………… 67

I

第四章 肺系病证

- 第一节 哮病 ········· 73
- 第二节 慢性支气管炎 ········· 82

第五章 心系病证

- 第一节 厥证 ········· 89
- 第二节 不寐 ········· 99

第六章 脾胃系病证

- 第一节 腹痛 ········· 109
- 第二节 泄泻 ········· 112
- 第三节 痢疾 ········· 116

第七章 肝胆系病证

- 第一节 胁痛 ········· 126
- 第二节 黄疸 ········· 129

第八章 肾系病证

- 第一节 淋证 ········· 133
- 第二节 癃闭 ········· 137
- 第三节 遗精 ········· 140
- 第四节 阳痿 ········· 143
- 第五节 水肿 ········· 146
- 第六节 关格 ········· 153

参考文献 ········· 159

第一章 中医辨证

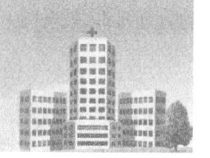

第一节 八纲基本证

一、表里辨证

表里是辨别病变部位外内浅深的两个纲领。

表与里是相对的概念，如皮肤与筋骨相对而言，皮肤属表，筋骨属里；脏与腑相对而言，腑属表，脏属里；经络与脏腑相对而言，经络属表，脏腑属里；经络中三阳经与三阴经相对而言，三阳经属表，三阴经属里等。

表里主要代表辨证中病位的外内浅深，一般而论，身体的皮毛、肌腠、经络在外，属表；血脉、骨髓、脏腑相对在内，属里。因此，临床上一般把外邪侵犯肌表，病位浅者，称为表证；病在脏腑，病位深者，称为里证。从病势上看，外感病中病邪由表入里，疾病渐增重为势进；病邪由里出表，疾病渐减轻为势退。因而前人有病邪入里一层，病深一层，出表一层，病轻一层的认识。

辨别表里对外感疾病来说，尤为重要。这是由于内伤杂病的证型一般属于里证范畴，主要应辨别"里"所在的具体脏腑的病位。而外感病则往往具有由表入里、由浅而深、由轻而重的发展传变过程，因此，表里辨证是对外感病发展的不同阶段的基本认识，它可说明病情的轻重浅深及病机变化的趋势，可为把握疾病演变规律及取得诊疗主动性提供依据。

（一）表证

表证是指外感疾病的初期阶段，正（卫）气抗邪于肤表浅层，以新起恶寒发热为主要特征的证。

1. 临床表现　新起恶风寒，或恶寒发热，头身疼痛，喷嚏，鼻塞，流涕，咽喉痒痛，微有咳嗽、气喘，舌淡红，舌苔薄，脉浮。

2. 证因分析　六淫、疫疠等邪气，经皮毛、口鼻侵入机体，正邪相争于肤表，阻遏卫气的正常宣发、温煦功能，故见恶寒发热；外邪束表，经气郁滞不畅，不通则痛，故有头身疼痛；皮毛受邪，内应于肺，鼻咽不利，故打喷嚏、鼻塞、流清涕、咽喉痒痛；肺气失宣，故微有咳嗽、气喘；病邪在表，尚未入里，没有影响胃气的功能，舌象没有明显变化，故舌淡红、苔薄；正邪相争于表，脉气鼓动于外，故脉浮。

表证发生，主要是感受六淫之邪，临床常见的表证有风邪袭表证、寒邪束表证、风热犯表证、湿邪遏表证、燥邪犯表证、暑湿伤表证、热邪犯表证及疫疠证的早期阶段等。

本证以新起恶寒发热、脉浮等症状为辨证要点。

（二）里证

里证是指病变部位在内，脏腑、气血、骨髓等受病所反映的证。

1. 临床表现　里证的范围极为广泛，凡非表证（及半表半里证）的特定证候，一般都属里证的范畴，因此其表现多种多样。

2. 证因分析　里证形成的原因有三个方面：一是外邪袭表，表证不解，病邪传里，形成里证；二是外邪直接入里，侵犯脏腑等部位，即所谓"直中"为病；三是情志内伤、饮食劳倦等因素，直接损伤脏腑气血，或脏腑气血功能紊乱而出现各种证。由于里证形成的原因及表现不同，其证候机制亦各不相同。

本证以脏腑、气血津液等异常所致症状为辨证要点。

（三）半表半里证

半表半里证指病变既非完全在表，又未完全入里，病位处于表里进退变化之中，以寒热往来等为主要表现的证。

1. 临床表现　寒热往来，胸胁苦满，心烦喜呕，默默不欲饮食，口苦，咽干，目眩，脉弦。

2. 证因分析　属六经辨证中的少阳病证，多因在外感病邪由表入里的过程中，正邪分争，少阳枢机不利所致。

本证以寒热往来、胸胁苦满、口苦、咽干、目眩、脉弦等症状为辨证要点。

二、寒热辨证

寒热是辨别疾病性质的两个纲领。

病邪有阳邪与阴邪之分，正气有阳气与阴液之别，寒证与热证实际是机体阴阳偏盛、偏衰的具体表现，正如张景岳所说："寒热乃阴阳之化也。"阴盛或阳虚则表现为寒证，阳盛或阴虚则表现为热证。《素问·阴阳应象大论篇》所言"阳胜则热，阴胜则寒"及《素问·调经论篇》所说"阳虚则外寒，阴虚则内热"即是此意。

寒象、热象与寒证、热证既有区别，又有联系。如恶寒、发热等可被称为寒象或热象，是疾病的表现征象，与反映疾病本质的寒证或热证是不同的。一般情况下，疾病的本质和表现的征象多是相符的，热证多见热象，寒证多见寒象。但反过来，出现某些寒象或热象时，疾病的本质不一定就是寒证或热证。因此，寒热辨证，不能孤立地根据个别症状做判断，而是应在综合分析四诊资料的基础上进行辨识。

辨清寒证与热证，对认识疾病的性质和指导治疗有重要意义，是确定"寒者热之，热者寒之"治疗法则的依据。

（一）寒证

寒证是指感受寒邪，或阳虚阴盛，导致机体功能活动衰退所表现的具有"冷、凉"特点的证。由于阴盛可表现为寒的证，阳虚亦可表现为寒的证，故寒证有实寒证与虚寒证之分。

1. 临床表现　恶寒（或畏寒）喜暖，肢冷蜷卧，冷痛喜温，口淡不渴，痰、涕、涎液清稀，小便清长，大便溏薄，面色苍白，舌质浅淡，苔白而润，脉紧或迟等。

2. 证因分析　多因感受寒邪，或过服生冷寒凉所致，起病急骤，体质壮实者，多为实寒证；因内伤久病，阳气虚弱而阴寒偏胜者，多为虚寒证；寒邪袭于表者，多为表寒证；寒邪客于脏腑，或因阳虚阴盛所致者，多为里寒证。阳气虚弱，或因外寒阻遏阳气，形体失却温煦，故见恶寒（或畏寒）喜暖、肢冷蜷卧、冷痛喜温等症；阴寒内盛，津液未伤，所以口淡不渴，痰、涕、涎液、大小便等分泌物、排泄物澄澈清冷，苔白而润；寒邪束遏阳气则脉紧，阳虚推动缓慢则脉迟。

本证以怕冷喜暖与分泌物、排泄物澄澈清冷等症状共见为辨证要点。

（二）热证

热证是指感受热邪，或脏腑阳气亢盛，或阴虚阳亢，导致机体功能活动亢进所表现的具有"温、热"特点的证。由于阳盛可表现为热的证，阴虚亦可表现为热的证，故热证有实热证、虚热证之分。

1. 临床表现　发热，恶热喜冷，口渴欲饮，面赤，烦躁不宁，痰、涕黄稠，小便短黄，大便干结，舌红少津，舌苔黄燥，脉数等。

2. 证因分析　多因外感火热阳邪，或过服辛辣温热之品，或寒湿郁而化热，或七情过激，五志化火等导致体内阳热过盛所致，病势急骤，形体壮实者，多为实热证；因内伤久病，阴液耗损而阳气偏亢者，多为虚热证；风热之邪袭于表者，多为表热证；热邪盛于脏腑，或因阴虚阳亢所致者，多为里热证。由于阳热偏盛，津液被耗，或因阴液亏虚而阳气偏亢，故见发热、恶热、面赤、烦躁不宁、舌红、苔黄、脉数等症；热伤阴津，故见口渴欲饮、痰涕黄稠、小便短黄、大便干结、舌红少津等症。

本证以发热恶热与分泌物、排泄物黏浊色黄等症状共见为辨证要点。

三、虚实辨证

虚实是指辨别邪正盛衰的两个纲领，主要反映病变过程中人体正气的强弱和致病邪气的盛衰。

《素问·通评虚实论篇》说："邪气盛则实，精气夺则虚。"《景岳全书·传忠录》亦说："虚实者，有余不足也。"实主要指邪气盛实，虚主要指正气不足，所以实与虚是用以概括和辨别邪正盛衰的两个纲领。

由于邪正斗争是疾病过程中的根本矛盾，阴阳盛衰及其所形成的寒热证，亦存在着虚实之分，所以分析疾病过程中邪正的虚实关系，是辨证的基本要求，因而《素问·调经论篇》有"百病之生，皆有虚实"之说。通过虚实辨证，可以了解病体的邪正盛衰，为治疗提供依据。实证宜攻，虚证宜补，虚实辨证准确，攻补方能适宜，才能免犯实实虚虚之误。

（一）虚证

虚证是指以人体阴阳、气血、津液、精髓等正气亏虚，而邪气不显著为基本病理所形成的证。

1. 临床表现　由于损伤正气的不同及影响脏腑器官的差异，虚证的表现也各不相同。

2. 证因分析　多因先天禀赋不足、后天失调或疾病耗损所致。如饮食失调，营血生化不足；思虑太过、悲哀惊恐、过度劳倦等，耗伤气血营阴；房事不节，耗损肾精元气；久病失治、误治，损伤正气；大吐、大泻、大汗、出血、失精等，使阴阳气血耗损，均可形成虚证。

本证以临床表现具有"不足、松弛、衰退"等特征为辨证要点。

（二）实证

实证是指人体感受外邪，或疾病过程中阴阳气血失调，体内病理产物蓄积，以邪气盛实、正气不虚为基本病理所形成的证。

1. 临床表现　由于感邪性质与病理产物的不同，以及病邪侵袭、停积部位的差别，实证的表现也各不相同。

2. 证因分析　实证的形成主要有两个方面：一是因风寒暑湿燥火、疫疠以及虫毒等邪气侵犯人体，正气奋起抗邪所致；二是内脏功能失调，气化失职，气机阻滞，形成痰、饮、水、湿、脓、瘀血、宿食等有形病理物质，壅聚停积于体内所致。

本证以临床表现具有"有余、亢盛、停聚"等特征为辨证要点。

四、阴阳辨证

阴阳是指归类病证类别的两个纲领。

阴阳是辨别疾病类别的基本大法。阴、阳分别代表事物相互对立的两个方面，无所不指，也无所定指，故疾病的性质、证的类别以及临床表现，一般都可用阴阳进行概括或归类。《素问·阴阳应象大论篇》说："善诊者，察色按脉，先别阴阳。"《类经·阴阳类》说："人之疾病……必有所本，或本于阴，或本于阳，病变虽多，其本则一。"《景岳全书·传忠录》亦说："凡诊病施治，必须先审阴阳，乃为医道之纲领，阴阳无谬，治焉有差？医道虽繁，而可以一言蔽之者，曰阴阳而已。"由此可见阴阳在辨别病证中的重要性。

阴证与阳证的划分是根据阴阳学说中阴与阳的基本属性。凡临床上出现具有兴奋、躁动、亢进、明亮、偏于身体的外部与上部等特征的临床表现，病邪性质为阳邪，病情变化较快的表证、热证、实证时，一般可归属为阳证的范畴；出现具有抑制、沉静、衰退、晦暗、偏于身体的内部与下部等特征的临床表现，病邪性质为阴邪，病情变化较慢的里证、寒证、虚证时，一般可归属为阴证的范畴。

阴阳是八纲中的总纲。表证与里证、寒证与热证、虚证与实证反映了病变过程中几种既对立又统一的矛盾现象。此三对证是分别从不同的侧面来概括病情的，所以只能说明疾病在某一方面的特征，而不能反映出疾病的全貌。六类证型相互之间虽然有一定的联系，但既不能相互概括，也不能相互取代，六者在八纲中的地位是相等的。因此，为了对病情进行更高层面或总的归纳，可以用阴证与阳证概括其他六类证，即表证、热证、实证属阳，里证、寒证、虚证属阴，因此，阴阳两纲可以统帅其他六纲而成为八纲中的总纲。

阴证与阳证的划分不是绝对的，是相对而言的。如与表证相对而言，里证属于阴证，但里证又有寒热、虚实之分，相对于里寒证与里虚证而言，里热证与里实证则又归于阳证的范畴。因此，临床上在对具体病证归类时会存在阴中有阳、阳中有阴的情况。

（臧志萍）

第二节　八纲证之间的关系

八纲中，表里寒热虚实阴阳，各自概括着一个方面的病理本质，然而病理本质的各个方面是互相联系着的。寒热病性、邪正相争不能离开表里病位而存在，反之也没有可以离开寒热虚实等病性而独立存在的表证或里证。因此，用八纲来分析、判断、归类证，并不是彼此孤立、绝对对立、静止不变的，而是可有相兼、错杂、转化，甚至出现真假，并且随病变发展而不断变化。临床辨证时，不仅要注意八纲基本证的识别，更应把握八纲证之间的相互关系，只有将八纲综合起来对病情作综合性的分析考察，才能对各证有比较全面、正确的认识。

八纲证之间的相互关系，主要可归纳为证的相兼、证的错杂、证的转化及证的真假4个方面。

一、证的相兼

广义的证的相兼，指各种证的相兼存在。本处所指狭义的证的相兼，是指在疾病的某一阶段，其病位无论是在表还是在里，但病情性质上没有寒与热、虚与实等相反的证存在的情况。

表里、寒热、虚实各自从不同的侧面反映疾病某方面的本质，故不能互相概括、替代，临床上的证则不可能只涉及病位或病性的某一方面。因而辨证时，无论病位之在表在里，必然要区分其寒热虚实性质；论病性之属寒属热，必然要辨别病位在表或在里、是邪盛或是正虚；论病情之虚实，必察其病位之表里、病性之寒热。

根据证的相兼的概念，除对立两纲（表与里、寒与热、虚与实）之外的其他任意三纲均可组成相兼的证。经排列组合可形成表实寒证、表实热证、表虚寒证、表虚热证、里实寒证、里实热证、里虚寒证、里虚热证八类证。但临床实际中很少见到真正的表虚寒证与表虚热证。以往关于"表虚证"有两种说法：一是指外感风邪所致有汗出的表证（相对外感风寒所致无汗出的"表实证"而言）。其实表证的有无汗出，只是在外邪的作用下，毛窍的闭与未闭，是邪正相争的不同反应，毛窍未闭、肤表疏松而有汗出，不等于疾病的本质属虚，因此，表证有汗出者并非真正的虚证。二是指肺脾气虚所致卫表（阳）不固证，但实际上该证属于阳气虚弱所致的里虚寒证。

相兼的证的临床表现一般多是相关纲领证候的叠加。

例如：表实寒证与表实热证，既同属于表证的范畴，又分别属于寒证与热证，分别以恶寒重发热轻、无汗、脉浮紧及发热重恶寒轻、口微渴、汗出、脉浮数等为辨证要点；里实寒证与里实热证既同属于里实证的范畴，又分别属于寒证与热证，分别以形寒肢冷、面白、口不渴、痰稀、尿清、冷痛拒按、苔白、脉沉或紧及壮热、面赤、口渴、大便干结、小便短黄、舌红苔黄、脉滑数或洪数为辨证要点；里虚寒证与里虚热证既同属于里虚证的范畴，又分别属于寒证与热证，分别以畏寒肢冷、神疲乏力、尿清便溏、冷痛喜温喜按、舌淡胖苔白、脉沉迟无力及形体消瘦、五心烦热、午后颧红、口燥咽干、潮热盗汗、舌红绛、脉细数为辨证要点。

二、证的错杂

证的错杂指在疾病的某一阶段，八纲中相互对立的两纲病证同时并见所表现的错杂证。在错杂的证中，矛盾的双方都反映着疾病的本质，因而不可忽略。临床辨证当辨析疾病的标本缓急，因果主次，以便采取正确的治疗。八纲中的错杂关系，从表与里、寒与热和虚与实角度，分别可概括为表里同病、寒热错杂、虚实夹杂，但临床实际中表里与寒热、虚实之间是可以交互错杂的，如表实寒里虚热、表实热里实热等，因此临证时应对其进行综合分析。

（一）表里同病

表里同病是指在同一患者身上，既有表证，又有里证。表里同病的形成常见于以下3种情况：一是初病即同时出现表证与里证的表现；二是表证未罢，又及于里；三是内伤病未愈而又感外邪。

表里同病，以表里与虚实或寒热分别排列组合，包括表里俱寒、表里俱热、表寒里热、表里俱虚、表里俱实、表热里寒、表虚里实与表实里虚8种情况。除去临床上少见的"表虚证"，则表里同病可概括为以下6种情况。

1. **表里俱寒**　如素体脾胃虚寒，复感风寒之邪，或外感寒邪，同时伤及表里，表现为恶寒重发热轻、头身痛、流清涕、脘腹冷痛、大便溏泄、脉迟或浮紧等。

2. 表里俱热　如素有内热，又感风热之邪，或外感风热未罢，又传及于里，表现为发热重恶寒轻、咽痛、咳嗽气喘、便秘尿黄、舌红苔黄、脉数或浮数等。

3. 表寒里热　如表寒未罢，又传及于里化热，或先有里热，复感风寒之邪，表现为恶寒发热、无汗、头痛、身痛、口渴喜饮、烦躁、便秘尿黄、苔黄等。

4. 表热里寒　如素体阳气不足，复感风热之邪，表现为发热恶寒、有汗、头痛、咽痛、尿清便溏、腹满等。

5. 表里俱实　如饮食停滞之人，复感风寒之邪，表现为恶寒发热、鼻塞流涕、脘腹胀满、厌食便秘、脉浮紧等。

6. 表实里虚　如素体气血虚弱，复感风寒之邪，表现为恶寒发热、无汗、头痛身痛、神疲乏力、少气懒言、心悸失眠、舌淡脉弱等。

（二）寒热错杂

寒热错杂是指在同一患者身上，既有寒证的表现，又有热证的症状。寒热错杂的形成有3种情况：一是先有热证，复感寒邪，或先有寒证，复感热邪；二是先有外感寒证，寒郁而入里化热；三是机体阴阳失调，出现寒热错杂。

结合病位，可将寒热错杂概括为表里的寒热错杂与上下的寒热错杂。表里的寒热错杂包括表寒里热与表热里寒，详见表里同病；上下的寒热错杂包括上热下寒及上寒下热。

1. 上热下寒　如患者同时存在上焦有热与脾胃虚寒，则既有胸中烦热、咽痛口干、频欲呕吐等上部热证表现，又兼见腹痛喜暖、大便稀薄等下部寒证的症状。

2. 上寒下热　如患者同时存在脾胃虚寒与膀胱湿热，则既有胃脘冷痛，呕吐清涎等上部寒证的表现，同时又兼见尿频、尿痛、小便短等下部热证的症状。

（三）虚实夹杂

虚实夹杂是指同一患者，同时存在虚证与实证的表现。虚实夹杂的形成主要有以下两种情况：一是因实证邪气太盛，损伤正气，而致正气虚损，同时出现虚证；二是先有正气不足，无力祛除病邪，以致病邪积聚，或复感外邪，又同时出现实证。

结合病位，虚实夹杂可概括为表里或上下的夹杂。但辨别虚实夹杂的关键是分清虚实的孰多孰少，病势的孰缓孰急，为临床确立以攻为主或以补为主或攻补并重的治疗原则提供依据，因此，可将虚实夹杂概括为以虚为主的虚证夹实、以实为主的实证夹虚及虚实并重3种类型。

1. 虚证夹实　如温热病后期，虽邪热将尽，但肝肾之阴已大伤，此时邪少虚多，表现为低热不退、口干口渴、舌红绛而干、少苔无苔、脉细数等，治法当以滋阴养液为主，兼清余热之邪。

2. 实证夹虚　如外感温热病中常见的实热伤津证，为邪多虚少，表现为既见发热、便秘、舌红、脉数等里实热的现象，又见口渴、尿黄、舌苔干裂等津液受伤的虚象，治法当以清泻里热为主，兼以滋阴润燥。

3. 虚实并重　如小儿疳积证，往往虚实并重，既有大便泄泻、完谷不化、形瘦骨立等脾胃虚弱的表现，又有腹部膨大、烦躁不安、贪食不厌、舌苔厚浊等饮食积滞、化热的症状，治疗应以消食化积与健脾益气并重。

三、证的转化

证的转化是指在疾病的发展变化过程中，八纲中相互对立的证之间在一定条件下可以互易其位，相互转化成对立的另一纲的证。但在发生证的转化这种质变之前，往往有一个量变的过程，因而在证的转化之前，又可以呈现出证的相兼或错杂现象。

证转化后的结果有两种可能：一是病情由浅及深、由轻而重，向加重方向转化；二是病情由重而轻、由深而浅，向痊愈方向转化。

八纲证的转化包括表里出入、寒热转化、虚实转化3种情况。

（一）表里出入

表里出入是指在一定条件下，病邪从表入里，或由里透表，致使表里证发生变化。

1. 表邪入里　表邪入里是指先出现表证，因表邪不解，内传入里，致使表证消失而出现里证。

例如：外感病初期出现恶寒发热、头身疼痛、无汗、苔薄白、脉浮紧等症状，为表实寒证。如果失治误治，表邪不解，内传于脏腑，继而出现高热、口渴、舌苔黄、脉洪大等症状，即是表邪入里，表实寒证转化为里实热证。

2. 里邪出表　里邪出表是指某些里证在治疗及时、护理得当时，机体抵抗力增强，驱邪外出，从而表现出病邪向外透达的症状或体征。其结果并不是里证转化为表证，而是表明邪有出路，病情有向愈的趋势。

例如：麻疹患儿疹不出而见发热、喘咳、烦躁等症，通过恰当调治后，使麻毒外透，疹子发出而烦热、喘咳等减轻、消退；外感温热病中，出现高热、烦渴等症，随汗出而热退身凉，烦躁等症减轻，便是邪气从外透达的表现。

邪气的表里出入，主要取决于正邪双方斗争的情况，因此，掌握病势的表里出入变化，对于预测疾病的发展与转归，及时调整治疗策略具有重要意义。

（二）寒热转化

寒热转化是指寒证或热证在一定条件下相互转化，形成相对应的证。

1. 寒证化热　寒证化热是指原为寒证，后出现热证，而寒证随之消失。

寒证化热常见于外感寒邪未及时发散，而机体阳气偏盛，阳热内郁到一定程度，则寒邪化热，形成热证；或是寒湿之邪郁遏，而机体阳气不衰，由寒而化热，形成热证；或因使用温燥之品太过，亦可使寒证转化为热证。

例如：寒湿痹病，初为关节冷痛、重着、麻木，病程日久，或过服温燥药物，而变成患处红肿灼痛等，则是寒证转化为热证。

2. 热证转寒　热证转寒是指原为热证，后出现寒证，而热证随之消失。

热证转寒，常见于邪热毒气严重的情况之下，因失治、误治，以致邪气过盛，耗伤正气，阳气耗散，从而转为虚寒证，甚至出现亡阳的证。

例如：疫毒病初期，表现出高热烦渴、舌红脉数、泻痢不止等。由于治疗不及时，骤然出现冷汗淋漓、四肢厥冷、面色苍白、脉微欲绝等症，则是由热证转化为了寒证（亡阳证）。

寒证与热证的相互转化，是由邪正力量的对比所决定的，其关键又在机体阳气的盛衰。寒证转化为热证，是人体正气尚强，阳气较为旺盛，邪气才会从阳化热，提示人体正气尚能抗御邪气；热证转化为寒证，是邪气虽衰而正气不支，阳气耗伤并处于衰败状态，提示正不胜邪，病情加重。

（三）虚实转化

虚实转化是指在疾病的发展过程中，正邪力量对比的变化，致使虚证与实证相互转化，形成对应的证。实证转虚为疾病的一般规律，虚证转实临床少见，实际上常常是因虚致实，形成本虚标实的证。

1. **实证转虚** 实证转虚是指原先表现为实证，后来表现为虚证。

邪正斗争的趋势，或是正气胜邪而向愈，或是正不胜邪而迁延。故病情日久，或失治误治，正气伤而不足以御邪，皆可形成实证转化为虚证。

例如：外感热病的患者，始见高热、口渴、汗多、烦躁、脉洪数等实热证的表现，因治疗不当，日久不愈，导致津气耗伤，而出现形体消瘦、神疲嗜睡、食少、咽干、舌嫩红无苔、脉细无力等虚象，即是由实证转化为虚证。

2. **虚证转实** 虚证转实是指正气不足，脏腑功能衰退，组织失却濡润充养，或气机运化迟钝，以致气血阻滞，病理产物蓄积，邪实上升为矛盾的主要方面，而表现以实为主的证候，因此，实为因虚致实的本虚标实证。

例如：心阳气虚日久，温煦无能，推运无力，则可使血行迟缓而成瘀，在原有心悸、气短、脉弱等心气虚证的基础上，而后出现心胸绞痛、唇舌紫暗、脉涩等症，则是心血瘀阻证，此时血瘀之实的表现较心气之虚的表现显得更为突出。

总之，所谓虚证转化为实证，并不是指正气来复，病邪转为亢盛，邪盛而正不虚的实证，而是在虚证基础上转化为以实证为主要矛盾的证候。其本质是因虚致实，本虚标实。

四、证的真假

证的真假是指当某些疾病发展到严重或后期阶段时，可表现出一些与疾病本质不一致，甚至相反的"假象"，从而干扰对疾病真实面貌的认识。"真"，是指与疾病内在本质相符的证；"假"，是指疾病发展过程中表现出的一些不符合常规认识的"假象"，即与病理本质所反映的常规证不相应的某些表现。当出现证的真假难辨时，一定要注意全面分析，去伪存真，抓住疾病的本质。

八纲证的真假主要可概括为寒热真假与虚实真假两种情况。

（一）寒热真假

一般来说，寒证多表现为寒象，热证多表现为热象，只要抓住寒证、热证的要点就可作出判断。但在某些疾病的严重阶段，当病情发展到寒极或热极的时候，有时就会出现一些与其寒、热病理本质相反的"假象"症状或体征，从而影响对寒证、热证的准确判断。具体来说，有真热假寒和真寒假热两种情况。

1. **真热假寒** 真热假寒是指疾病的本质为热证，却出现某些"寒"的现象，又称"热极似寒"。

如里热炽盛之人，除出现胸腹灼热、神昏谵语、口臭息粗、渴喜冷饮、小便短黄、舌红苔黄而干、脉有力等里热证的典型表现外，有时会伴随出现四肢厥冷、脉迟等"寒象"症状。从表面来看，这些"寒象"似乎与疾病的本质（热证）相反，但实际上这些表现是由于邪热内盛，阳气郁闭于内而不能布达于外所致，而且邪热越盛，厥冷的症状可能越重，即所谓"热深厥亦深"，因此，这些"寒象"实为热极格阴的表现，本质上也是热证疾病的反映，只不过是较常规热证的病机和表现更为复杂而已。

— 8 —

2. 真寒假热　真寒假热是指疾病的本质为寒证，却出现某些"热象"的表现，又称"寒极似热"。

如阳气虚衰、阴寒内盛之人，除出现四肢厥冷、小便色清、便质不燥、甚至下利清谷、舌淡苔白、脉来无力等里虚寒证的典型表现外，尚可出现自觉发热、面色发红、神志躁扰不宁、口渴、咽痛、脉浮大或脉浮数等"热象"症状。从表面来看，这些"热象"似乎与疾病的本质（寒证）相反，但实际上这些表现是由于阳气虚衰，阴寒内盛，逼迫虚阳浮游于上、格越于外所致，而非体内真有热。同时，这些"热象"与热证所致有所不同。如虽自觉发热，但触之胸腹无灼热，且欲盖衣被；虽面色发红，但为泛红如妆，时隐时现；虽神志躁扰不宁，但感疲乏无力；虽口渴，却欲热饮，且饮水不多；虽咽喉疼痛，但不红肿；虽脉浮大或数，但按之无力。因此，这些"热象"实为寒极格阳的表现，本质上也是寒证疾病的反映，但较一般寒证的病机和表现更为复杂。

当出现上述"热极似寒"或"寒极似热"的情况时，一定要注意在四诊合参、全面分析的基础上，透过现象抓本质。在具体辨别时，应注意以下几个方面。

（1）了解疾病发展的全过程：一般情况下，"假象"容易出现在疾病的后期及危重期。

（2）辨证时应以身体内部的症状及舌象等作为判断的主要依据，外部、四肢的症状容易表现为"假象"。

（3）"假象"和"真象"存在不同：如"假热"之面赤，是面色苍白而泛红如妆，时隐时现，而里热炽盛的面赤却是满面通红；"假寒"常表现为四肢厥冷伴随胸腹部灼热，揭衣蹬被；而阴寒内盛者则往往身体蜷卧，欲近衣被。

（二）虚实真假

一般来说，虚证的表现具有"不足、松弛、衰退"的特征，实证的表现具有"有余、亢盛、停聚"的特征。但疾病较为复杂或发展到严重阶段，可表现出一些不符合常规认识的征象，也就是当患者的正气虚损严重，或病邪非常盛实时，会出现一些与其虚、实病理本质相反的"假象"症状或体征，从而影响对虚、实证的准确判断。具体来说，有真实假虚和真虚假实两种情况。

1. 真实假虚　真实假虚是指疾病的本质为实证，却出现某些"虚羸"的现象，即所谓"大实有羸状"。

如实邪内盛之人，出现神情默默、身体倦怠、不愿多言、脉象沉细等貌似"虚羸"的表现，是由于火热、痰食、湿热、瘀血等邪气或病理产物大积大聚，以致经脉阻滞，气血不能畅达所致，其病变的本质属实。因此，虽默默不语但语时声高气粗，虽倦怠乏力却动之觉舒，虽脉象沉细却按之有力，与虚证所导致的真正"虚羸"表现不同。同时还伴随疼痛拒按、舌质苍老、舌苔厚腻等实证的典型表现，是"大实有羸状"的复杂病理表现。

2. 真虚假实　真虚假实是指疾病的本质为虚证，反出现某些"盛实"的现象，即所谓"至虚有盛候"。

如正气内虚较为严重之人，出现腹胀腹痛、二便闭涩、脉弦等貌似"盛实"的表现，是由于脏腑虚衰，气血不足，运化无力，气机不畅所致，其病变的本质属虚。因此，腹虽胀满而有时缓解，不似实证之持续胀满不减；腹虽痛，不似实证之拒按，而是按之痛减；脉虽弦，但重按无力，与实证所致表现不同，同时伴随神疲乏力、面色无华、舌质娇嫩等虚证的典型表现，是"至虚有盛候"的复杂病理表现。

当出现上述"大实有羸状"或"至虚有盛候"的情况时，一定要注意围绕虚证、实证的表现特点及鉴别要点综合分析，仔细辨别，从而分清虚、实的真假。

（臧志萍）

第三节　六淫辨证

六淫之邪侵袭人体，机体必然发生一定的病理变化，并通过不同的症状和体征反映出来。因此，六淫辨证则是根据六淫各自的自然特性和致病特点，探求疾病所属何因的辨证方法。六淫病证的发生，往往与季节有关。如春多风病，夏多暑病，长夏多湿病，秋多燥病，冬多寒病。在四时气候变化中，六淫病证并不是固定的，且人体感受邪气，也不是单一的。例如，风有风寒、风热、风湿；暑有暑热、暑湿、暑风等，因此，疾病的表现也是复杂多变的。

此外，临床上还有一些病证，其病因并不是外感六淫所致，而是在疾病发展过程中由于内部病理变化所产生的类似六淫的证候，称为内风证、内寒证、内湿证、内燥证、内火证等，其实质上是一种象征性的病理归类，应注意辨析。

一、风淫证

风淫证是指感受外界风邪所致的一类证，或称外风证。根据风邪侵袭所反映病位的不同，风淫证常有风邪袭表证、风邪犯肺证、风客肌肤证、风邪中络证、风窜关节证、风水相搏证等。风为百病之长，根据与外风兼见证候的不同，又有风寒、风热、风火、风湿以及风痰、风水、风毒等名称的不同。

1. 临床表现　一般有恶风寒，微发热，汗出，鼻塞或喷嚏，咳嗽，咽喉痒痛，苔薄白，脉多浮缓；或新起皮肤瘙痒，甚至出现丘疹时隐时现、此起彼落；或突现颜面麻木不仁，口眼㖞斜，颈项拘急；或肢体关节疼痛而游走不定；或突起面睑肢体浮肿。

2. 证因分析　多因感受外界的风邪，其中也可能包含着某些生物性致病因素。风邪袭表，腠理开合失调，故见恶风、微热、汗出等症；风邪犯肺，肺系不利，则见鼻塞或喷嚏、咳嗽、咽喉痒痛等；风邪客于肌肤，则见皮肤瘙痒，或见丘疹时隐时现、此起彼落；风邪侵袭经络，经气阻滞不通，轻则局部脉络麻痹、失调，而见肌肤麻木不仁、口眼㖞斜，重则导致筋脉挛急，而现颈项强直等症；风与寒湿合邪，阻痹经络，流窜关节，则肢体关节游走疼痛；风水相搏，肺失宣降，则见面睑肢体浮肿。

本证以新起恶风、微热、汗出、脉浮缓，或突起风团、瘙痒、麻木、肢体关节游走疼痛为辨证要点。

风邪袭表者，治宜疏风解表，方用荆防败毒散（《摄身众妙方》，荆芥、防风、羌活、独活、川芎、生姜、甘草、薄荷、柴胡、前胡、桔梗、茯苓）；风邪犯肺者，治宜疏风宣肺，方用杏苏散（《温病条辨》，杏仁、苏叶、半夏、橘红、桔梗、枳壳、前胡、茯苓、甘草、大枣、生姜）或桑菊饮（《温病条辨》，桑叶、菊花、连翘、杏仁、桔梗、甘草、芦根、薄荷）；风邪客于肌肤者，治宜疏风清热利湿，方用消风散（《外科正宗》，当归、生地黄、防风、蝉蜕、知母、苦参、胡麻仁、荆芥、苍术、牛蒡子、石膏、木通、甘草）；风邪侵袭经络者，治宜祛风止痉，方用牵正散（《杨氏家藏方》，白附子、白僵蚕、全蝎）；风寒湿痹痛者，治宜祛风宣痹，方用防风汤（《宣明论方》，防风、当归、茯苓、杏仁、黄芩、秦艽、葛根、麻黄、肉桂、生姜、大枣、甘草）；风水相搏者，治宜祛风利水，方用越婢加术汤（《金匮要略》，麻黄、石膏、甘草、生姜、大枣、白术）。

二、寒淫证

凡感受外界寒邪所致的一类证，称为寒淫证，或称实寒证。

根据寒邪侵袭所反映病位的不同，寒淫证有"伤寒证""中寒证"之分。伤寒证是指寒邪外袭，伤人肤表，阻遏卫阳，阳气抗邪于外所表现的表实寒证；中寒证是指寒邪直中而内侵脏腑、气血，损伤或遏制阳气，阻滞气机或血液运行所表现的里实寒证。寒邪常与风、湿、燥、痰、饮等病因共同存在，而表现为风寒、寒湿、凉燥、寒痰、寒饮等证。并且常因寒而导致寒凝气滞、寒凝血瘀，寒邪损伤机体阳气可演变成虚寒证，甚至亡阳证。

1. 临床表现　伤寒证者新起恶寒，或伴发热之感，头身疼痛，无汗，鼻塞流清涕，口不渴，舌苔白，脉浮紧等。中寒证者新起畏寒，脘腹或腰背等处冷痛、喜温，或见呕吐腹泻，或见咳嗽、哮喘、咯吐白痰。

2. 证因分析　多因淋雨、涉水、衣单、露宿、食生、饮冷等，体内阳气未能抵御寒邪而致病。故多属新病突起，病势较剧，并常有感受寒邪的原因可查。

伤寒证多因寒伤于表，郁闭肌腠，失于温煦，故见恶寒、疼痛、无汗、口不渴、分泌物或排泄物清稀、苔白、脉浮紧等。

中寒证多因寒邪遏伤机体阳气，故常有新起恶寒、身痛肢厥、蜷卧拘急、小便清长、面色苍白、舌苔白、脉沉紧或沉弦、沉迟有力等一般表现之外，还因寒邪所犯脏腑之别，因而可表现出各自脏器的证候特点。如寒滞胃肠，多有呕吐腹泻；如寒邪客肺，常见咳嗽、哮喘、咯吐白痰等。

本证以恶寒甚、无汗、头身或胸腹疼痛、苔白、脉弦紧为辨证要点。

寒伤于表者，治宜辛温解表，方用麻黄汤（《伤寒论》，麻黄、桂枝、炙甘草、杏仁）；寒邪直中胃肠者，治宜温中散寒，方用桂附理中汤（《产科发蒙》，人参、炒白术、炒干姜、肉桂、制附子、炙甘草）；寒邪客肺者，治宜温肺化痰，方用小青龙汤（《伤寒论》，麻黄、芍药、细辛、干姜、炙甘草、桂枝、五味子、半夏）。

三、湿淫证

湿是指外界湿邪侵袭人体，或体内水液运化失常而形成的一种呈弥漫状态的病理性物质。由外界湿邪所致的证，即为湿淫证，亦称外湿证。亦有因过食油腻、嗜酒饮冷等而致脾失健运，水液不能正常输布而湿浊内生，是为内湿证。然而，湿证之成，常是内外合邪而为病，故其临床表现亦常涉及内外。

根据寒邪侵袭所反映病位的不同，湿淫证有"湿遏卫表""湿凝筋骨"和"湿伤于里"等证。此外，湿郁则易于化热，而成湿热之证；湿邪亦可与风、暑、痰、水等邪合并为病，而为风湿、暑湿、痰湿、水湿、湿毒等证。

1. 临床表现　湿遏卫表，则恶寒微热，头胀而痛，身重体倦，口淡不渴，小便清长，舌苔白滑，脉濡或缓。湿凝筋骨，则骨节烦疼，关节不利。湿伤于里，除面色晦垢，肢体困重，舌苔滑腻，脉象濡缓等症之外，或有胸闷脘痞，纳谷不馨，甚至恶心欲呕；或见大便稀溏，或小便浑浊，妇女可见带下量多。

2. 证因分析　多因外湿侵袭，如淋雨下水、居处潮湿、冒犯雾露等而形成。湿遏卫表，与卫气相争，故恶寒微热；湿遏气机，清阳失宣，故见头胀而痛、身重体倦、口淡胸闷；湿不伤津，故口不渴、小便清长；舌苔白滑，脉濡或缓，是湿邪为患之征。寒湿留滞于筋骨，气血痹阻不通，不通则痛，故骨节烦疼，则关节不利。

湿伤于里，则可出现一系列脏腑气机困阻的病证。湿滞胃肠，胃失和降，则胸闷脘痞，纳谷不馨，甚则恶心欲呕；湿困脾阳，运化失常，故见大便稀溏；湿滞膀胱，气化失常，故小便浑浊；湿浊下注胞宫，则妇女可见带下量多。湿邪为病，病势多缠绵，容易阻滞气机，困遏清阳，故以面色晦垢、肢体困重、舌苔滑腻、脉象濡缓为主要表现。

本证以身体困重、肢体酸痛、脘腹痞闷、舌苔滑腻为辨证要点。

湿遏卫表者，治宜解表祛湿，方用藿香正气散（《太平惠民和剂局方》，大腹皮、白芷、紫苏、茯苓、半夏曲、白术、陈皮、厚朴、桔梗、藿香、甘草、生姜、大枣）；湿凝筋骨者，治宜利湿祛风散寒，方用薏苡仁汤（《奇效良方》，薏苡仁、当归、芍药、麻黄、官桂、甘草、苍术）；湿伤于里者，治宜温阳化湿，方用香砂理中汤（《医灯续焰》，炮姜、炒白术、炙甘草、人参、木香、砂仁）。

四、燥淫证

凡外界燥邪侵袭，耗伤人体津液所致的证，称为燥淫证，又称外燥证。燥淫证有"温燥""凉燥"之分，这多与秋季气候有偏热偏寒的不同变化相关。燥而偏热为温燥，燥而偏寒为凉燥。

1. 临床表现　皮肤干燥甚至皲裂、脱屑，口唇、鼻孔、咽喉干燥，口渴饮水，舌苔干燥，大便干燥，或见干咳少痰、痰黏难咯，小便短黄，脉象偏浮。

凉燥常有恶寒发热、无汗、头痛、脉浮缓或浮紧等表寒症状；温燥常见发热有汗、咽喉疼痛、心烦、舌红、脉浮数等表热症状。

2. 证因分析　燥邪具有干燥，伤津耗液，损伤肺脏等致病特点。燥淫证的发生有明显的季节性，是秋天的常见证，发于初秋气温者为温燥，发于深秋气凉者为凉燥。

燥邪侵袭，易伤津液，而与外界接触的皮肤、清窍和肺系首当其冲，所以燥淫证的证候主要表现为皮肤、口唇、鼻孔、咽喉、舌苔干燥，干咳少痰等症；大便干燥，小便短黄，口渴饮水系津伤自救的表现。

感受外界燥邪所致，所以除了"干燥"的证候以外，还有"表证"的一般表现，如轻度恶寒或发热、脉浮等。初秋之季，气候尚热，余暑未消，燥热侵犯肺卫，故除了干燥津伤之证候表现外，又见类似风热表证之象；深秋季节，气候既凉，气寒而燥，人感凉燥，除了燥象之外，可见类似寒邪袭表之表寒证。

临床上常见的燥淫证，有燥邪犯表证、燥邪犯肺证、燥干清窍证等，各自症状虽可有所偏重，但由于肌表、肺系和清窍常同时受累，以至于三证的症状常相兼出现，因而辨证时可不严格区分，而主要于辨别凉燥与温燥。

燥淫证与由于血虚、阴亏所导致的机体失于濡润而出现的干燥证不同，前者因于外感，属外燥；后者因于内伤，属内燥。但两者亦可相互为因、内外合病。

本证以皮肤、口鼻、咽喉干燥等为辨证要点。

凉燥者，治宜辛温解表，宣肺润燥，方用杏苏散（《温病条辨》，苏叶、半夏、茯苓、前胡、桔梗、枳壳、甘草、生姜、大枣、橘皮、杏仁）；温燥者，治宜辛凉解表，润肺止咳，方用桑杏汤（《温病条辨》，桑叶、杏仁、沙参、象贝、香豉、栀皮、梨皮）。

五、火淫证

火淫证是指感受外界阳热之邪所致的一类实热证。

1. 临床表现　发热恶热，烦躁，口渴喜饮，汗多，大便秘结，小便短黄，面色赤，舌红或绛，苔黄干燥或灰黑，脉数有力（洪数、滑数、弦数等）。甚者或见神昏、谵语、惊厥、抽搐、吐血、衄血、痈肿疮疡。

2. 证因分析　火、热、温邪的性质同类，仅有轻重、缓急等程度之别。程度上认为"温为热之渐，火为热之极"，病机上有"热自外感，火由内生"之谓，但从辨证学的角度看，火证与热证均是指具有温热性质的证候，概念基本相同。

火淫证多因外界阳热之邪侵袭，如高温劳作、感受温热、火热烧灼、过食辛辣燥热之品、寒湿等邪气郁久化热、情志过极而化火、脏腑气机过旺等而起。火为阳邪，具有炎上，耗气伤津，生风动血，易致肿疡等特性。

阳热之气过盛，火热燔灼急迫，气血沸涌，则见发热恶热、颜面色赤、舌红或绛、脉数有力；热扰心神，则见烦躁不安；邪热迫津外泄，则汗多；阳热之邪耗伤津液，则见口渴喜饮、大便秘结、小便短黄等。

由火热所导致的病理变化，最常见者为伤津耗液，甚至亡阴；火热迫血妄行可见各种出血；火热使局部气血壅聚，血肉腐败而形成痈肿脓疡；火热炽盛可致肝风内动，则见抽搐、惊厥；火热闭扰心神，则见神昏谵语等，其中不少为危重症。

火热证的临床证候，可因病变发生脏腑、组织等部位的不同，所处阶段的不同，以及轻重程度的不同，而表现出各自的特点。常见证有风热犯表证、肺热炽盛证、心火亢盛证、胃热炽盛证、热扰胸膈证、肠热腑实证、肝火上炎证、肝火犯肺证、热闭心包（神）证、火毒入脉证、热入营血证、热（火）毒壅聚肌肤证等。

按八纲归类，火热证有表实热、里实热之分。热邪外袭，卫气抗邪于外为表实热证；邪热传里，或火热之邪直接内侵，或体内阳热有余，以热在脏腑、营血等为主要表现者，为里实热证。

外感温热类疾病的基本病性是热（火）。卫气营血辨证主要是说明温（火）热类疾病在不同阶段、层次以及轻重、演变等方面的证候特点。

火热证常与风、湿、暑、燥、毒、瘀、痰、饮等邪同存，而为风热证、风火证、湿热证、暑热证、温燥证、火（热）毒证、瘀热证、痰热证、热饮证等。

病久而体内阴液亏虚者，常出现低热、五心烦热、口渴、盗汗、脉细数、舌红少津等症，辨证为阴虚证。阴虚证虽与火热证同属热证范畴，但本质上有虚实的不同，火热证以阳热之邪有余为主，发热较甚，病势较剧，脉洪滑数有力。

本证以发热、口渴、面红、便秘尿黄等为辨证要点。

治宜清热泻火，方用白虎汤（《伤寒论》，知母、石膏、甘草、粳米）或黄连解毒汤（《外台秘要方》，黄连、黄芩、黄柏、栀子）。

六、暑淫证

暑淫证是指夏月炎暑之季，感受暑热之邪所致的一类证。暑邪的性质虽与火热之邪同类，但暑邪致病有严格的季节性，其病机、证候也与一般火热证有一定的差别。

根据感暑的轻重缓急，有伤暑、冒暑、中暑三类，其中，较之伤暑为轻者是冒暑；较之伤暑急骤而神闭者为中暑。而根据暑邪兼挟寒热之邪的不同，伤暑证又有阳暑和阴暑之别。一般暑季受热者为阳暑；暑月感寒者为阴暑。

1. 临床表现　若恶热，汗出，口渴喜饮，气短神疲，肢体困倦，小便短黄，舌红苔黄或白，脉洪数或虚数者，为阳暑；若头痛恶寒，身形拘急，肢体疼痛而心烦，肌肤大热而无汗，脉浮紧者，为阴暑。若仅见头晕、寒热、汗出、咳嗽等症者，是为冒暑。如暑热炎蒸，忽然闷倒，昏不知人，牙关紧闭，身热肢厥，气粗如喘者，为中暑。

2. 证因分析　伤暑之阳暑，多因夏季气温过高，或烈日下劳动过久，或工作场所闷热，因而受热，动而得病。由于暑性炎热升散，耗津伤气，故见恶热汗出，口渴喜饮，气短神疲，肢体困倦，小便短黄，舌红苔黄，脉洪数或虚数。伤暑之阴暑，常在炎热暑月，过食生冷，或贪凉露宿，因而受寒，静而得病。因寒束肌表，卫阳被遏，故见头痛恶寒，身形拘急，肢体疼痛，脉浮而紧；但暑热郁蒸于内，故并见心烦、肌肤大热等热象。

冒暑，是夏月感受暑热湿邪，邪犯肺卫的暑淫轻症。暑邪在表，卫表失宣，故见头晕、寒热、汗出等；暑邪袭肺，气郁不宣，故见咳嗽。

中暑，是在炎夏酷暑季节，卒中暑热，内闭心神，故忽然闷倒，神志昏迷，不知人事，牙关紧闭；阳郁不达，暑热内迫，则有身热肢厥、气粗如喘等症。

本证以发热、口渴、汗出、疲乏、尿黄等为辨证要点。

伤暑之阳暑者，治宜清热泻暑，方用白虎加苍术汤［《类证活人书》，知母、甘草（炙）、石膏、苍术、粳米］；伤暑之阴暑者，治宜解表散寒，清暑化湿，方用新加香薷饮（《温病条辨》，香薷、金银花、鲜扁豆花、厚朴、连翘）；冒暑者，治宜清热疏风，泻暑祛湿，方用六和汤（《太平惠民和剂局方》，砂仁、半夏、杏仁、人参、炙甘草、茯苓、藿香、白扁豆、木瓜、香薷、厚朴）；中暑者，治宜清暑益气，解热熄风，方用白虎加人参汤（《伤寒论》，知母、石膏、人参、甘草）或者羚羊钩藤汤（《通俗伤寒论》，羚羊角、钩藤、霜桑叶、川贝母、鲜竹茹、生地黄、菊花、白芍、茯神、甘草）。

（臧志萍）

第四节　疫疠辨证

疫疠，是一类具有强烈传染性的致病邪气，又有"瘟疫""疠气""毒气""异气"之称。疫疠致病的一个特点是有一定的传染源和传染途径。其传染源有二：一是自然环境，即通过空气传播；二是人与人互相传染，即通过接触传染。其传染途径是呼吸道与消化道。疫病致病的另一特点是传染性强，死亡率高。《诸病源候论》说："人感乖戾之气而生病，则病气转相染易，乃至灭门。"疫疠所致的病证很多，临床常见的有瘟疫、疫疹、瘟黄等病证。

一、瘟疫证

瘟疫证是指感受疫疠之气而发生的急性流行性传染病。《素问遗篇·本病论》说："大风早举，时雨不降，湿令不化，民病温疫。"临床常见的瘟疫病有3种不同的类型。

（一）湿热疫毒证

1. 临床表现　初起恶寒而后发热，寒热如疟，头痛身疼，胸痞呕恶；以后但热不寒，昼夜发热，日晡益甚；舌质红绛，苔白如积粉，脉数。

2. 证因分析　多因疠气疫毒，伏于膜原。邪正相争于半表半里，故初起恶寒而后发热、寒热如疟、头痛身疼等；瘟疫每挟湿浊痰滞，蕴阻于内，邪浊交阻，表气不通，里气不达，故见胸痞呕恶、苔白如积粉等症状；疫邪久郁，化热入里，故见但热不寒、昼夜发热、日晡益甚、舌质红绛、脉数等症状。

寒热如疟者，治宜开达膜原，辟秽化浊，方用达原饮（《温疫论》，槟榔、厚朴、草果仁、知母、芍药、黄芩、甘草）；但热不寒者，治宜化湿泄热，方用白虎加术汤证（《类证活人书》，知母、炙甘草、石膏、苍术、粳米）。

（二）暑热疫毒证

1. 临床表现　壮热烦躁，头痛如劈，腹痛泄泻，并可见衄血，发斑，神志昏迷，舌绛苔焦，脉数实。

2. 证因分析　多因暑热疫毒，伏邪于胃。暑热疫邪充斥表里三焦，故初起即壮热烦躁、头痛如劈；暑热疫邪充斥于里，故见腹痛泄泻；热毒侵入血分，迫血上溢，则见衄血，外溢肌肤，则见发斑；热毒内扰心神，则见神志昏迷等症状；舌绛苔焦，脉象数实，皆为热毒壅盛之象。

本证治宜解毒清泄，凉血护阴，方用清瘟败毒饮［《疫疹一得》，生石膏、生地黄、犀角（可水牛角代）栀子、桔梗、黄芩、知母、赤芍、玄参、连翘、生甘草、丹皮、鲜竹叶］。

（三）温热疫毒证

1. 临床表现　始起恶寒发热，头面红肿，继而恶寒渐罢而热势益增，口渴引饮，烦躁不安，头面肿，咽喉疼痛加剧，舌苔焦黄，脉象数实。

2. 证因分析　多因温热毒邪，攻窜头面。温毒犯表，卫气失和，故始见恶寒发热等症；头为诸阳之会，继而热毒攻窜于上，则见头面红肿或咽喉疼痛；随着温毒化火，邪热逐渐侵入肺胃，由卫表传入气分，故不恶寒但发热；气分热炽，津液受伤，则口渴烦躁；热毒充斥于上，则头面、咽喉肿痛急剧加重；舌赤苔黄，脉象数实，均为里热炽盛之征。

始起恶寒发热者，治宜透表泄热，解毒利咽，方用清咽栀豉汤［《疫喉浅论》，栀子、香豆豉、金银花、薄荷、牛蒡子、甘草、蝉蜕、白僵蚕、犀角（可水牛角代）、连翘壳、桔梗、马勃、芦根、灯心草、竹叶］；邪入肺胃，但热不寒者，治宜清热解毒，疏风消肿，方用普济消毒饮（《东垣十书》，黄芩、黄连、玄参、连翘、板蓝根、马勃、牛蒡子、薄荷、白僵蚕、桔梗、升麻、柴胡、陈皮、甘草）。

二、疫疹证

疫疹证是指瘟疫病过程中热毒侵入血分，热迫血溢，斑疹外发于肌肤的病证。它是传染性较强，并可造成大流行的疾患。疫疹证又有阳毒疫疹证和阴毒疫疹证之分。

（一）阳毒疫疹证

1. 临床表现　初起发热遍体炎炎，头痛如劈，斑疹透露。如斑疹松浮，洒于表面，或红赤，或紫黑；如斑疹从皮里钻出，紧束有根，其色青紫，宛如浮萍之背，多见于胸背。脉数或浮大而数，或沉细而数，或不浮不沉而数。

2. 证因分析　多因外感疫疠之邪而火毒内盛，侵入血分，外发于肌肤所致。疫毒火邪充斥表里，故初起即见壮热、遍体炎炎、头痛如劈。疫毒火邪侵入血分，迫血外溢于肌肤，故见斑疹透露于皮肤。斑疹松浮，洒于表面，不论色红或色紫或色黑，都是邪毒外泄之象，一般预后良好。若斑疹如从皮里钻出，紧束有根，此乃邪气闭伏于里而一时不得外出之征，病多比较危重。若其色青紫，如紫背浮萍，且多见于胸背，则不仅疫毒深重，亦因气血不畅所致。疫疹之脉多数，这是由于暑热之疫，火热亢盛使然。如邪不太甚，正能胜邪，驱邪外出，则其脉多浮大而数；如邪气甚，正气不能胜邪，邪热闭于里，则脉见沉细而数，甚则若隐若现。邪毒郁伏愈深，则脉愈沉伏，所以暑热疫疹而见此等脉象，预后多属不良。

斑疹阳毒者，治宜清热、解毒、凉血，方用青盂汤（《医学衷中参西录》，荷叶、生石膏、羚羊角、知母、蝉蜕、白僵蚕、重楼、甘草）或清瘟败毒饮［《疫疹一得》，生石膏、生地黄、犀角（可水牛角代）、川连、栀子、桔梗、黄芩、知母、赤芍、玄参、连翘、竹叶、甘草、丹皮］。

（二）阴毒疫疹证

1. 临床表现　如初起六脉细数沉伏，面色青惨，昏愦如迷，四肢逆冷，头汗如雨，头痛如劈，腹中绞痛，欲吐不吐，欲泄不泄，摇头鼓颔，则为闷疫。

2. 证因分析　阴毒疫疹证又称闷疫，是热毒深伏于里，不能透达于外的疫疹重症。疫毒闭伏而不外达，故见初起六脉细数沉伏、面色青惨；热盛神昏，故见昏愦如迷；热深厥亦深，故见四肢逆冷；火热上攻，故见头汗如雨、头痛如劈；疫毒闭伏于内，而不能畅达于外，故腹中绞痛，欲吐不吐，欲泄不泄，甚则摇头鼓颔等症皆可出现。

疫疹阴毒昏愦如迷者，宜先温阳救逆，祛寒透疹，方用人参三白汤（《医学入门》，人参、白术、白芍、白茯苓、柴胡、川芎、天麻）加附子、干姜，待斑色渐红，手足渐暖，尚有余热不清者，再以清热解毒，方用黄连解毒汤（《外台秘要方》，黄连、黄芩、黄柏、栀子）。

三、瘟黄证

瘟黄证是指伴有黄疸的传染性很强的急性传染病。本病多因感受"天行疫疠"之气，湿热时毒，燔灼郁蒸而成。《沈氏尊生书·黄疸》说："又有天行疫病，以致发黄者，俗称之瘟黄，杀人最急。"临床常有瘟黄重症和急症两类。

（一）瘟黄重症

1. 临床表现　初起可见发热恶寒，随即卒然发黄，全身、齿垢、白睛黄色深染。重症患者变证蜂起，或四肢逆冷，或神昏谵语，或神呆直视，或遗尿；甚至舌卷囊缩，循衣摸床，撮空理线。

2. 证因分析　瘟黄，多因时邪外袭，郁而不达，内阻中焦，脾胃运化失常，湿热蕴蒸于肝胆，逼迫胆汁外溢，浸渍肌肤而成。发病迅速，初起可见发热恶寒等表证的现象，随即出现卒然发黄，全身、齿垢、白睛俱黄，且黄色较深等热毒炽盛的症状。

瘟黄重症发病迅速且变化较多，如疫毒闭伏于内，热深厥亦深，故见四肢逆冷；热毒内陷心包，心神被扰，故见神志昏迷、谵言妄语；疫邪上扰清空，故见神呆直视；热盛神昏，而致膀胱不约，故见遗尿；热毒流窜肝经，筋脉受其煎熬，故舌卷囊缩；甚至热盛动风，而见循衣摸床、撮空理线等症状。

本证治宜清热解毒，凉血开窍，方用犀角散［《奇效良方》，犀角（可水牛角代）、麻黄、羌活、附子、杏仁、防风、桂心、白术、人参、川芎、白茯苓、细辛、当归、石膏、炙甘草］或神犀丹［《温热经纬》，犀角（可水牛角代）、石菖蒲、黄芩、生地黄、金银花、金汁、连翘、板蓝根、香豉、玄参、天花粉、紫草］等。

（二）瘟黄急症

1. 临床表现　发病急，来势猛，卒然发黄，全身尽染，常见心满气喘，命在顷刻。
2. 证因分析　急黄是湿热疫毒伤及营血的危症，其发病急，来势猛，预后不良。

本证治宜清热利湿，凉血解毒，方用黄连解毒汤（《外台秘要》，黄连、黄芩、黄柏、栀子）与合茵陈蒿汤（《伤寒论》，茵陈蒿、栀子、大黄）。

（卢　芳）

第五节　外伤辨证

外伤，包括金刃、跌仆伤以及虫兽咬伤。各种创伤的共同病理特征：轻则皮肤、肌肉创伤，血脉瘀阻，出现局部疼痛、瘀斑、血肿、出血等；重则损伤筋骨内脏，发生骨折、关节脱位，内脏出血或破裂，甚至中毒、虚脱等。故《疡医证治准绳·跌扑伤损》说："打扑、金刃损伤，是不因气动而生于外，外受有形之物所伤，乃血肉筋骨受病……所以损伤一证专从血论。"

一、金刃伤证

金刃伤证是指金属器刃损伤肢体所致的创伤的证。除有局部的创伤、出血、疼痛之外，亦可伤筋、折骨，甚至引起虚脱、创伤感染以及破伤风等。

1. 临床表现　有明确的金刃损伤史，局部破损瘀伤，或红肿疼痛；若伤筋折骨，则疼痛剧烈，肿胀明显；或出血过多，则出现面色苍白，头晕眼花，脉微等虚脱证候；如有寒热，筋惕，牙关紧闭，面如苦笑，阵发抽搐，角弓反张，痰涎壅盛，胸腹胀闷等症状为破伤风。

2. 证因分析　金刃伤之轻者，局部皮肉破损、流血、血渗肌肤、瘀积肿痛；重者伤筋折骨，疼痛剧烈，血出不止。血出过多，则气随血脱，致出现面色苍白，头晕，眼花，脉象微弱等虚脱证候。创伤后，若风毒之邪从创口侵入，袭于经络，营卫失调，邪气郁闭，则寒热、筋惕；邪郁动风，则牙关紧闭、面如苦笑；风气相搏，袭于肢体，则阵发抽搐；风搏而经腧不利，则角弓反张；风邪内搏，聚液成痰，则痰涎壅盛，胸腹胀闷，而成为"破伤风"。

金刃所伤表浅并出血缓慢者，可以云南白药涂撒伤口并适量口服云南白药或三七粉；伤口较深，出血较多者，应及时清创缝合，或加压包扎止血，同时，内服云南白药或化血丹（《医学衷中参西录》，三七、花蕊石、血余炭）；失血欲脱者，治宜补气固脱，回阳救逆，方用独参汤（《景岳全书》，人参）；风毒入侵，破伤风者，治宜祛风止痉，方用玉真散（《医宗金鉴》，防风、白芷、天麻、羌活、白附子、天南星）。

二、虫兽伤证

虫兽伤证是指毒虫、毒蛇、狂犬等蜇伤或咬伤所致的证。

1. 临床表现　有明确的虫兽伤病史。毒虫蜇伤，局部红肿疼痛、发疹，或牵四肢皆痛、麻木；重则头晕，倒仆。如虫以其毛刺蜇人，则蜇处作疹、甚痛。毒蛇咬伤，局部有齿痕，或肿痛或麻木，起水泡，甚至创口坏死，形成溃疡，严重者出现全身中毒症状。狂犬咬伤，局部创口肿痛出血，病发时有怕风、怕光、恐水、畏声等症。

2. 证因分析　多因毒虫蜇伤，《诸病源候论·杂毒病诸候》载有蜂、蝎蜇；蚕蜇、蜈蚣蜇、蛇虫蜇等。人被蜇后，其毒从伤口侵入，开始聚于局部，使局部红肿作痛，或发疹，或牵引四肢皆痛、麻木；继而虫毒随营卫之气，袭人经络，则出现头昏、倒仆等严重症状。

毒蛇咬伤，由于蛇毒有风毒和火毒之分，其临床表现也不一样。含有风毒的毒蛇咬伤以后，局部不红不肿，无渗液，微痛；甚至局部麻木，常易被忽视。多在咬伤后1~6小时出现全身症状，轻者头晕、汗出、胸闷、四肢无力；严重者出现瞳孔散大、视力模糊、语言不清、流涎、昏迷等。含火毒的毒蛇咬伤后，伤口剧痛，肿胀，起水泡，甚至伤口坏死出现溃疡，且有寒战，发热，肌肉酸痛，皮下出血，衄血，吐血，便血，继而出现黄疸等。

狂犬咬伤，其毒从伤口侵入人体，潜伏于内，经过7~10天，或几个月乃至1年以后发病，被咬伤的伤口愈深，愈近头部则潜伏的时间愈短，发病愈快。病毒发作，毒势弥漫，上犯元神之府，扰及清窍，出现狂躁不安，恐惧，畏风，怕光，畏声，恐水等。

对于毒虫蜇伤之处理，若明确为蜂蜇伤者，应立即去刺，同时应减少局部动作，可用冷水或冰块冷敷，然后对蜇处用肥皂水、3%氨水或5%小苏打进行冲洗，胡蜂及马蜂蜇伤可用食用醋冲洗伤口。红肿疼痛明显者，可用口或拔火罐吸毒，也可采用近心端结扎，严重者应给予全身支持及对症治疗。

被蝎蜇、蜈蚣、蚂蚁等蜇伤者，可以参照蜂蜇伤之方法处理。

对于毒蛇咬伤者，应先行局部处理，被咬伤的肢体应限制活动。在伤口上方的近心端肢体、伤口肿胀部位上侧用绷带贴皮肤缚紧，阻断淋巴回流，可延迟蛇毒扩散。避免用止血带，以免影响结扎远端肢体的血液供应，引起组织缺血性坏死。直至注射抗蛇毒血清或采取有效伤口局部清创措施后，方可停止绷扎。随后应该进行伤口清创，在伤口上方近心端、伤口肿胀部位上侧，有效绷扎后，立即沿牙痕作"一"字形切开伤口，进行彻底清洗和吸毒。常用1∶5 000高锰酸钾溶液、净水或盐水清洗伤口。局部消毒后应将牙痕残留组织用刀尖或针细心剔除。然后在牙痕伤口处再用1∶5 000高锰酸钾溶液或2%过氧化氢溶液洗涤伤口，盖上消毒敷料；并将肢体放在低位，使伤口的渗液容易引流。根据伤口局部反应大小，用胰蛋白酶2 000~5 000 U加0.25%~0.5%普鲁卡因或蒸馏水稀释，作局部环封手指咬伤绷扎部位、手掌或前臂咬伤绷扎部位、脚趾咬伤绷扎部位、下肢咬伤绷扎部位。同时千万不要因绷扎和清创而延迟应用抗蛇毒血清的时间，抗蛇毒血清是中和蛇毒的特效解毒药，被毒蛇咬伤的患者应尽早使用，在30分钟内更好。单价特异抗蛇毒血清的疗效最好，应首先选用。但仅在已确知被何种毒蛇咬伤后才能使用。如不能确定毒蛇的种类，则可选用多价抗蛇毒血清。对毒蛇咬伤者可口服上海、广州、江西、福建、云南等地生产的蛇毒解药片；民间常用有效鲜草药有七叶一枝花、八角莲、半边莲、田基黄、白花蛇舌草、白叶藤、地耳草、两面针、青木香、鬼针草、黄药子等。可取以上鲜草数种，等量、洗净、捣烂取汁，每次40~50 mL口服，每日4~6次，取其渣敷伤口周围；风毒（炽盛）者，治宜疏风解毒，方用雄黄解毒丸（《育婴秘诀》，雄黄、郁金、巴豆、乳香、没药）加减，胸闷呼吸困难加白芷、山梗菜，气喘痰鸣加川贝母、竹沥、法半夏等，抽搐加蜈蚣、全蝎，并服安宫牛黄丸；火毒（炽盛）者，治宜泻火解毒，凉血活血，方用龙胆泻肝汤（《太平惠民和剂局方》，龙胆草、黄芩、山栀子、泽泻、木通、车前子、当归、生地黄、柴胡、生甘草）合五味消毒饮加减（《医宗金鉴》，金银花、野菊花、蒲公英、紫花地丁、紫背天葵子），高热口渴加生石膏、知母；发斑加犀角；小便短赤，尿血加车前草、白茅根；烦躁抽搐加羚羊角、钩藤；火毒挟湿者加藿香、茵陈。

狂犬咬伤之患者应隔离于安静的单室内，避免一切不必要的刺激并尽快注射狂犬病疫苗，如严重者还应加注射血清或免疫球蛋白。伤口处应及时以20%肥皂水或0.1%新洁尔灭（或其他季铵类药物）彻底清洗。

狂犬咬伤者，中医治宜疏风解毒，方用扶危散（《医学入门》，防风、牵牛、大黄、斑蝥、麝香、雄黄）；若闻声则惊或抽搐、怕光、恐水、畏声时，治宜熄风解痉，方用玉真散（《外科正宗》，天南星、防风、白芷、天麻、羌活、白附子）加羚羊角、雄黄、蜈蚣。

三、跌仆伤证

跌仆伤证是指跌仆、坠堕、撞击、闪挫、扭捩、压扎等所致的损伤证。

1. 临床表现　有损伤病史，局部红肿疼痛，瘀血；若被重物压扎或挤压，或从高处坠下，可致吐血、尿血；若坠堕时头颅着地，骨陷伤脑则眩晕不举，戴眼直视，口不能语，甚至昏厥。

2. 证因分析　跌仆伤的病理，主要是由跌仆时，气血郁滞，除局部疼痛，瘀血或肿胀外，其病变要视跌仆时损伤的部位及其是否伤及内脏而定。如跌仆、挤压于胸部，严重者除胸廓损伤外，内及心肺，则现心肺的症状，或口鼻出血。又如从高坠下，头颅着地，颅骨粉碎，骨陷伤脑，则现戴眼直视，甚至昏厥等。故《医宗金鉴·正骨心法要旨》说："顶骨塌陷，惊动脑髓，七窍出血，身挺僵厥，昏闷全无知觉者，不治。"

跌仆、挤压于胸部者，视症状表现可分别治宜疏肝行气止痛或活血化瘀止痛，方用柴胡疏肝散（《证治准绳》，陈皮、柴胡、川芎、枳壳、芍药、甘草、香附）或复元活血汤（《医学发明》，柴胡、天花粉、当归、红花、甘草、穿山甲、大黄、桃仁）。

头颅受伤者，宜分期治疗。昏愦者，治宜辛香开窍，方用苏合香丸［《太平惠民和剂局方》，白术、青木香、乌犀屑（可水牛角代）、香附子、朱砂、诃黎勒、白檀香、安息香、沉香、麝香、丁香、荜茇、龙脑、苏合香油］合黎洞丸（《医宗金鉴》，三七、生大黄、阿魏、孩儿茶、天竺黄、血竭、乳香、没药、雄黄、山羊血、冰片、麝香、牛黄、藤黄）；恢复期治宜活血化瘀，方用通窍活血汤（《医林改错》，赤芍、川芎、桃仁、红枣、红花、老葱、鲜姜、麝香）。

对于腹部或四肢挤压伤等，均以活血化瘀治疗，方用桃红四物汤（《医垒元戎》，熟地黄、当归、白芍、川芎、桃仁、红花）等。

（卢　芳）

第二章 脏腑辨证

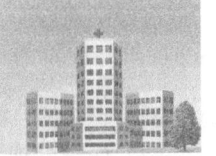

第一节 心与小肠病辨证

心居胸中，为君主之官，主一身之血脉，推动血液，输送营养，灌溉四肢百骸，内润五脏六腑，外养皮毛腠理；又主神志，调节人的精神、思维、意识活动，统摄脏腑功能，主宰全身，为五脏六腑之大主。心在体为脉，其华在面，开窍于舌，手少阴心经循肩臂内侧后缘，下络小肠，与小肠互为表里。

心的病理变化：主要反映在心脏本体及其主血脉功能的失常，主精神意识思维等神志活动的失调。其中以心悸怔忡、心痛心烦、失眠健忘、精神错乱、神志昏迷等为心病的常见症。此外，某些舌体病变，亦常归属于心。心病的常见证候：虚证有心血虚、心阴虚、心气虚、心阳虚及心阳暴脱等证；实证有心火亢盛、心脉痹阻、痰蒙心神及痰火扰神等证。此外，还有脑络瘀阻证。小肠病常见的实证有小肠实热、小肠气滞等证，虚证有小肠虚寒证。

一、心血虚证

心血虚证是指心血亏虚，失于濡养所致的证。

1. 临床表现　心悸怔忡，失眠易醒，多梦健忘，头晕眼花，面色淡白或萎黄，唇舌色淡，脉象细弱。

2. 证因分析　多因劳神过度或失血过多或久病耗损，伤及营血引起；也可因为脾失健运或肾精亏损，生化之源不足所致。

心血不足，心动失常，故见心悸怔忡；血不养心，心神失养，神不守舍，则为失眠多梦，睡眠易醒，健忘遗事；血虚不上荣头面，故见头晕眼花，面色淡白或萎黄，唇舌色淡等血虚见症。血少脉失充盈，故脉象细弱。

本证以心悸、失眠和血虚见症为辨证要点。

治宜补养心血，方用养心汤（《古今医鉴》，黄芪、当归、川芎、生地黄、人参、五味子、半夏曲、茯苓、茯神、远志、酸枣仁、柏子仁、肉桂、甘草）。

二、心阴虚证

心阴虚证是指心阴亏损，失于滋润及虚热内扰所致的证。

1. 临床表现　心悸怔忡，心烦失眠，多梦易醒，口燥咽干，形体消瘦，五心烦热，潮热盗汗，两颧潮红，舌红少苔乏津，脉象细数。

2. 证因分析　多因思虑劳神太过，暗耗心阴；或因温热火邪，灼伤心阴；或因久病失养，年老津亏，失治误治，耗及心阴；其他脏腑疾病的传变，如脾胃虚弱，生化不足，或肝肾阴亏，不能上养，亦可伤及心阴。

心阴亏少，虚火逼迫，心跳加快，心动失常，则心悸怔忡；虚热扰心，神不守舍，故易见心烦失眠，多梦易醒；阴虚失滋，则为口燥咽干，形体消瘦；阴不制阳，虚热内生，故为五心烦热，潮热盗汗，两颧潮红；阴虚内热，故舌红少苔乏津，脉象细数。

本证以心悸、虚烦不眠和阴虚见症为辨证要点。

治宜补养心阴，方用天王补心丹（《校注妇人良方》，酸枣仁、柏子仁、当归、天门冬、麦门冬、生地黄、人参、丹参、玄参、茯苓、五味子、远志、桔梗、朱砂）或选柏子养心丸（《体仁汇编》，柏子仁、枸杞子、麦门冬、当归、石菖蒲、茯神、玄参、熟地黄、甘草）。

三、心气虚证

心气虚证是指心气不足，鼓动无力所致的证。

1. 临床表现　心悸怔忡，气短胸闷，精神疲惫，或有自汗，动则诸症加剧，面色淡白，舌质淡白，脉虚无力。

2. 证因分析　多由先天不足，素体久虚，劳倦过度，年高体弱，久病失养，失治误治，以及其他脏腑疾病的传变所致。

心气虚，鼓动乏力，对外供血不足，迫使心跳加快，心动失常，则心悸怔忡；心气虚，不能供养心神，心不主神志，而精神疲惫；心气虚，胸中宗气衰少，运转无力，则气短胸闷；气虚卫外不固，而自汗；动则气耗，活动劳累后心气更虚，故诸症随之加剧。气虚运血无力，血不上荣于面、舌，故面色、舌质淡白，气虚不能鼓动脉管，故脉来虚而乏力。

本证以心悸怔忡、胸闷气短和气虚见症为辨证要点。

治宜补益心气，保元汤（《外科正宗》，人参、黄芪、白术、甘草）。

四、心阳虚证

心阳虚证是指心阳不足，温煦失职所致的证。

1. 临床表现　心悸怔忡，气短胸闷，或心胸疼痛，自汗，畏寒肢冷，神疲乏力，面色㿠白，或面唇青紫，舌质淡胖或紫暗，苔白滑，脉弱或结或代。

2. 证因分析　多因心气虚进一步发展而来。或由心阴不足、阴损及阳，或暴病伤阳，或其他脏腑病证的传变，波及心阳所致。

心阳虚衰，推动、温运无力，心动失常，故轻则见心悸，重则为怔忡；心阳虚，宗气衰少，运转无力则气短；气滞胸中，则心胸憋闷；心脉痹阻，则心胸疼痛；心阳虚，温煦失职，则畏寒肢冷；阳虚卫外不固，则自汗常出；温运乏力，血脉失充，则面色㿠白；寒凝血瘀，面唇血脉不畅，则面唇青紫，舌色紫暗；阳虚水湿不化，则舌质淡白胖嫩，苔白滑；温运失司，则脉来沉弱无力，或出现结脉、代脉。

本证以心悸怔忡、心胸闷痛和阳虚见症为辨证要点。

治宜温补心阳，方用桂枝甘草龙骨牡蛎汤（《金匮要略》，桂枝、甘草、龙骨、牡蛎）或桂枝加附子汤（《伤寒论》，桂枝、芍药、附子、生姜、大枣、甘草）。

五、心阳虚脱证

心阳虚脱证是指心阳虚衰，阳气暴脱所致的证。

1. 临床表现　在心阳虚的基础上，突然冷汗淋漓，四肢厥冷，面色苍白，心胸剧痛，唇舌青紫，呼吸微弱，神志模糊或昏迷，脉微欲绝。

2. 证因分析　多因心阳虚证进一步发展而成。亦有因寒邪暴伤心阳，或痰瘀阻塞心窍引起；还可见于亡津失血过多，气无所依，心阳随之外脱所致。

心阳衰亡，不能外固，则冷汗淋漓不止；心阳衰微，不能温煦四肢，故手足逆冷；阳气外脱，脉道失充，故面色苍白无华；心阳衰亡，寒凝血瘀，则见心痛剧烈，口唇青紫；心阳虚衰，宗气外泄，故呼吸微弱；心阳衰亡，心神涣散、浮越，则见神志模糊，甚则昏迷；心阳衰竭，不能推动血脉，故脉微欲绝。

本证以心悸胸痛、冷汗肢厥、神昏脉绝等阳气欲脱见症为辨证要点。

治宜回阳救逆，方用参附龙牡救逆汤（《验方》，人参、附子、龙骨、牡蛎、白芍、炙甘草）或回阳救逆汤（《伤寒六书》，熟附子、干姜、人参、白术、肉桂、陈皮、五味子、茯苓、半夏、甘草）。

六、心火亢盛证

心火亢盛证是指心火内炽，扰乱心神所致的证。

1. 临床表现　心烦失眠，面目红赤，发热口渴，大便秘结，或尿黄赤涩、灼热疼痛，或神识不清、狂乱谵语，或吐血衄血，或口舌生疮、溃烂疼痛，苔黄，脉数。

2. 证因分析　多因情志抑郁，气郁化火；或火热之邪内侵犯心；或过食肥甘厚腻、辛辣温补之品，久蕴化火，内炽于心所致。

心火内盛，扰及心神，神不守舍，则为心烦失眠；火热上炎，热血上冲，则面红目赤；里热蒸腾，火热伤津，则发热口渴，大便秘结；火热上扰舌窍，舌络充盈，则见舌尖红赤，热腐血败，则为口舌生疮、溃烂疼痛；火热下移小肠，不能泌别清浊，膀胱气化失职，则为小便黄赤、灼热疼痛；心火炽盛，闭阻心窍，则为神识不清；扰乱心神，则为狂躁谵语；火热内炽，深入血分，迫血妄行，则为吐血衄血；加快血行，则见脉数。

本证以心烦失眠、舌赤生疮和实热见症为辨证要点。

治宜清心泻火，方用泻心汤（《金匮要略》，黄连、黄芩、大黄）或黄连解毒汤（《外台秘要》，黄连、黄芩、黄柏、栀子）或导赤散（《小儿药证直诀》，生地黄、木通、竹叶、生甘草梢）。

七、心脉痹阻证

心脉痹阻证是指瘀血、痰浊、阴寒、气滞等因素阻痹心脉所致的证，又称心血瘀阻证。

1. 临床表现　心悸怔忡，心胸憋闷疼痛，痛引肩背内臂，时作时止。或以刺痛为主，舌质晦暗、有青紫斑点，脉细、涩、结、代；或以憋闷为主，体胖痰多，身重困倦，舌苔白腻，脉沉滑、沉涩；或遇寒痛剧，得温痛减，形寒肢冷，舌淡苔白，脉沉迟、沉紧；或以胀痛为主，与情志变化有关，喜太息，舌淡红，脉弦。

2. 证因分析　多因正气先虚，心阳不振，运血无力，逐渐发展而形成。常因气滞、血瘀、痰阻、寒凝等外邪而诱发，故其性质为本虚标实。

心阳不振，失于温运，或瘀血阻滞，心动失常，故见心悸怔忡；阳虚失运，心脉阻滞不通，故心胸憋闷疼痛，痛引肩背内臂；心脉时痹时通，故疼痛时作时止。

血瘀心脉疼痛以刺痛为特点，伴见舌质晦暗，或有青紫色瘀斑、瘀点，脉细涩或结或代等瘀血内阻的症状。

痰阻心脉疼痛以憋闷为特点，多见体胖痰多，身重困倦，苔白腻，脉沉滑或沉涩等痰浊内盛的症状。

寒凝心脉疼痛以剧痛冷痛为特点，突然发作，遇寒加剧，得温痛减，伴见形寒肢冷，舌淡苔白，脉沉迟或沉紧等寒邪内盛的症状。

气滞心脉疼痛以胀痛为特点，其发作多与精神因素有关，常伴见胁胀，善太息，脉弦等气机郁滞的症状。

本证以心悸怔忡、心胸憋闷疼痛和瘀血见症为辨证要点。但因致痛原因有别，故应辨别疼痛特点及兼症。临床上可以由单一的原因诱发，也可以为2~3种诱因综合，应注意灵活辨证。

治宜活血化瘀，方用血府逐瘀汤（《医林改错》，桃仁、红花、当归、生地黄、川芎、赤芍、牛膝、柴胡、桔梗、枳壳、甘草）或栝蒌薤白半夏汤（《金匮要略》，瓜蒌、薤白、半夏、白酒）或乌头赤石脂丸（《金匮要略》，蜀椒、乌头、附子、干姜、赤石脂）或柴胡疏肝散（《证治准绳》，柴胡、陈皮、香附、川芎、枳壳、白芍、甘草）。

八、痰蒙心神证

痰蒙心神证是指痰浊蒙蔽心神所致的证，又称痰迷心窍证、痰迷心包证。

1. **临床表现** 意识模糊，甚则昏不知人，或精神抑郁，表情淡漠，神志痴呆，喃喃独语，举止失常。或突然昏仆，不省人事，口吐涎沫，喉有痰声。并见面色晦暗，胸闷呕恶，舌苔白腻，脉滑等症。

2. **证因分析** 多因感受湿邪，湿浊酿痰；或因情志不遂，气郁生痰；或痰浊内盛，挟肝风内扰，致痰浊蒙蔽心神所致。

感受湿邪，湿浊酿痰，阻遏气机，蒙蔽心窍，神明失主，故见意识模糊，甚则昏不知人；情志不遂，肝气不疏，气郁生痰，痰气互结，蒙蔽心神，精神失常，则见神志痴呆，精神抑郁，表情淡漠，喃喃独语，举止失常；痰浊内盛，引动肝风，肝风挟痰，蒙蔽心神，则可表现为突然昏仆，不省人事，口吐涎沫，喉中痰鸣；痰浊内阻，清阳不升，浊气上泛，气血不畅，故面色晦暗；胃失和降，胃气上逆，则胸闷作呕；舌苔白腻，脉滑，均为痰浊内盛之征。

本证以神志抑郁、痴呆昏迷和痰浊内停见症为辨证要点。

治宜豁痰开窍，方用菖蒲郁金汤（《温病全书》，石菖蒲、郁金、栀子、连翘、木通、竹叶、丹皮、竹沥、灯心、玉枢丹冲服）或涤痰汤（《奇效良方》，茯苓、橘红、胆星、半夏、竹茹、枳实、人参、石菖蒲、甘草）或定痫丸（《医学心悟》，天麻、川贝母、半夏、茯苓、茯神、胆南星、石菖蒲、全蝎、白僵蚕、琥珀粉、陈皮、远志、丹参、麦门冬、辰砂粉、竹沥、姜汁）。

九、痰火扰神证

痰火扰神证是指火热痰浊交结，扰乱心神所致的证。又称痰火扰心证、痰火闭窍证。

1. **临床表现** 发热口渴，面赤气粗，烦躁不宁，神昏谵语，尿黄便秘；或心烦胸闷，失眠多梦，咳吐黄痰，喉间痰鸣，甚则狂躁妄动，打人毁物，不避亲疏，胡言乱语，哭笑无常，舌质红，苔黄腻，脉滑数。

2. 证因分析　多因精神刺激，思虑郁怒，气郁化火，炼液为痰，痰火内盛；或外感温热、湿热之邪，热邪煎熬，灼液为痰，痰火内扰所致。

外感热病中，热邪煎熬津液为痰，邪热内盛，里热蒸腾，气火上炎，则为发热，面红目赤，呼吸气粗；热灼津伤，则为尿黄便秘；热扰心神，则为烦躁不宁；痰火蒙蔽心窍，扰乱神志，则为神昏谵语。内伤杂病中，精神刺激，痰火内盛，闭扰心神，轻则心神不安，可见心烦失眠；重则精神错乱，可见狂妄躁动，打人毁物，不避亲疏，胡言乱语，哭笑无常。痰火内盛，则吐痰黄稠，喉间痰鸣；痰阻气机，则胸闷不舒。舌红，苔黄腻，脉滑数，均为痰火内盛之象。

本证以神志狂躁、神昏谵语和痰热见症为辨证要点。

治宜涤痰泻火、清心开窍，方用清气化痰丸（《医方考》，陈皮、杏仁、枳实、黄芩、瓜蒌仁、茯苓、胆南星、半夏、姜汁）或生铁落饮（《医学心悟》，生铁落、辰砂、茯神、茯苓、钩藤、石菖蒲、丹参、连翘、贝母、胆星、远志、橘红、玄参、天门冬、麦门冬）。

十、脑络瘀阻证

脑络瘀阻证是指瘀血犯头，阻滞脑络所致的证。

1. 临床表现　头晕时作，头痛如刺，痛处固定，经久不愈，健忘遗事，心悸失眠，或头部外伤后昏不知人，面色晦暗，舌质紫暗有瘀斑瘀点，脉细涩。

2. 证因分析　多因头部外伤，瘀血停留脑内；或久病入络，瘀血内停，阻塞脑络所致。

瘀血阻滞脑络，不通则痛，故头痛如刺，痛处固定；脑络不通，气血失养，则头晕时作；瘀血不去，新血不生，心神失养，故健忘遗事，心悸失眠；脑为元神之府，外伤严重，出血较多，或久病脑络瘀阻严重，元神无主，则昏不知人；脑络瘀阻，瘀血之色外现，则面色晦暗，舌质紫暗有瘀点瘀斑，脉细涩。

本证以头痛、头晕和瘀血见症为辨证要点。

治宜活血化瘀，方用通窍活血汤（《医林改错》，桃仁、红花、川芎、赤芍、麝香、老葱、生姜、大枣、黄酒）。

十一、小肠实热证

小肠实热证是指心火炽盛，下移小肠，气机失畅所致的证。

1. 临床表现　尿黄尿热，尿道涩痛，尿血，心烦口渴，口舌生疮，脐腹胀痛，舌红苔黄，脉数。

2. 证因分析　多因心经有热，下移小肠；或饮食不节，脾失健运，湿浊郁而化热，下注小肠而成。

小肠与心互为表里，心火亢盛，循经下移小肠，使小肠清浊难分，浊热下注，蒸腾膀胱，引起尿黄尿热；气机不利，则小便滞涩疼痛；热伤血络，则尿中带血；热邪扰心，则心烦不安；上扰舌窍，则口舌生疮；热邪伤津，则口渴；小肠、膀胱气机失调，则脐腹胀痛；舌红苔黄，脉数，均为实热之征。

本证以尿黄尿痛、心烦舌疮和实热见症为辨证要点。

治宜清心通淋，方用小蓟饮子（《玉机微义》，生地黄、小蓟、滑石、木通、蒲黄、藕节、淡竹叶、当归、山栀子、甘草）。

十二、小肠气滞证

小肠气滞证是指感受阴邪，小肠气机阻滞所致的证。

1. 临床表现　小腹疼痛、拘急，遇寒痛甚，得温痛减。或腹部胀满、时聚包块，或腹泻肠鸣，或阴囊收缩引痛，或睾丸下坠肿痛，苔白，脉沉弦或弦滑。

2. 证因分析　多因感受寒邪、过食寒凉，或情志抑郁，怒哭嚎叫，致小肠气机阻滞而成。

外感寒邪或过食生冷食物，侵袭腹部，收引凝滞，小肠气机阻塞不通，故少腹疼痛、拘急，冷甚热减；情志郁结，气机不畅，时聚时散，则腹部胀满，时聚包块；寒凝气滞，水走肠间，则腹泻肠鸣；阳气被阴寒所逼，升运无力，小肠下坠，则阴囊胀坠收引冷痛，或睾丸下坠肿痛；舌苔白滑，脉沉弦，为阴寒凝滞之象。

本证以小腹拘急胀痛、阴囊睾丸引痛和实寒见症为辨证要点。

治宜理气散结，方用天台乌药散（《圣济总录》，台乌、木香、小茴香、青皮、高良姜、槟榔、川楝子、巴豆）或橘核丸（《济生方》，橘核、海藻、昆布、川楝子、桃仁、厚朴、木通、枳实、延胡索、桂心、木香）。

十三、小肠虚寒证

小肠虚寒证是指阳气虚弱，阴寒内盛，小肠功能失调所致的证。

1. 临床表现　腹痛绵绵，喜热喜按，肠鸣，泄泻，面色萎黄，神疲乏力，小便频数而清长，并常伴有畏寒肢冷，舌质淡，苔薄白，脉缓弱等症。

2. 证因分析　多因饮食不节，或过服寒凉，或劳倦内伤，素体阳虚，以致小肠功能失调所致。

阳虚不足，阴寒内盛，温煦推动乏力，小肠气机不畅，故腹痛绵绵，喜温喜按，畏寒肢冷；阳气虚衰，小肠泌别清浊功能减弱，水湿下走肠间，则肠鸣腹泻；水液下渗膀胱，则小便频数清长；面色萎黄，神疲乏力，舌质淡，苔薄白，脉缓弱，均为虚寒之征。

本证以腹部隐痛、喜温喜按、肠鸣腹泻和虚寒见症为辨证要点。

治宜温通小肠，方用吴茱萸汤（《伤寒论》，人参、吴茱萸、生姜、大枣）或厚朴温中汤（《内外伤辨惑论》，厚朴、陈皮、茯苓、草豆蔻、木香、干姜、甘草）。

（陈彦姗）

第二节　肺与大肠病辨证

肺居胸腔，在诸脏腑中，其位最高，故称"华盖"。肺叶娇嫩，不耐寒热，易被邪侵，故又称"娇藏"。肺上连气管、喉咙，开窍于鼻，合称"肺系"。肺在体合皮，其华在毛，与大肠相表里。肺主气，司呼吸，吸清呼浊，主宣发肃降，为气之主。鼻是肺之门户，为气体出入的孔穴，肺并主嗅觉和发声。肺又能通调水道，输布津液，为水之上源。肺宣散卫气。大肠为"传导之官"，能吸收水分，排泄糟粕。

肺的病理变化，主要为肺气宣降失常，反映为主气司呼吸功能的障碍和卫外功能的失职，以及通调水道、输布津液的病变。其主要症状有咳嗽、气喘、咯痰、咯血、胸闷、胸痛、体虚易感等。肺的实证多因风、寒、燥、热等外邪的侵袭和痰饮停阻于肺而成，虚证多由久病咳喘，或其他脏病及于肺所致。

大肠传导失常，其主要症状有便秘或泄泻等。

一、肺气虚证

肺气虚证是指由于肺气不足和卫外不固所致的证。

1. 临床表现　咳喘无力，动则气短，痰液清稀，语声低怯，神疲乏力。或有自汗畏风，易于感冒，面色淡白，舌质淡嫩，脉虚或浮而无力。

2. 证因分析　多因劳伤、久咳及重病之后，损伤肺气，或脾虚生化之源不足，或肾虚失其摄纳之权，以致肺主宣发的功能减弱所致。

由于肺主气而司呼吸，肺气被耗，呼吸功能减弱，故咳喘无力，呼吸气短，语声低怯；肺气不足，输布水液功能相应减弱，则水液停聚于肺，随肺气而上逆，故见痰液清稀；肺合皮毛，肺气虚不能宣发卫气以固护肌表，则腠理不密，卫表不固，故见自汗、畏风、易感冒；气虚则气血不荣，故面白舌淡而脉虚或浮而无力。

本证以咳喘无力、吐痰清稀和气虚见症为辨证要点。

治宜补益肺气，方用正元饮（《秘旨方》，人参、白术、茯苓、炙甘草、黄芪、山药）；或益气固表，方用玉屏风散（《世医得效方》，黄芪、白术、防风）。

二、肺阴虚证

肺阴虚证是指由于肺阴不足，虚热内生所致的虚热证。

1. 临床表现　干咳痰少，或痰黏不易咯出，口燥咽干，形体消瘦，午后潮热，五心烦热，盗汗，颧红。甚则痰中带血，声音嘶哑。舌红少津，脉细数。

2. 证因分析　多因久病咳喘，或老年体弱，耗伤肺之阴液；或因痨虫蚀肺，燥热之邪犯肺，或素嗜烟酒、辛辣燥热之品，灼伤肺阴；或汗多不固，阴津耗泄等，均可导致肺阴亏虚而成。

肺之阴津不足，虚热内生灼肺，以致肺热叶焦，而失清肃，气逆于上，故干咳而痰少，口燥咽干，甚至声音嘶哑；若虚火灼伤肺络，络伤血溢，则见痰中带血或咯血；潮热、五心烦热、盗汗、颧红、舌红少津、脉细数，皆为阴虚失养，虚热内蒸之象。

本证以干咳或痰少而黏和阴虚见症为辨证要点。

治宜滋阴润肺，或滋阴降火，方用百合固金汤（《慎斋遗书》，熟地黄、生地黄、当归身、白芍、甘草、桔梗、玄参、贝母、麦冬、百合）。

三、风寒犯肺证

风寒犯肺证是指由于风寒外袭，肺卫失宣所致的肺表风寒证。

1. 临床表现　咳嗽，痰稀色白量少，喉痒或痛，鼻塞流清涕，微有恶寒，发热，身痛，无汗，或有气喘，舌苔薄白，脉浮紧。

2. 证因分析　多因风寒之邪侵犯肌表，或内舍于肺，致使肺卫失宣而成。

风寒犯肺，肺失宣发，上逆为咳；肺津不布，聚成痰饮，随肺气逆于上，故咳吐痰液质稀色白量少；肺气失宣，鼻咽不利，故鼻塞而流清涕，喉痒；风寒犯表，卫阳被遏，肌表失于温煦，故可见微恶风寒、发热、无汗、舌苔薄白、脉浮紧等表证证候。

本证多有外感风寒的病史，以咳嗽和风寒表证并见为辨证要点。

治宜疏散风寒，宣通肺气，方用止嗽散（《医学心悟》，桔梗、荆芥、紫菀、百部、白前、甘草、陈皮）合三拗汤（《太平惠民和剂局方》，麻黄、杏仁、甘草）。

四、风热犯肺证

风热犯肺证是指由于风热外袭，肺卫失宣所致的肺卫风热证。

1. 临床表现　咳嗽，痰稠色黄量少，气喘，鼻塞，流黄浊涕，咽喉肿痛，口微渴，身热，微恶风寒，舌尖红，苔薄黄，脉浮数。

2. 证因分析　多因风热侵袭于肺系，卫气受邪，肺失清肃，肺卫失宣所致。

风热之邪侵犯肺卫，肺失清肃，肺气上逆，故见咳嗽而喘；风热熏蒸灼液为痰，故痰稠色黄量少；邪客肺系，鼻窍不利，津液为风热所熏，故见鼻塞不通，流黄浊涕；犯于咽喉则咽喉肿痛；热伤津液，故口微渴；风热袭表，卫气失调，故发热微恶风寒；舌尖红，苔薄黄，脉浮数皆为风热犯肺之征。

本证多有外感风热的病史，以咳嗽和风热表证并见为辨证要点。

治宜疏风清热，宣肺止咳，方用桑菊饮（《温病条辨》，桑叶、菊花、杏仁、连翘、薄荷、桔梗、甘草、芦根）。

五、燥邪犯肺证

燥邪犯肺证是指秋令感受燥邪，津液亏少，肺失宣降所致的证。

1. 临床表现　干咳无痰，或痰黏难咯，甚则胸痛，痰中带血，口、鼻、唇、舌、咽干燥，或鼻衄，皮肤干燥，常兼发热，微恶风寒，头身痛楚，舌干苔薄白或薄黄，脉浮数或浮紧。

2. 证因分析　多因秋令感受外界燥邪，耗伤肺津，初秋感燥，燥偏热，多病温燥；深秋感燥，燥偏寒，多病凉燥。或因风温诸邪伤津化燥而成。

燥邪犯肺，肺失滋润，清肃失职，故干咳无痰，或痰黏难咯；甚则咳伤肺络，故见胸痛，痰中带血；燥伤肺津，津液不布，清窍、皮肤失其濡润，故口、鼻、唇、舌、咽、皮肤干燥；燥伤鼻络，故见鼻衄；燥邪外袭，卫气失和，故常兼见身热恶寒、头身痛楚等卫表症状；若燥与寒并，则见舌干苔薄白，脉浮紧；若燥与热合，则见舌干苔薄黄，脉浮数之征。

本证以干咳少痰和肺系干燥少津症状并见为辨证要点。

温燥证治宜清肺润燥，疏风清热，方用桑杏汤（《温病条辨》，桑叶、杏仁、沙参、象贝母、香豉、栀皮、梨皮）。

凉燥证治宜疏风散寒，润肺止咳。方用杏苏散（《温病条辨》，苏叶、半夏、茯苓、前胡、桔梗、枳壳、甘草、生姜、大枣、陈皮、杏仁）。

燥邪犯肺证与肺阴虚证均有干咳、痰少难咯及干燥失润的表现，但前者干燥症状突出，阴虚内热之象不明显，属外感新病，病程短，常兼有燥邪袭表的表证症状；后者阴虚内热的症状突出，属内伤久病，病程长，无表证。

六、肺热壅盛证

肺热壅盛证是指由于火热炽盛，壅积于肺，肺失肃降所致的肺实热证。

1. 临床表现　咳嗽，气喘息粗，甚则鼻翼煽动，气息灼热，胸痛，咽喉红肿疼痛，壮热，口渴，小便短黄，大便秘结，舌红苔黄，脉洪数。

2. 证因分析　多因外感风热之邪入里，或外感风寒入里化热，蕴结于肺，肺失宣降所致。

热邪犯肺，肺失清肃，气逆于上，故见咳嗽，气喘；肺开窍于鼻，邪热迫肺，肺气不利，甚则鼻翼煽动，气粗息灼；热邪郁于胸中，阻碍气机，故见胸痛；肺热上熏，客于咽喉，气血壅滞，故咽喉红肿疼痛；里热蒸腾，升散于外，故发热较甚；热盛伤津，则口渴，小便短黄，大便秘结；舌红苔黄，脉洪数，为邪热内盛之征。

本证以咳喘气粗、鼻翼煽动、胸痛和实热见症为辨证要点。

治宜清肺泄热，止咳平喘，方用麻杏石甘汤（《伤寒论》，麻黄、杏仁、甘草、石膏）。

肺热壅盛证与风热犯肺证均为肺之热证，以咳嗽伴有热象为主症，但前者是伴有里实热证，后者是伴有表热证。

七、痰热壅肺证

痰热壅肺证是指由于痰热内壅肺金，肺失宣降所致的痰热证。

1. 临床表现　咳嗽，痰稠色黄量多，气喘息粗，甚则鼻翼煽动，胸闷，发热口渴，烦躁不安，甚或胸痛，咳吐脓血腥臭痰，大便干结，小便短赤，舌质红，苔黄腻，脉滑数。

2. 证因分析　多因外邪犯肺，郁而化热，热伤肺津，炼液成痰，或素有宿痰，内蕴日久化热，痰与热结，壅阻于肺所致。

热炽痰结，肺失清肃，肺气上逆，故见咳嗽，气喘息粗，甚则肺气郁闭，则见鼻翼煽动；痰热内盛，痰随气升，故见咳吐痰稠，色黄量多；痰热交阻，气道不利，故见胸闷；里热蒸腾，故发热；热扰心神，故烦躁不安；若痰热阻滞肺络，导致气滞血壅，肉腐血败，则出现胸痛，咳吐脓血腥臭痰；热灼阴津，津液被耗，故见口渴欲饮，大便干结，小便短赤；舌红苔黄腻，脉滑数，为痰热内盛之征。

本证以咳嗽、咯黄痰、痰稠量多和痰热见症为辨证要点。

治宜清热化痰，泻肺平喘，方用清气化痰丸（《医方考》，陈皮、杏仁、枳实、黄芩、瓜蒌仁、茯苓、胆南星、制半夏）；若肺热成痈，治宜清肺化痰，消痈排脓，方用苇茎汤（《备急千金要方》，苇茎、薏苡仁、瓜瓣、桃仁）。

八、痰饮停肺证

痰饮停肺证是指由于痰饮停滞于肺，肺失宣降所致的证。

1. 临床表现　咳嗽，痰多色白易咯，胸闷，或见气喘，喉中痰声，舌淡苔白腻或白滑，脉弦滑或濡缓。

2. 证因分析　多由外邪袭肺，肺失宣降，气不布津，水液停聚而成痰饮；或由脾失健运，输布失常，聚湿生痰，上渍于肺，或肺气亏虚，肺津不布，聚成痰饮。

痰饮阻肺，肺失宣降，肺气上逆，故咳嗽，痰多，色白易咯；痰饮阻塞，气道不利，故见胸闷；痰气搏结，则见气喘痰鸣；舌淡苔白腻或白滑，脉弦滑或濡缓，均为痰饮内停之征。

本证以咳嗽、气喘和痰饮内盛见症为辨证要点。

痰饮停肺证实际上可分为痰浊阻肺和饮停于肺，其中痰质较稠黏者，为痰浊阻肺；痰质较薄者，为饮停于肺。

治宜温化痰饮，降气止咳，方用苓甘五味姜辛汤（《金匮要略》，茯苓、甘草、干姜、细辛、五味子）。

九、大肠湿热证

大肠湿热证是指由于湿热蕴结大肠，传导失职所致的湿热证。

1. 临床表现　腹胀腹痛，暴注下泻黄浊臭水，或下痢脓血，里急后重，或腹泻不爽，粪质黏稠腥臭，肛门灼热，身热口渴，小便短黄，舌质红，苔黄腻，脉滑数或濡数。

2. 证因分析　多发于夏秋之季，暑湿热邪，侵犯肠道，或因饮食不洁，致使湿热秽浊蕴结大肠而成。

湿热之邪内侵，蕴阻大肠，壅滞气机，故腹胀腹痛；热迫肠道，津液下注则见暴注下泻黄浊臭水，肛门灼热；湿热熏灼，伤及气血，热腐成脓，故见下痢脓血，里急后重；若湿热与肠中糟粕结聚，大肠气机不畅，则见腹泻不爽，粪质黏稠腥臭；热邪伤津，泄下耗液，故见身热口渴，小便短黄；苔黄腻，脉滑数等，为内有湿热之征。

本证以腹痛、泄泻或下痢和湿热内蕴见症为辨证要点。

治宜清热利湿，其中暴注下泻者，方用葛根芩连汤（《伤寒论》，葛根、黄连、黄芩、甘草）；下痢脓血，里急后重者，方用白头翁汤（《伤寒论》，白头翁、黄柏、黄连、秦皮）。

十、大肠津亏证

大肠津亏证是指由于大肠津液不足，肠失濡润所致的证。

1. 临床表现　大便秘结、干燥，排出困难，常数日一行，口干，或伴见口臭、头晕，舌红少津，苔黄燥，脉细涩。

2. 证因分析　多因素体阴亏，或年老阴血亏虚，或温病后期、呕泄、久病等耗伤津液，或嗜食辛辣燥烈食物，或失血、妇女产后出血过多等导致大肠阴液亏虚。

大肠津液不足，肠失濡润，传导不利，故大便燥结，难于排出，甚或数日一行；阴津内亏，故见口干；腑气不通，浊气不泄而上冲，则可见口臭、头晕；燥热津亏，故见舌红少津，苔黄燥，脉细涩。

本证以大便燥结、难以排出和津亏失润见症为辨证要点。

治宜润肠通便，方用麻子仁丸（《伤寒论》，麻子仁、芍药、枳实、大黄、厚朴、杏仁）或增液承气汤（《温病条辨》，玄参、麦门冬、生地黄、大黄、芒硝）。

（陈彦姗）

第三节　脾与胃病辨证

脾胃同居中焦，经脉相互络属，具有表里的关系。脾在体合肉，主四肢，其华在唇，开窍于口。脾主运化水谷，输布精微，为"气血生化之源""后天之本"。脾又主统血，能统摄血液在脉管内运行。脾气主升，其性喜燥恶湿。胃主受纳腐熟水谷，为"水谷之海"，其性喜润恶燥，以通降为和。脾升胃降，相济为用。

脾的病理变化，主要为运化水谷、升清、统血功能失职，反映在运化功能的失常和统摄血液功能的障碍，以及水湿潴留，清阳不升等病变。"气虚为本，湿困为标"是脾的主要病理特点。其主要症状有腹胀、腹痛、食少、泄泻便溏、内脏下垂、慢性出血等。脾的虚证多因饮食、劳倦、思虑过度所伤，或病后失调等因素所致，脾的实证多由饮食不节，或外感湿热或寒湿之邪，或失治、误治所致。胃受纳腐熟功能失常及胃失和降，多见胃脘痞胀疼痛、食纳异常、恶心、呕吐、呃逆等症。

一、脾气虚证

脾气虚证是指由于脾气不足，失其健运所致的证。

1. 临床表现　腹胀食少，食后胀甚，大便溏薄，肢体倦怠，神疲乏力，气短懒言，形体消瘦，或见肥胖、水肿，面色萎黄，舌淡苔白，脉缓弱。

2. 证因分析　多因饮食失调，或劳累过度，或思虑伤神，或禀赋不足素体虚弱，及其他脏器病变的影响，致脾气耗伤，运化失常而成。

脾气不足，水谷不化，气机不畅，故见食少，腹胀；食后脾气更亏，故食后胀甚；脾虚失运，水湿不化，清浊不分，流注肠中，故大便溏薄；脾气不足，精微不能输布，气血生化乏源，不能充达肢体、肌肉，机体失养，故肢体倦怠，神疲乏力，气短懒言，形体消瘦；若脾气亏虚，水湿不运，泛溢肌肤，则可见肥胖、水肿；气亏血少，不能上荣，故面色萎黄；舌淡苔白，脉缓弱为气虚之征。

本证以腹胀、食少、便溏和气虚见症为辨证要点。

治宜健脾益气，方用四君子汤（《太平惠民和剂局方》，人参、白术、茯苓、炙甘草）；或参苓白术散（《太平惠民和剂局方》，人参、茯苓、白术、山药、扁豆、莲子肉、薏苡仁、砂仁、桔梗、甘草）。

二、脾阳虚证

脾阳虚证是指由于脾阳虚衰，失于温运所致的虚寒证。

1. 临床表现　腹胀食少，腹痛绵绵，喜温喜按，大便溏薄清稀，甚或完谷不化，形寒肢冷，身倦乏力，口淡不渴，或肢体水肿，小便短少，或带下清稀量多，舌淡胖或有齿痕，苔白滑，脉沉迟无力。

2. 证因分析　多因脾气虚进一步发展，病久损伤脾阳，或因平素过食生冷食物，过用苦寒药物等致脾阳损伤，或因肾阳不足，火不生土而成。

脾阳虚衰，运化无权，故腹胀食少；阳虚阴盛，寒凝气滞，失温失养，故腹痛绵绵；寒得热散，故喜温喜按；水湿不化，清浊不分，流注肠中，故大便溏薄，甚或完谷不化；阳虚内寒，形体四肢失于温煦，故形寒肢冷；脾阳不振，水湿停聚，膀胱气化失司，故小便短少；水湿泛溢肌肤，故肢体水肿；水湿下渗，则见带下清稀量多；口淡不渴，舌淡胖或有齿痕，苔白滑，脉沉迟无力，皆为阳气亏虚、寒湿内停之象。

本证以腹胀食少、腹痛喜温、便溏和阳虚见症为辨证要点。

治宜温中祛寒，补气健脾，方用理中丸（《伤寒论》，人参、干姜、白术、炙甘草）。

三、脾虚气陷证

脾虚气陷证是指由于脾气亏虚，升举无力而反下陷所致的证。

1. 临床表现　脘腹重坠作胀，食后益甚，或便意频数，肛门重坠，或久泄不止，甚或脱肛，或内脏、子宫下垂，或小便浑浊如米泔。伴见食少便溏，神疲乏力，气短懒言，头晕目眩，面白无华，舌淡苔白，脉缓弱等。

2. 证因分析　多因脾气虚进一步发展，或素体虚弱，或久泄久痢，或劳倦太过，或妇女产后失于调护等原因损伤脾气所致。

脾气虚衰，升举无力，故脘腹重坠作胀，食后更甚；脾气下陷，故便意频数，肛门重坠；气坠于

— 30 —

下，内脏无托，故久泻不止，甚见脱肛，或胃、肾、子宫等脏器下垂；脾虚气陷，精微失于正常输布，反注膀胱，故小便浑浊如米泔；食少便溏，神疲乏力，气短懒言，头晕目眩，面白无华，舌淡苔白，脉缓弱等，是脾气亏虚的一般表现。

本证以内脏下垂、体弱气坠和脾气虚见症为辨证要点。

治宜补中益气，升阳举陷，方用补中益气汤（《脾胃论》，人参、白术、黄芪、炙甘草、当归、陈皮、升麻、柴胡）。

四、脾不统血证

脾不统血证是指由于脾气亏虚不能统摄血液，血溢脉外所致的证。

1. 临床表现　各种慢性出血，肌衄，鼻衄，齿衄，吐血，尿血，便血，妇女月经过多、崩漏，伴见食少便溏，神疲乏力，少气懒言，面色萎黄或无华，舌淡苔白，脉弱等。

2. 证因分析　多由久病气虚，或劳倦过度，损伤脾气，气虚统血无权所致。

脾气亏虚，统血无权，血溢脉外，而见慢性出血诸症。溢于肌肤，则为肌衄；溢于鼻窍，则为鼻衄；渗出牙龈，则为齿衄；溢于胃肠，则见吐血或便血；渗于膀胱，则为尿血；气虚冲任不固，则妇女月经过多，或为崩漏。食少便溏，神疲乏力，少气懒言，面色萎黄或无华，舌淡苔白，脉弱等，均为脾虚气弱之征。

本证以各种慢性出血和脾气虚见症为辨证要点。

治宜益气摄血，方用归脾汤（《济生方》，白术、茯神、黄芪、龙眼肉、酸枣仁、人参、木香、炙甘草、当归、远志）。

脾气虚证、脾阳虚证、脾虚气陷证、脾不统血证四证的相同点是均以脾气虚为基础；不同点是病机不同，临床表现各有特点：脾气虚证以腹胀，食少，便溏兼气虚见症为特点；脾阳虚证是在脾气虚证的基础上，以内有虚寒见症为特点；脾虚气陷证是在脾气虚证的基础上，以内脏下垂为特点；脾不统血证是在脾气虚证的基础上，以出血为特点。

五、寒湿困脾证

寒湿困脾证是指由于寒湿内盛，脾阳受困所致的证。

1. 临床表现　脘腹胀闷，口腻纳呆，泛恶欲吐，口淡不渴，食少便溏，头身困重，或身目发黄，黄色晦暗如烟熏，或妇女白带量多，或肢体水肿，小便短少，舌淡胖，苔白腻或白滑，脉濡缓。

2. 证因分析　多因嗜食肥甘，湿浊内生，困阻中阳，或因饮食失节，过食生冷，致寒湿停滞中焦，或因淋雨涉水，久居潮湿，阴雨气候，寒湿内侵伤中所致。

寒湿困脾，阻遏脾阳，运化失职，升降失常，故脘腹胀闷，食少；湿滞气机，脾失健运，故口腻纳呆；湿注肠中，故大便溏薄；胃气上逆，故泛恶欲吐；阻遏清阳，故头身困重；寒湿困阻中阳，若肝胆疏泄失疏，胆汁外溢，故身目发黄，黄色晦暗如烟熏；湿邪下注，故白带量多；阳气被寒湿所遏，泛溢肌表，故见肢体水肿，小便短少；舌淡胖，苔白腻或白滑，脉濡缓，为寒湿内蕴之征。

本证以腹胀、食少、便溏和寒湿内盛见症为辨证要点。

治宜温中散寒，健脾化湿，方用胃苓汤（《丹溪心法》，苍术、厚朴、陈皮、炙甘草、桂枝、泽泻、茯苓、猪苓、白术、生姜、大枣）。

六、湿热蕴脾证

湿热蕴脾证是指由于湿热内蕴中焦，脾失健运所致的证。

1. 临床表现　脘腹痞闷，食少呕恶，大便溏泄不爽，小便短黄，肢体困重，或身目发黄，色泽鲜明如橘色，或皮肤发痒，或身热不扬，汗出热不解，渴不多饮，舌红苔黄腻，脉濡数或滑数。

2. 证因分析　多因过食肥甘酒酪，酿生湿热，或感受湿热外邪，或脾虚生湿，湿郁化热所致。

湿热蕴结中焦，受纳运化失职，气机升降失常，故脘腹痞闷，食少呕恶；湿热交阻而下迫，大肠传导失司，故大便溏泄不爽；脾主肌肉，湿性重着，脾为湿困，故肢体困重，小便短黄；湿热内蕴脾胃，熏蒸肝胆，胆汁外溢，故身目发黄，其色鲜明；湿热行于皮里，故有皮肤发痒；湿遏热伏，湿热郁蒸，故身热不扬，汗出而热不解；湿热上蒸于口，则渴不多饮；舌红苔黄腻，脉濡数或滑数，均为湿热内盛之象。

本证以脘腹痞闷、食少、便溏不爽和湿热内蕴见症为辨证要点。

治宜清热化湿，宣畅气机，方用三仁汤（《温病条辨》，杏仁、白蔻仁、薏苡仁、厚朴、半夏、通草、滑石、竹叶）或茵陈蒿汤（《伤寒论》，茵陈蒿、山栀、大黄）。

寒湿困脾证与湿热蕴脾证均有脾胃纳运功能障碍表现，但前者其湿属寒，后者其湿属热，身目发黄、舌脉症等表现各有不同。

七、胃阴虚证

胃阴虚证是指由于阴液亏虚，胃失濡润所致的证。

1. 临床表现　胃脘隐隐灼痛，饥不欲食，或胃脘嘈杂、痞胀不舒，或干呕呃逆，口燥咽干，大便干结，小便短少，舌红少津，少苔或无苔，脉细数。

2. 证因分析　多因温热病后期，耗伤胃阴，或吐泻太过，耗伤阴液，或过食辛辣香燥食物、温燥药物，耗伤胃阴，或胃病迁延不愈等致胃阴亏虚而成。

胃阴不足，虚热内生，胃失濡润，胃气失和则胃脘隐隐灼痛，或嘈杂痞胀；虚热内扰，消食较快则有饥饿感，而胃失滋润，食不得化，故不欲纳食；津亏液少，胃气上逆，故干呕呃逆；阴亏口咽、肠道失润，故见大便干结，小便短少；舌红少津，少苔或无苔，脉细数，皆为阴液亏少之征。

本证以胃脘隐隐灼痛、嘈杂、饥不欲食、干呕和阴虚见症为辨证要点。

治宜养阴益胃，方用益胃汤（《温病条辨》，沙参、麦门冬、生地黄、玉竹、冰糖）。

八、胃阳虚证

胃阳虚证是指由于胃阳不足，胃失温煦所致的证。

1. 临床表现　胃脘冷痛绵绵，时发时止，喜温喜按，食少脘痞，或得食痛缓，或泛吐清水、夹有不消化食物，口淡不渴，倦怠乏力，畏寒肢冷，舌质淡嫩或淡胖，脉弱。

2. 证因分析　多因饮食不节、饥饱失常，致胃气亏损，或因嗜食生冷，或过用寒凉、攻伐药物，损伤胃阳；或脾胃素虚，或久病失养，导致胃阳亏虚。

胃阳亏虚，虚寒内生，寒凝气机，故胃脘冷痛绵绵，时作时止；阳虚内寒，故喜温喜按，或得食后痛减；胃失和降，受纳失职，则食少脘痞；胃腐熟功能减弱，水谷不化，胃气上逆则泛吐清水，或夹有不消化食物；阳气虚弱，阴津未伤，故口淡不渴；机体失于温养，故畏寒肢冷，体倦乏力；舌质淡嫩或淡胖，脉弱，为内有虚寒之征。

本证以胃脘冷痛绵绵、得温或食后痛减和阳虚见症为辨证要点。

治宜温中祛寒，缓急止痛，方用黄芪建中汤（《金匮要略》，黄芪、桂枝、白芍、生姜、大枣、饴糖、炙甘草）。

九、胃实寒证

胃实寒证是指由于寒邪侵犯胃脘所致的实寒证。

1. 临床表现　脘腹冷痛，痛势急剧，遇寒加重，得温痛减，恶心呕吐，吐后痛缓，口淡不渴，或口泛清水，腹泻清稀，面白或青，舌苔白滑，脉弦或沉紧。

2. 证因分析　多因过食生冷，或脘腹受凉等，以致寒邪凝滞于胃，或脾胃阳气素亏，复感寒邪所致。

寒滞胃脘，则见胃脘冷痛，痛势急剧；寒为阴邪，故遇寒痛重，得温痛减；胃失和降，胃气上逆则恶心呕吐；吐后气滞得缓故痛减；水饮不化而上逆，故口淡不渴而泛清水；水湿下注，传导失职，故见腹泻清水；寒邪内阻，阳气不能外达，故见面白或青；舌苔白滑，脉弦或沉紧，皆为阴寒内盛之征。

本证以胃脘冷痛，痛势急剧和实寒见症为辨证要点。

治宜温胃散寒，方用良附丸（《良方集腋》，高良姜、香附子）。

胃实寒证与胃阳虚证均有胃脘冷痛、食少、恶心呕吐、得温痛缓等病位在胃的寒、凉表现，但前者痛势急剧，多为新病，病程短，并伴有实寒症状；后者疼痛绵绵，时发时止，多为久病，病程长，并伴有阳虚内寒的症状。

十、胃实热证

胃实热证是指由于胃火炽盛所致的实热证。

1. 临床表现　胃脘灼痛、拒按，渴喜冷饮，或消谷善饥，或口臭，或牙龈肿痛、溃烂，齿衄，小便短黄，大便秘结，舌红苔黄，脉滑数。

2. 证因分析　多因过食辛辣温燥，化生火热，或情志不遂，气郁化火犯胃，或邪热犯胃等导致胃火过盛。

热郁火扰，壅滞于胃，胃气失和，故胃脘灼痛、拒按；热盛灼津，津不上承，故渴喜冷饮；实火内盛，火能消谷，胃腐熟功能亢进，故消谷善饥；胃失和降，浊气上冲则口臭；火热之邪循经上炎，气血壅滞，故牙龈红肿疼痛、溃烂；灼伤血络，迫血妄行则可见齿衄；小便短黄，大便秘结，舌红苔黄，脉滑数，均为火热内盛之象。

本证以胃脘灼痛拒按、消谷善饥、牙龈肿痛和实火内盛见症为辨证要点。

治宜清胃泻火，方用清胃散（《兰室秘藏》，生地黄、牡丹皮、黄连、当归、升麻、石膏）。

十一、气滞胃脘证

气滞胃脘证是指由于邪气侵扰，或内脏气机失调，致使胃脘气机阻滞所表现的证。

1. 临床表现　脘腹痞胀疼痛，走窜不定，痛而欲吐，或欲泻而不爽，嗳气，肠鸣，矢气，得嗳气、矢气后胀痛可减，苔厚，脉弦。

2. 证因分析　多由外邪内侵，情志不遂等多种原因，导致胃肠气机阻滞不畅。

胃（肠）气机阻滞，传导、通降失司，故脘腹痞胀疼痛；气或聚或散，故胀痛走窜不定；气机紊乱，胃气上逆，则痛而欲吐、嗳气；下迫肠道则欲泻而不爽、肠鸣、矢气；嗳气、矢气之后，滞塞之气暂时通畅，故胀痛得减；苔厚，脉弦，为浊气内停，气机阻滞之征。本证中气滞之因应进一步辨析。

本证以脘腹痞胀疼痛、走窜不定、嗳气为辨证要点。

治宜疏肝和胃，理气止痛，方用柴胡疏肝散（《景岳全书》，陈皮、柴胡、川芎、枳壳、芍药、炙甘草、香附）。

十二、食滞胃脘证

食滞胃脘证是指由于饮食停滞胃肠所致的食积证。

1. 临床表现 脘腹胀满疼痛、拒按、厌食、嗳腐吞酸，或呕吐酸腐馊食，吐后则舒，或肠鸣矢气，泻下不爽，便下酸腐臭秽，舌苔厚腻，脉滑或沉实。

2. 证因分析 多因饮食不节，暴饮暴食，致食积不化，或胃气素虚，饮食不慎，停滞胃脘难化而成。

饮食停积于胃，气机阻滞，故脘腹胀满疼痛而拒按；食积不化，胃拒受纳，故厌食；食积化腐，胃气上逆，故见嗳气、呕吐酸腐；吐后食滞得以暂缓，故吐后则舒；食浊积于肠道，气机阻塞，则见肠鸣矢气，泻下不爽；腐败之物下注，故便下酸腐臭秽；舌苔厚腻，脉滑或沉实，为食积内停之象。

本证以脘腹胀满疼痛、拒按、厌食、吐泻酸馊腐臭等为辨证要点。

治宜消食和胃，方用保和丸（《丹溪心法》，山楂、神曲、半夏、茯苓）。

（陈彦姗）

第四节 肝胆病辨证

肝位于右胁，胆附于肝。肝与胆有经脉络属，互为表里。足厥阴肝经绕阴器，循少腹，布胁肋，系目上额交巅顶。足少阳胆经属胆络肝，绕行头身之侧。肝开窍于目，在体合筋，其华在爪。肝的主要生理功能是主疏泄，其性升发，喜条达恶抑郁，以舒畅全身气机，调节情志；疏泄胆汁，助脾胃运化；推动血液和津液运行。肝主藏血，具有贮藏血液，调节血量的功能。胆为"中精之府"，能贮藏和排泄胆汁，以助脾胃对饮食物的消化，并与情志活动有关，有"胆主决断"之说。

肝的病理变化特点是体阴易虚而阳气易亢，即肝之阴血易亏耗，成为虚证；而肝气易郁结、肝阳易偏亢，产生气郁、火逆、阳亢、风动，或寒、湿及火热之邪内犯，形成实证；或阴虚阳亢，亢阳化风，为本虚标实之证。肝病常见精神抑郁，急躁易怒，胸胁、少腹胀痛，眩晕，肢体震颤，手足抽搐，以及目疾，月经不调，睾丸疼痛等症状；胆病多表现为口苦，黄疸，惊悸，胆怯及消化异常等。

肝病常见证有肝气虚证、肝血虚证、肝阴虚证、肝郁气滞证、肝火炽盛证、肝阳上亢证、肝风内动证、肝胆湿热证、寒滞肝脉证。胆病常见证有胆郁痰扰证及肝胆并见的肝胆湿热证。

一、肝气虚证

肝气虚证是指由于肝气不足及其功能减退所致的证。

1. 临床表现 神疲乏力，气短或懒言，郁郁寡欢或烦躁不安，思维迟钝，多梦善恐，胸胁满闷，善太息，少腹坠胀，或畏寒肢凉，或纳呆，便溏。女性可见月经不调、痛经、闭经等，舌胖或有齿痕，脉虚无力。

2. 证因分析　多因七情内伤，耗伤肝气；或久病体虚，他脏病患及肝；或劳累过度，或用药不当，攻伐无度，肝气耗损所致。

肝气虚形神失养则神疲乏力、气短或懒言、舌胖或有齿痕、脉虚无力；肝疏泄不及则郁郁寡欢或烦躁不安、思维迟钝、多梦善恐；气血失和则女性可见月经不调、痛经、闭经等；因虚致郁，肝经循行部位出现不适可见胸胁满闷、善太息、少腹坠胀；气虚日久及阳或见畏寒肢凉；木虚土失健运可见纳呆、便溏。

本证以神疲乏力、郁郁寡欢或烦躁不安、胸胁满闷等为辨证要点。

治宜补益肝气，方用补肝汤（《备急千金要方》，山茱萸、炙甘草、桂心、细辛、茯苓、桃仁、柏子仁、防风、制川乌）。

二、肝血虚证

肝血虚证是指肝藏血不足，其所系的目、爪甲、筋或冲任等失养失充所致的虚弱证。

1. 临床表现　视物模糊或夜盲，两目干涩，爪甲枯槁不泽，妇女可见月经量少色淡，甚至闭经，或肢体麻木，关节拘急不利，手足震颤，肌肉瞤动，头晕眼花，面唇淡白无华，舌淡，脉细。

2. 证候分析　多因生血不足，或失血过多，或久病耗伤肝血所致。

肝血亏虚，肝窍失养，则视物模糊或夜盲、两目干涩、眼花；外华不荣，则爪甲枯槁不泽；肝血不足，血海空虚，冲任失充，故经少色淡、经闭；肝血亏损，筋脉失去营血的濡养，血虚生风而见肢麻、震颤、拘急、肉瞤；血虚为患，故头晕、面唇淡白无华、舌淡、脉细。

本证以两目、爪甲、筋脉失养或冲任失充和血虚见症为辨证要点。

治宜补血养肝，方用四物汤（《仙授理伤续断秘方》，白芍药、当归、熟地黄、川芎）加味。

肝血虚与心血虚证均有面、唇、甲、舌淡白，脉细等血虚失荣的临床表现。不同之处是肝血虚证以筋、目失养及妇女血海空虚所致肢麻震颤、视物不清、经少经闭为主要临床表现。心血虚证以神失其养所致的心悸失眠为主要临床表现。

三、肝阴虚证

肝阴虚证是指肝之阴液亏损，目、筋和胁络失去濡养，虚热内扰所致的证。

1. 临床表现　两目干涩，视力减退，或胁肋隐隐灼痛，或见手足蠕动，头晕目眩，午后颧红，面部烘热，潮热盗汗，五心烦热，口燥咽干，舌红少苔或少津，脉弦细而数。

2. 证因分析　多由五志化火；或温热病后，耗损肝阴；或因肾阴亏虚，水不涵木；或湿热侵犯肝经，久则耗伤肝阴所致。

肝阴亏虚，头目失滋，故两目干涩、视力减退、头晕目眩；胁部肝络失养，且虚热内蒸，则胁肋隐隐灼痛；肝阴亏损，筋脉失去阴液的滋养，阴虚动风而见手足蠕动；阴虚不能制阳，虚热内生，则午后颧红、面部烘热、潮热盗汗、五心烦热；阴液不能上承，则口咽干燥；舌红少苔或少津、脉弦细数为肝阴亏虚，虚热内扰之征象。

本证以两目、筋脉、胁络失养和阴虚见症为辨证要点。

治宜滋阴补肝，方用补肝汤（《医学六要》，当归、生地黄、芍药、川芎、酸枣仁、木瓜、甘草）加减。

四、肝郁气滞证

肝郁气滞证是指肝的疏泄功能失常，肝经气机郁滞所致的证，又称肝气郁结证、肝郁证。

1. 临床表现　情志抑郁、易怒，胸胁或少腹胀痛、窜痛，胸闷，善太息，妇女可见乳房作胀疼痛，痛经，月经不调，甚则闭经。舌苔薄白，脉弦。或见梅核气，或见瘿瘤、瘰疬，或见胁下积块。病情轻重与情志变化关系密切。

2. 证因分析　多因情志不遂，郁怒伤肝；或突然强烈的精神刺激；或是其他病邪阻滞引起肝气失于疏泄、条达所致。

肝气郁结，疏泄失常，肝之经气不畅，故胸胁、少腹胀痛，或窜痛；肝失条达，不能调节情志，则情绪抑郁、易怒，胸闷而善太息；肝郁气滞，气机紊乱，冲任失调，故妇女可见乳房胀痛、痛经、月经不调，甚至经闭；脉弦主肝病；若气滞痰凝，结于咽颈，则可见梅核气，或瘿瘤、瘰疬；若气滞血瘀，阻于胁，则可见胁下积块。

本证以情志抑郁、肝经循行部位胀痛或妇女月经失调为辨证要点。

治宜疏肝解郁，方用柴胡疏肝散（《医学统旨》，柴胡、陈皮、川芎、芍药、枳壳、炙甘草、香附）加减。

肝郁气滞证与肝气横逆证的鉴别如下（表2-1）。

表2-1　肝郁气滞证与肝气横逆证鉴别简表

证型	共同点	鉴别点	
		病机	临床表现
肝郁气滞	均有肝经所过部位的胀痛及情志变化	肝疏泄不及	以精神抑郁、善太息为特征
肝气横逆		肝疏泄太过，先本经发病进而横逆犯胃到脾	以暴躁易怒，胸胁窜痛，并伴有脘腹胀痛，呃逆呕恶等脾胃失其健运的临床表现为特征

五、肝火炽盛证

肝火炽盛证是指肝火内炽，气火上逆，表现以肝经上行部位火热炽盛为特征的证，又称肝火上炎证、肝经实火证，亦称肝火证。

1. 临床表现　头晕胀痛，面红目赤，急躁易怒，或胁肋灼痛。或耳鸣耳聋，或耳内肿痛流脓。或失眠多梦，或吐血、衄血，口苦口干，大便秘结，小便短黄。舌质红，苔黄，脉弦数。

2. 证因分析　多因情志不遂，气郁化火；或外感火热之邪；或嗜烟酒辛辣之物，酿热化火，犯及肝经，以致肝胆气火上逆所致。

肝火上炎，循经上攻头目，故头晕胀痛、面红目赤；肝火内炽，肝性失柔，则急躁易怒，或胁肋灼痛；若肝热移于胆，胆热循经入耳，则可见耳鸣耳聋，或耳内肿痛流脓；火热内扰，神魂不安，故失眠多梦；若热伤血络，迫血妄行，则可见吐血、衄血；火热内盛，灼伤津液，故口苦口干、大便秘结、小便短黄；舌红苔黄、脉弦数为肝火炽盛之征。

本证以火热炽盛于肝经循行部位的头、目、耳、胁的症状为辨证要点。

治宜清肝泻火，方用当归龙荟丸（《宣明论方》，当归、龙胆草、大栀子、黄连、黄柏、黄芩、大黄、芦荟、青黛、木香、麝香）加减。

心火亢盛、肺热炽盛、胃热炽盛、肝火炽盛四证的鉴别如下（表2-2）。

表2-2 心火亢盛、肺热炽盛、胃热炽盛、肝火炽盛四证鉴别简表

证型	共同症	不同症
心火亢盛		烦躁不眠，甚则狂谵神昏，舌尖红绛，口舌生疮
肺热炽盛	恶热喜冷，面红目赤，烦渴饮冷，身热躁扰，小便黄	咳喘鼻煽，痰黄稠，胸痛或咽喉红肿热痛
胃热炽盛	少，大便干结，舌红苔黄而干，脉数而有力	胃脘灼痛，消谷善饥，口臭，牙龈红肿热痛
肝火炽盛		头晕胀痛，耳鸣如潮，胸胁灼痛，脉弦数

六、肝阳上亢证

肝阳上亢证是指肝肾阴亏，阴不制阳，亢阳上扰所致的上盛下虚的证。

1. 临床表现　头目胀痛，眩晕耳鸣，面红目赤，急躁易怒，失眠多梦，腰膝酸软，头重脚轻，舌红，脉弦或弦细数。

2. 证因分析　多因情志过急，郁而化火，火热耗伤肝肾之阴，导致肝肾阴亏于下，不能制阳，阳气升动太过所致。

肝阳上亢，气血上冲，则头目胀痛、眩晕耳鸣、面红目赤；肝性失柔，故急躁易怒；亢阳扰及神魂，则失眠多梦；肝肾阴亏，筋骨失养，故腰膝酸软；上盛下虚，则头重脚轻；舌红、脉弦或弦细数为肝阳亢盛，阴液不足之象。

本证以头目胀痛、头重脚轻、腰膝酸软为辨证要点。

治宜平肝潜阳，方用镇肝熄风汤（《医学衷中参西录》，怀牛膝、代赭石、生龙骨、生牡蛎、龟板、生杭芍、玄参、天门冬、川楝子、麦芽、茵陈、甘草）加减。

肝郁气滞、肝火炽盛、肝阴虚、肝阳上亢四证存在病理联系，可相互转化。如肝气久郁，可以化火；肝火上炎，火热炽盛，可以灼烁肝阴；肝阴不足，可致肝阳上亢；而肝阳亢盛，又可化火。所以，既要掌握各证临床表现的特征，又要注意证间联系及其变化，才能及时作出正确诊断（表2-3）。

表2-3 肝郁气滞、肝火炽盛、肝阴不足、肝阳上亢四证鉴别表

证候	性质	主要症状	舌象	脉象
肝郁气滞证	实证	胸胁或少腹胀闷窜痛，喜太息，易怒，妇女月经不调	苔薄白	弦
肝火炽盛证	实热证	头晕胀痛，面红目赤，耳鸣如潮，或耳内肿痛流脓，口苦咽干，急躁易怒，胁肋灼痛，不寐或噩梦纷纭，尿黄便结，或吐血衄血	舌红苔黄	弦数
肝阴虚证	虚热证	头晕耳鸣，胁痛目涩，面部烘热或颧红，口燥咽干，五心烦热，潮热盗汗，或手足蠕动	舌红少津	弦细数
肝阳上亢证	本虚标实	眩晕耳鸣，头目胀痛，面红目赤，失眠多梦，急躁易怒，腰膝酸软，头重脚轻	舌红	弦或弦细数

七、肝风内动证

肝风内动证是指患者出现眩晕欲仆、抽搐、震颤等具有"动摇"特点为主的一类证，属内风。临床常见有肝阳化风、热极生风、阴虚动风和血虚生风等证。

（一）肝阳化风证

肝阳化风证是指阴虚阳亢，肝阳升发无制，亢极化风所致的一类动风证。

1. 临床表现　眩晕欲仆，头摇而痛，肢体震颤，言语謇涩，手足麻木，步履不正。或突然昏倒，不省人事，口眼㖞斜，半身不遂，舌强不语，喉中痰鸣。舌红，苔白或腻，脉弦有力。

2. 证因分析　多因久病阴亏，或肝郁化火，营阴内耗；或素体肝肾阴液不足，阴不制阳，阳亢日久则亢极化风所致。

肝阳亢极化风，风阳冲逆于上，故眩晕欲仆、头摇而痛；风动筋脉挛急，则肢体震颤、语言謇涩；肝阴亏虚，筋失所养，则手足麻木；阳亢于上，阴亏于下，上盛下虚，故步履不正；若风阳暴升，阳盛灼津成痰，肝风挟痰上犯，蒙蔽清窍，则突然昏倒、不省人事、喉中痰鸣；风痰流窜阻于脉络，故口眼㖞斜、半身不遂、舌强不语；舌红、苔白或腻、脉弦有力为风痰内盛之征。

本证以在肝阳上亢证基础上突然出现风动的症状为辨证要点。

治宜平肝潜阳熄风，方用天麻钩藤饮（《中医内科杂病证治新义》，天麻、钩藤、石决明、栀子、黄芩、川牛膝、杜仲、益母草、桑寄生、夜交藤、朱茯神）加减。

（二）热极生风证

热极生风证是指由于邪热炽盛，燔灼肝经，引动肝风所致的动风证。

1. 临床表现　高热，抽搐，颈项强直，两目上视，甚则角弓反张，牙关紧闭；烦躁不宁或神志昏迷，舌质红绛，苔黄燥，脉弦数。

2. 证因分析　多见于外感温热病中，由于热邪亢盛，燔灼经络筋脉，热闭心神，而引起肝风内动。

邪热炽盛，燔灼肝经，筋脉挛急，故高热、抽搐、颈项强直、两目上视，甚则角弓反张、牙关紧闭；热扰心神，则烦躁不宁；邪热闭阻心窍，则神志昏迷；舌质红绛、苔黄燥、脉弦数为肝经热盛内灼营血之象。

本证以高热和动风症状共见为辨证要点。

治宜清热凉肝熄风，方用羚角钩藤汤（《通俗伤寒论》，羚角片、钩藤、冬桑叶、菊花、生地黄、白芍药、川贝母、淡竹茹、茯神木、甘草）加减。

（三）阴虚动风证

阴虚动风证是指阴液亏虚，筋脉失养所致的动风证。

1. 临床表现　手足蠕动，眩晕耳鸣，潮热颧红，口燥咽干，形体消瘦，舌红少津，脉细数。

2. 证因分析　多因外感热病后期，阴液耗损，或内伤久病，阴液亏虚，致使筋脉失养而发病。

本证以动风和阴虚症状共见为辨证要点。

治宜滋阴养肝熄风，方用大定风珠（《温病条辨》，白芍药、阿胶、龟板、干地黄、麻子仁、五味子、生牡蛎、麦门冬、甘草、鸡子黄、鳖甲）加减。

（四）血虚生风证

血虚生风证是指血液亏虚，筋脉失养所致的动风证。

1. 临床表现　手足震颤，肌肉瞤动，肢体麻木，眩晕耳鸣，面色无华，爪甲不荣，舌质淡白，脉弦细弱。

2. 证因分析　多因急慢性失血过多，或内伤杂病，久病血虚所引起。具体分析参见肝血虚证。

本证以动风和血虚症状共见为辨证要点。

治宜补血养肝熄风，方用四物汤（《仙授理伤续断秘方》，白芍药、当归、熟地黄、川芎）加味。

肝风内动四证的鉴别如下（表2-4）。

表2-4　肝风四证鉴别表

证候	性质	主症	兼症	舌象	脉象
肝阳化风证	上实下虚证	眩晕欲仆，头摇肢颤，言语謇涩或舌强不语	头痛项强，手足麻木，步履不正	舌红，苔白或腻	弦而有力
热极生风证	实热证	手足抽搐，颈项强直，角弓反张，两目上视，牙关紧闭	高热神昏，躁热如狂	舌质红绛	弦数
阴虚动风证	虚热证	手足蠕动	午后潮热，五心烦热，口咽干燥，形体消瘦	舌红少津	弦细数
血虚生风证	虚证	手足震颤，肌肉䀮动，肢体麻木，关节拘急不利	眩晕耳鸣，面白无华	舌淡，苔白	弦细

八、寒凝肝脉证

寒凝肝脉证是指寒邪内侵肝脉，寒凝气滞，表现以肝经循行部位冷痛为主症的证，又称寒凝肝经证、肝寒证、肝经实寒证。

1. 临床表现　少腹牵引阴部冷痛，或男子阴囊收缩引痛，或女子痛经，经暗有块。或见巅顶冷痛。遇寒加甚，得温则减，形寒肢冷，舌淡苔白润，脉沉紧或弦迟。

2. 证因分析　多因感受外寒，如淋雨涉水，或房事受寒等，以致肝经寒凝气滞，或因素体阳气不足，由外寒所引发。

足厥阴肝经环阴器，抵少腹，上巅顶。寒性凝滞收引，寒凝肝脉，脉道拘急，故少腹牵引阴部冷痛，或阴囊收缩引痛；或女子痛经，经暗有块；或见巅顶冷痛。得温则寒凝可缓，遇冷则寒凝加重，故疼痛得温则减，遇冷加重。阴寒内盛，阳气被困，故形寒肢冷。舌淡苔白润、脉沉紧或弦迟是寒盛之征。

本证以少腹、阴部或巅顶冷痛和实寒症状共见为辨证要点。

治宜暖肝散寒，方用暖肝煎（《景岳全书》，当归、枸杞子、小茴香、肉桂、乌药、沉香、茯苓、生姜）加减。

九、肝胆湿热证

肝胆湿热证是指湿热蕴结肝胆，疏泄功能失职或湿热下注肝经所致的证，又称肝经湿热（下注）证。

1. 临床表现　胁肋胀痛，口苦，纳呆腹胀，泛恶欲呕，大便不调，小便短赤。或身目发黄。或见寒热往来。或男性睾丸肿胀热痛，阴囊湿疹。或妇女带下黄臭，阴部瘙痒。舌红苔黄腻，脉弦数或滑数。

2. 证因分析　多因感受湿热之邪，或嗜酒肥甘，化生湿热；或脾胃运化失常，湿浊内生，湿郁化热，以致湿热蕴结，阻于肝胆所致。

湿热蕴结肝胆，疏泄失常，肝气郁滞，故胁肋胀痛；胆气上溢，则口苦；脾失健运，胃失和降，故纳呆腹胀、泛恶欲呕、大便不调；若胆汁外溢，则可见身目发黄；若邪居少阳，正邪相争，可见寒热往来；足厥阴肝经绕阴器，若湿热循经下注，而成肝经湿热，则可见男性睾丸肿胀热痛、阴囊湿疹或妇女带下黄臭、阴部瘙痒；小便短赤、舌红苔黄腻、脉弦数或滑数皆为湿热内蕴之征象。

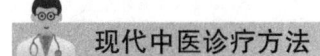

本证以胁肋胀痛、纳呆呕恶或身目发黄和湿热内蕴症状共见为辨证要点。若阴部疾患和湿热内蕴症状共见则为肝经湿热证。

治宜清利肝胆湿热，方用龙胆泻肝汤（《兰室秘藏》，柴胡、泽泻、车前子、木通、生地黄、当归、龙胆草）加减。

十、胆郁痰扰证

胆郁痰扰证是指痰热内扰，胆气不宁所致的证。

1. 临床表现　惊悸失眠，胆怯，烦躁不安，胸胁闷胀，善太息，头晕目眩，口苦，呕恶，舌红，苔黄腻，脉弦滑数或滑数。

2. 证因分析　多因情志郁结，气郁化火、生痰，痰热内扰，而胆气不宁所致。

痰热内扰，胆气不宁，决断不行，则惊悸失眠、胆怯、烦躁不安；胆气不舒，气机郁滞，故胸胁闷胀、善太息；痰热上扰头目，则头晕目眩；热蒸胆气上逆，故口苦呕恶；痰热为患，故舌红、苔黄腻、脉弦滑数或滑数。

本证以惊悸失眠、眩晕和痰热内蕴症状共见为辨证要点。

治宜化痰解郁，清胆和胃，方用黄连温胆汤（《备急千金要方》，半夏、陈皮、茯苓、甘草、枳实、竹茹、黄连、大枣）加减。

（戴尔珣）

第五节　肾与膀胱病辨证

肾位于腰部，左右各一。肾的经脉与膀胱相互络属，构成了两者之间的表里关系。肾在体为骨，其华在发，开窍于耳及二阴。

肾的主要生理功能：主藏精，主持人体的生长、发育与生殖，是生命之源泉；肾精又能化髓充脑；主水，主持和调节着人体内的水液代谢；主纳气，摄纳肺吸入的自然清气，维持正常的呼吸运动；内寄元阴元阳，是人体一身阴阳的根本，"五脏之阴气，非此不能滋；五脏之阳气，非此不能发"（《景岳全书·传忠录》），故称肾为"先天之本""水火之宅"。肾有固秘封藏之性，是保证藏精、纳气、固胎、主司月经、二便等方面功能正常的重要条件。

肾的病理以人体生长发育迟缓或早衰，生殖功能障碍，水液代谢失常，呼吸功能减退，脑、髓、骨、发、耳及二便功能异常为主要变化。临床以腰膝酸软、酸困或疼痛，生长发育迟缓，成人早衰，耳鸣耳聋，齿摇发脱，阳痿遗精，精少不育，经闭不孕，水肿，呼吸气短而喘，二便异常等为肾病的常见症状。

肾病多虚，多因禀赋不足，或幼年精气未充，或老年精气亏损，或房事不节，产育过多或他脏病久及肾等导致肾的阴、阳、精、气亏损。常见证型有肾阳虚证、肾虚水泛证、肾阴虚证、肾精不足证、肾气不固证、肾不纳气证等。

一、肾阴虚证

肾阴虚证是指肾阴亏损，失于滋养，虚热内扰所致的虚热证，又名真阴（肾水）亏虚证。

1. 临床表现　腰膝酸软而痛，头晕耳鸣，齿松发脱，男子阳强易举、遗精早泄，女子经少或经闭、崩漏，失眠，健忘，口咽干燥，形体消瘦，五心烦热，潮热盗汗，骨蒸发热，午后颧红，小便短黄，舌红少津、少苔或无苔，脉细数。

2. 证因分析　多因禀赋不足，肾阴素亏；虚劳久病，耗伤肾阴；老年体弱，阴液自亏；情欲妄动，房事不节，阴精内损；温热后期，消灼肾阴；过服温燥，劫夺肾阴所致。

肾阴亏虚，腰膝失养，则腰膝酸软；阴虚精亏髓减，清窍失充，则头晕耳鸣、健忘遗事；齿为骨之余，肾之华在发，肾阴失滋，则齿松发脱；肾阴亏损，虚热内生，相火扰动，性功能亢进，则男子阳强易举；精关不固，而见遗精、早泄；肾阴亏虚，女子月经来源不足，冲任不充，故月经量少，甚或经闭；阴不制阳，虚火扰动，迫血妄行，则见崩漏下血；虚火上扰心神，故心烦少寐；肾阴不足，失于滋润，则口燥咽干、形体消瘦；虚火内扰，则五心烦热、潮热盗汗、骨蒸发热、午后颧红、小便短黄；舌红少苔或无苔少津、脉细数为阴虚内热之象。

本证以腰酸软或困痛、遗精、经少、头晕耳鸣等和阴虚症状共见为辨证要点。

治宜滋补肾阴，方用六味地黄丸（《小儿药证直诀》，熟地黄、山茱萸、干山药、泽泻、牡丹皮、白茯苓）。

二、肾阳虚证

肾阳虚证是指肾阳亏虚，机体失却温煦所致的虚寒证，又名元阳亏虚（虚衰）证、命门火衰证。

1. 临床表现　头目眩晕，面色㿠白或黧黑，腰膝酸软或发凉或冷痛，畏冷肢凉，下肢尤甚，精神萎靡，性欲减退，男子阳痿早泄、滑精精冷，女子宫寒不孕，或久泄不止，完谷不化，五更泄泻，或小便频数清长，夜尿频多，舌淡苔白，脉沉细无力，尺脉尤甚。

2. 证因分析　多因素体阳虚，老年体衰，久病不愈，房事太过，或其他脏腑病变伤及肾阳，以致命门火衰，温煦失职，性欲减退，火不暖土，气化不行。

肾阳虚衰，温煦失职，不能温暖腰膝，故见腰膝酸冷、疼痛；肾阳失于温煦，故畏冷肢凉，下肢尤甚；阳虚不能温运气血上荣于面，面部血络失充，故面色㿠白；肾阳虚愈，阴寒内盛，气血运行不畅，则面色黧黑；阳虚温煦功能减弱，不能振奋精神，则精神萎靡；阳虚不能温运气血上养清窍，则头目晕眩；命门火衰，性功能减退，可引起性欲低下，男子见阳痿、早泄、滑精、精冷，女子见宫寒不孕；肾阳不足，火不暖土，脾失健运，则久泄不止，完谷不化，五更泄泻；肾阳虚，气化失职，肾气不固，故小便频数清长、夜尿频多；舌淡苔白、脉沉细无力、尺脉尤甚为肾阳不足之象。

本证以腰膝发凉或冷痛、性欲与生殖功能减退、夜尿频多等和阳虚症状共见为辨证要点。

治宜温肾壮阳，方用金匮肾气丸（《金匮要略》，干地黄、山药、山茱萸、泽泻、茯苓、牡丹皮、桂枝、附子）或四神丸（《内科摘要》，肉豆蔻、补骨脂、五味子、吴茱萸）。

三、肾虚水泛证

肾虚水泛证是指肾的阳气亏虚，气化无权，水液泛溢所致的证。

1. 临床表现　腰膝酸软，耳鸣，身体水肿，腰以下尤甚，按之没指，小便短少，畏冷肢凉，腹部胀满，或见心悸，气短，咳喘痰鸣，舌质淡胖，苔白滑，脉沉迟无力。

2. 证因分析　多因久病损伤肾阳，或素体阳气虚弱，气化无权，水湿泛溢所致。

肾阳不足，鼓动无力，肾功能减退，故腰膝酸软无力；肾阳虚损，不能蒸腾气化，水湿内停，泛溢肌肤，故身体水肿；肾居下焦，阳虚气化不行，水湿趋下，故腰以下肿甚，按之没指，小便短少；水气犯脾，脾失健运，气机阻滞，则腹部胀满；水气凌心，抑遏心阳，则心悸；水寒射肺，肺失宣降，则咳嗽气喘、喉中痰声辘辘；阳虚温煦失职，故畏冷肢凉；舌质淡胖、苔白滑、脉沉迟无力为肾阳亏虚，水湿内停之征。

本证以水肿（下肢为甚）、尿少、畏冷肢凉等症状为辨证要点。

肾阳虚与肾虚水泛均为虚寒证，其鉴别是前者偏重于脏腑功能衰退，性功能减弱，后者偏重于气化无权而以水肿、尿少为主症。

治宜温阳利水，方用真武汤（《伤寒论》，茯苓、芍药、白术、生姜、附子）。

四、肾精不足证

肾精不足证是指肾精亏损，脑与骨、髓失充所致的证。

1. 临床表现　小儿生长发育迟缓，身体矮小，囟门迟闭，智力低下，骨骼痿软；男子精少不育，女子经闭不孕，性欲减退；成人早衰，腰膝酸软，耳鸣耳聋，发脱齿松，健忘恍惚，神情呆钝，两足痿软，动作迟缓，舌淡脉弱。

2. 证因分析　多因先天禀赋不足，后天失养，肾精不充；或因久病劳损，房事不节，耗伤肾精所致。

小儿肾精不充，不能主骨生髓充脑，不能化气生血，生长肌肉，则发育迟缓、身体矮小、囟门迟闭、智力低下、骨骼痿软；肾精不足，生殖无源，不能兴动阳事，故性欲减退，生育功能低下，男子表现为精少不育，女子表现为经闭不孕；成人肾精亏损，无以化髓充脑则健忘恍惚，神情呆钝；精亏不足，发、齿失养，则发枯易脱、齿松早脱；精少髓亏，耳失充养则耳鸣耳聋；肾精亏虚，骨失充养，则腰膝酸软、两足痿软、行动迟缓；舌淡、脉弱为虚弱之象。

本证以生长发育迟缓、早衰、性欲减退、生育功能低下等为辨证要点。

肾阴虚与肾精不足皆属肾的虚证，均可见腰膝酸软、头晕耳鸣、齿松发脱等症，但前者因有虚热内扰，相火妄动，故可见性欲偏亢，阳强易举，梦遗，或崩漏等症，并伴有阴虚内热表现；后者由于肾精亏虚，不能化髓养骨，使骨骼发育异常，故可见生长发育迟缓，早衰；肾精不足，生殖功能减退，所以必见性欲淡漠，阳痿遗精，精少不育或宫虚不孕，本证也无虚热表现。

治宜补益肾精，方用河车大造丸（《扶寿精方》，紫河车、龟板、黄柏、杜仲、牛膝、生地黄、白茯苓、天门冬、麦门冬、人参）。

五、肾气不固证

肾气不固证是指肾气亏虚，失于封藏、固摄所致的证。

1. 临床表现　腰膝酸软，神疲乏力，耳鸣失聪；小便频数而清，或尿后余沥不尽，或遗尿，或夜尿频多，或小便失禁；男子滑精、早泄；女子月经淋漓不尽，或带下清稀量多，或胎动易滑。舌淡苔白，脉弱。

2. 证因分析　多因先天禀赋不足，年幼肾气未充；老年体弱，肾气衰退；早婚、房劳过度，损伤肾气；久病劳损，耗伤肾气，以致精关、膀胱、经带、胎气不固所致。

肾气亏虚，腰膝、脑神、耳窍失养，则腰膝酸软、耳鸣失聪、神疲乏力；肾气亏虚，固摄无权，膀胱失约，则小便频数清长、尿后余沥不尽、夜尿频多、遗尿、小便失禁；肾气亏虚，失于封藏，精关不固，精液外泄，则滑精、早泄；肾气亏虚，带脉失固，则带下清稀量多；冲任之本在肾，肾气不足，冲任失约，则月经淋漓不尽；肾气亏虚，胎气不固，以致胎动不安、滑胎、小产；舌淡脉弱为肾气亏虚，失于充养所致。

本证以腰膝酸软，小便、精液、经带、胎气不固和气虚见症为辨证要点。

治宜补肾纳气，方用都气丸（《症因脉治》，熟地黄、山茱萸、山药、泽泻、牡丹皮、白茯苓、五味子），或金锁固精丸（《医方集解》，沙苑蒺藜、芡实、莲须、龙骨、牡蛎、莲粉）。

六、肾不纳气证

肾不纳气证是指肾气虚衰，摄纳无权，气不归元所致的证。

1. 临床表现　久病咳喘，呼多吸少，气不得续，动则喘息益甚，自汗神疲。声音低怯，腰膝酸软，舌淡苔白，脉沉弱。或喘息加剧，冷汗淋漓，肢冷面青，脉浮大无根；或气短息促，面赤心烦，咽干口燥，舌红，脉细数。

2. 证因分析　多因久病咳喘，耗伤肺气，病久及肾，或劳伤太过，年老体弱，肾气亏虚累及于肺。肾虚则摄纳无权，气不归元，故呼多吸少、气不得续、动则喘息益甚；肾虚骨骼失养，故腰膝酸软；肺气虚，卫外不固则自汗，功能活动减退，故神疲声音低怯；舌淡苔白、脉沉弱为气虚之征。若肾气虚极，肾阳虚衰，甚至虚阳浮越欲脱，则喘息加剧、冷汗淋漓、脉见浮大无根；阳虚不能温运，则肢冷面青。肾气虚衰，久延伤阴，或素体阴虚，均可致气阴两虚，故可见气短息促、面赤心烦、咽干口燥；舌红、脉细数为阴虚内热之象。

本证以久病咳喘、呼多吸少、气不得续、动则益甚和肺肾气虚见症为辨证要点。

治宜益肾摄纳，方用金匮肾气丸（《金匮要略》，干地黄、山药、山茱萸、泽泻、茯苓、牡丹皮、桂枝、附子）合参蛤散（《太平惠民和剂局方》，人参、蛤蚧）。

七、膀胱湿热证

膀胱湿热证是指湿热侵袭，蕴结膀胱，使气化不利所致的证。

1. 临床表现　小便频数、急迫、短黄，排尿灼热、涩痛，或小便浑浊、尿血、有砂石，或腰部、小腹胀痛，发热口渴，舌红苔黄腻，脉滑数或濡数。

2. 证因分析　多因外感湿热之邪侵袭膀胱；或饮食不节，嗜食辛辣，化生湿热，下注膀胱，致使膀胱气机不畅而形成。

湿热郁蒸膀胱，气化不利，则小腹胀痛；湿热下迫尿道，故尿频、尿急、小便灼热、排尿涩痛；湿热熏蒸津液，则尿短少而色黄；湿热灼伤血络，则尿血；湿热久郁，煎熬尿浊结成砂石，则尿中可见砂石；膀胱湿热，累及肾脏，则腰痛；湿热郁蒸，则见发热、口渴、舌红苔黄腻、脉滑数。

本证为新病势急，以小便频、急、灼、痛等和湿热见症为辨证要点。

治宜清利湿热，方用八正散（《太平惠民和剂局方》，车前子、瞿麦、萹蓄、滑石、栀子仁、甘草、木通、大黄、灯心）。

膀胱湿热证与小肠湿热证均可见小便频急、灼涩疼痛等症。但前者病位在膀胱，膀胱与肾相表里，湿热蕴结膀胱，必累及于肾，故常伴有发热、腰痛、苔黄腻、脉滑数等表现。后者虽病位在小肠，但其火热常为心火下移而成，故必兼有烦渴失眠、口舌生疮等症。

（戴尔珣）

第三章 脑系病证

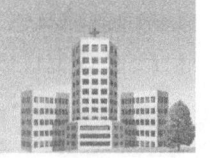

第一节 癫狂

癫病以精神抑郁，表情淡漠，沉默痴呆，语无伦次，静而少动为特征；狂病以精神亢奋，狂躁刚暴，喧扰不宁，毁物打骂，动而多怒为特征。癫病与狂病都是精神失常的疾病，两者在临床上可以互相转化，故常并称。

癫之病名最早见于马王堆汉墓出土的《足臂十一脉灸经》中的"数瘈疾"。癫狂病名出自《黄帝内经》。该书对于本病的症状、病因病机及治疗均有较详细的记载。在症状描述方面，如《灵枢·癫狂》篇说："癫疾始生，先不乐，头重痛，视举，目赤，甚作极，已而烦心。""狂始发，少卧，不饥，自高贤也，自辨智也，自尊贵也，善骂詈，日夜不休。"在病因病机方面，《素问·至真要大论篇》说："诸躁狂越，皆属于火。"《素问·脉要精微论篇》说："衣被不敛，言语善恶，不避亲疏者，此神明之乱也。"《素问·脉解篇》又说："阳尽在上，而阴气从下，下虚上实，故狂癫疾也。"指出了火邪扰心和阴阳失调可以发病。《灵枢·癫狂》篇又有"得之忧饥""得之大恐""得之有所大喜"等记载。明确指出情志因素亦可以导致癫狂的发生。《素问·奇病论篇》说："人生而有病癫疾者，此得之在母腹中时。"指出本病具有遗传性。在治疗方面，《素问·病能论篇》说："帝曰：有病怒狂者，其病安生？岐伯曰：生于阳也。帝曰：治之奈何？岐伯曰：夺其实即已，夫食入于阴，长气于阳，故夺其食则已，使之服以生铁落为饮，夫生铁落者，下气疾也。"《难经》则明确提出了癫与狂的鉴别要点，如《二十难》记有"重阳者狂，重阴者癫"，而《五十九难》对癫狂二证则从症状表现上加以区别，其曰："狂癫之病何以别之？然：狂疾之始发，少卧而不饥，自高贤也，自辩智也，自倨贵也，妄笑好歌乐，妄行不休是也。癫疾始发，意不乐，僵仆直视，其脉三部阴阳俱盛是也。"对两者的鉴别可谓要言不繁。

汉代张仲景《金匮要略·五脏风寒积聚病脉证治》说："邪哭（作'入'解）使魂魄不安者，血气少也，血气少者属于心，心气虚者，其人则畏；合目欲眠，梦远行而精神离散，魂魄妄行。阴气衰者为癫，阳气衰者为狂。"对本病的病因做进一步的探讨，提出因心虚而血气少，邪乘于阴则为癫，邪乘于阳则为狂。

唐宋以后，对癫狂的证候描述则更加确切，唐代孙思邈《备急千金要方·风癫》曰："示表癫邪之端，而见其病，或有默默而不声，或复多言而漫说，或歌或哭，或吟或笑，或眠坐沟渠，瞰于粪秽，或裸形露体，或昼夜游走，或嗔骂无度，或是蛊蛊精灵，手乱目急。"

金元时期对癫狂的病因学说有了较大的发展。如金代刘完素《素问玄机原病式·五运主病》说："经注曰多喜为癫，多怒为狂，然喜为心志，故心热甚则多喜而为狂，况五志所发，皆为热，故狂者五志间发。"元代朱丹溪《丹溪心法·癫狂篇》云:"癫属阴,狂属阳……大率多因痰结于心胸间。"提出了癫狂的发病与"痰"有关的理论,并提出"痰迷心窍"之说,对于指导临床实践具有重要意义,也为后世许多医家所遵循。此时不仅对病因病机的认识更臻完善,而且从实践中也积累了一些治疗本病的经验。如治癫用养心血、镇心神、开痰结之法,治狂用大吐下之法。此外,《丹溪心法》还记有精神治疗的方法。

至明清两代,不少医家对本病证治理法的研究多有心得体会。如明代楼英《医学纲目》卷二十五记有:"狂之为病少卧,少卧则卫独行,阳不行阴,故阳盛阴虚,令昏其神。得睡则卫得入于阴,而阴得卫镇,不虚,阳无卫助,不盛,故阴阳均平而愈矣。"对《黄帝内经》狂病由阴阳失调而成的理论有所发挥。再如李梴、张景岳等对癫狂二证的区别,分辨甚详。明代李梴《医学入门·癫狂》说:"癫者异常也,平日能言,癫则沉默;平日不言,癫则呻吟,甚则僵卧直视,心常不乐""狂者凶狂也,轻则自高自是,好歌好舞,甚则弃衣而走,逾垣上屋,又甚则披头大叫,不避水火,且好杀人。"明代张介宾《景岳全书·癫狂痴呆》说:"狂病常醒,多怒而暴;癫病常昏,多倦而静。由此观之,则其阴阳寒热,自有冰炭之异。"明代王肯堂《证治准绳》中云:"癫者,俗谓之失心风。多因抑郁不遂……精神恍惚,言语错乱,喜怒不常。"这一时期的医家肯定了癫狂痰迷心窍的病机,治癫多主张以解郁化痰、宁心安神为主;治狂则先夺其食,或降其火,或下其痰,药用重剂,不可畏首畏尾。明代戴思恭《证治要诀·癫狂》提出:"癫狂由七情所郁,遂生痰涎,迷塞心窍。"明代虞抟《医学正传》以牛黄清心丸治癫狂,取其豁痰清心之意。至王清任又提出了血瘀可病癫狂的论点,并认识到本病与脑有着密切的关系。如王清任《医林改错》癫狂梦醒汤谓:"癫狂一证……乃气血凝滞脑气,与脏腑气不接,如同做梦一样。"清代何梦瑶《医碥·狂癫痫》剖析狂病病机为火气乘心,劫伤心血,神不守舍,痰涎入踞。清代张璐《张氏医通·神志门》集狂病治法之大成:"上焦实者,从高抑之,生铁落饮;阳明实则脉伏,大承气汤去厚朴加当归、铁落饮,以大利为度;在上者,因而越之,来苏膏,或戴人三圣散涌吐,其病立安,后用洗心散、凉膈散调之;形证脉气俱实,当涌吐兼利,胜金丹一服神效……《经》云:喜乐无极则伤魄,魄伤则狂,狂者意不存,当以恐胜之,以凉药补魄之阴,清神汤。"

综上所述,历代医家则对癫狂的病因、病机、临床症状及治疗进行了较多的论述,对后世有较大的影响。

癫病与狂病都是精神失常的疾患,其表现类似于西医学的某些精神病,如精神分裂症的精神抑郁型、心境障碍中躁狂抑郁症的抑郁型,抑郁发作大致相当于癫病。又如精神分裂症的紧张性兴奋型及青春型、心境障碍中躁狂抑郁症的躁狂型,躁狂发作、急性反应性精神病的反应兴奋状态大致相当于狂病。凡此诸病出现症状、舌苔、脉象等临床表现与本节所述相同者,可参考本节进行辨证论治。

一、病因病机

癫狂发生的原因,总与七情内伤密切相关,或以思虑不遂,或以悲喜交加,或以恼怒惊恐,皆能损伤心、脾、肝、胆,导致脏腑功能失调和阴阳失于平秘,进而产生气滞、痰结、火郁、血瘀等,蒙蔽心窍而引起神志失常。狂病属阳,癫病属阴,病因病机有所不同。如清代叶天士《临证指南医案》龚商年按:"狂由大惊大恐,病在肝胆胃经,三阳并而上升,故火炽则痰涌,心窍为之闭塞。癫由积忧积郁,病在心脾包络,三阴蔽而不宣,故气郁则痰迷,神志为之混淆。"

癫狂的发生存在原发病因、继发病因和诱发因素。原发病因有禀赋不足,情志内伤和饮食不节;继发病因有气滞、痰结、火郁、血瘀等;诱发因素有情志失节,人事怫意,突遭变乱及剧烈的情志刺激。

癫病起病多缓慢，渐进发展，癫病病位在肝、脾、心、脑，病之初起多表现为实证，后转换为虚实夹杂，病程日久，损伤心、脾、脑、肾，转为虚证。狂病急性发病，狂病病位在肝、胆、胃、心、脑，病之初起为阳证、热证、实证，渐向虚实夹杂转化，终至邪去正伤，渐向癫病过渡。

兹从气、痰、火、瘀四个方面对本病的病因病机列述如下。

1. 气机阻滞　《素问·举痛论篇》有"百病皆生于气"之说，平素易怒者，由于郁怒伤肝，肝失疏泄，则气机失调，气郁日久，则进一步形成气滞血瘀，或痰气互结，或气郁化火，阻闭心窍而发为癫狂。正如《证治要诀·癫狂》所说"癫狂由七情所郁，遂生痰涎，迷塞心窍"。

2. 痰浊蕴结　自从金元时代朱丹溪提出癫狂与"痰"有关的论点以后，不少医家均宗其说。如明代张景岳《景岳全书·癫狂痴呆》说："癫病多由痰气，凡气有所逆，痰有所滞，皆能壅闭经络，格塞心窍。"近代张锡纯《医学衷中参西录·医方》明确指出："癫狂之证，乃痰火上泛，瘀塞其心与脑相连窍络，以致心脑不通，神明皆乱。"由于长期的忧思郁怒造成气机不畅，肝郁犯脾，脾失健运，痰涎内生，以致气血痰结。或因脾气虚弱，升降失常，清浊不分，浊阴蕴结成痰，则为气虚痰结。无论气郁痰结或气虚痰结，总由"痰迷心窍"而致癫病。若因五志之火不得宣泄，炼液成痰，或肝火乘胃，津液被熬，结为痰火；或痰结日久，郁而化火，以致痰火上扰，心窍被蒙，神志遂乱，也可发为狂病。

3. 火郁扰神　《黄帝内经》早就指出狂病与火有关。如《素问·至真要大论篇》指出："诸躁狂越，皆属于火。"《素问·阳明脉解篇》又说："帝曰：病甚则弃衣而走，登高而歌，或至不食数日，逾垣上屋，所上之处，皆非其素所能也，病反能者何也？岐伯曰：四肢者，诸阳之本也，阳盛则四肢实，实则能登高也""帝曰：其妄言骂詈不避亲疏而歌者何也？岐伯曰：阳盛则使人妄言骂詈，不避亲疏而不欲食，不欲食故妄走也。"因阳明热盛，上扰心窍，以致心神昏乱而发为狂病。《景岳全书·癫狂痴呆》亦说："凡狂病多因于火，此或以谋为失志，或以思虑郁结，屈无所伸，怒无所泄，以致肝胆气逆，木火合邪，是诚东方实证也，此其邪盛于心，则为神魂不守，邪乘于胃，则为暴横刚强。"综上所述，胃、肝、胆三经实火上升扰动心神，皆可发为狂病。

4. 瘀血内阻　由于血瘀使脑气与脏腑之气不相连接而发狂。如清代王清任《医林改错》说："癫狂一证，哭笑不休，詈骂歌唱，不避亲疏，许多恶态，乃气血凝滞，脑气与脏腑气不接，如同做梦一样。"并自创癫狂梦醒汤治疗本病。另外，王清任还创立脑髓说，其曰："灵机记性在脑者，因饮食生气血，长肌肉，精汁之清者，化而为髓""小儿无记性者，脑髓未满，高年无记性者，脑髓渐空。"联系本病的发生，如头脑发生血瘀气滞，使脏腑化生的气血不能正常的充养元神之府，或因血瘀阻滞脉络，气血不能上荣脑髓，则可造成灵机混乱，神志失常发为癫狂。

综上所述，气、痰、火、瘀均可造成阴阳的偏盛偏衰，而历代医家多以阴阳失调作为本病的主要病机。如《素问·生气通天论篇》说："阴不胜其阳，则脉流薄疾，并乃狂。"又《素问·宣明五气论篇》说："邪入于阳则狂，邪入于阴则痹，搏阳则为癫疾。"《难经·二十难》说："重阳者狂，重阴者癫。"所谓重阴重阳者，医家论述颇不一致。有说阳邪并于阳者为重阳，阴邪并于阴者为重阴；有说三部阴阳脉皆洪盛而牢为重阳，三部阴阳脉皆沉伏而细为重阴；还有认为气并于阳而阳盛气实者为重阳，血并于阴而阴盛血实者为重阴。概言之，两种属阳的因素重叠相加称为重阳，如平素好动、性情暴躁，又受痰火阳邪，此为重阳而病狂；两种属阴的因素重叠相加，称为重阴，如平素好静，情志抑郁，又受痰郁阴邪，此为重阴而病癫。此后在《诸病源候论》《普济方》以及明清许多医家的著述中，也都说明机体阴阳失调，不能互相维系，以致阴虚于下，阳亢于上，心神被扰，神明逆乱而发癫狂。

此外，张仲景《伤寒论》尚有蓄血发狂的记载，应属血瘀一类；由于思虑太过，劳伤心脾，气血两虚，心失所养亦可致病。《医学正传·癫狂痫证》说："癫为心血不足。"癫狂病的发生还与先天禀赋有关，若禀赋充足，体质强壮，阴平阳秘，虽受七情刺激也只是短暂的情志失畅；反之禀赋素虚，肾气不足，复因惊骇悲恐，意志不遂等七情内伤，则每可引起阴阳失调而发病。禀赋不足而发病者往往具有家族遗传性，其家族可有类似的病史。

二、诊断

（一）发病特点

本病的发生与内伤七情密切相关，性格暴躁、抑郁、孤僻、易于发怒、胆怯疑虑等，是发病的常见因素；头颅外伤、中毒病史对确定诊断也有帮助。但其主要诊断依据是灵机、情志、行为三方面的失常。所谓灵机即记性、思考、谋虑、决断等方面的功能表现。

（二）临床表现

本病的临床症状大致可分为4类，兹分述于后。

1. 躁狂症状　如弃衣而走，登高而歌，数日不食而能逾垣上屋，所上之处，皆非其力所能，妄言骂詈，不避亲疏，妄想丛生，毁物伤人，甚至自杀等，其证属实热，为阳气有余的症状。

2. 抑郁症状　如精神恍惚，表情淡漠，沉默痴呆，喃喃自语或语无伦次，秽洁不知，颠倒错乱，或歌或笑，悲喜无常，其证多偏于虚。为阴气有余的症状，或为痰气交阻。

3. 幻觉症状　幻觉是患者对客观上不存在的事物，却感到和真实的一样，可有幻视、幻听、幻嗅、幻触等症。如早在《灵枢·癫狂》中就对幻觉症状有明确的记载："目妄见，耳妄闻……善见鬼神。"再如明代李梴《医学入门·癫狂》记有："视听言动俱妄者，谓之邪祟，甚则能言平生未见闻事及五色神鬼。"此处所谓邪祟，即为幻觉症状。

4. 妄想症状　妄想是与客观实际不符合的病态信念，其判断推理缺乏令人信服的根据，但患者坚信其正确而不能被说服。正如《灵枢·癫狂》所说："自高贤也，自辨智也，自尊贵也。"《中藏经·癫狂》也说："有自委曲者，有自高贤者。"此外，还可有疑病、自罪、被害、嫉妒等妄想症状。

这些临床症状不是中毒、热病所致，头颅CT及其他辅助检查没有阳性发现。

总之，癫病多见抑郁症状，呆滞好静，其脉多沉伏细弦；狂病多见躁狂症状，多怒好动，其脉多洪盛滑数，这是两者的区别。至于幻觉症状和妄想症状则既可见于癫病，也可见于狂病。

三、鉴别诊断

1. 痫病　痫病是以突然仆倒，昏不知人，四肢抽搐为特征的发作性疾患，与本病不难区分。但自秦汉至金元时期，往往癫、狂、痫同时并称，常常混而不清，尤其是癫病与痫病始终未能明确分清，及至明代王肯堂才明确提出癫狂与痫病的不同。如《证治准绳·癫狂痫总论》说："癫者或狂或愚，或歌或笑，或悲或泣，如醉如痴，言语有头无尾，秽洁不知，积年累月不愈""狂者病之发时猖狂刚暴，如伤寒阳明大实发狂，骂詈不避亲疏，甚则登高而歌，弃衣而走，逾垣上屋，非力所能，或与人语所未尝见之事""痫病发则昏不知人，眩仆倒地，不省高下，甚而瘛疭抽掣，目上视，或口眼歪斜，或口作六畜之声。"至此已将癫狂与痫病截然分开，为后世辨证治疗指出了正确方向。

2. 谵语、郑声　谵语是因阳明实热或温邪入于营血，热邪扰乱神明，而出现神志不清、胡言乱语的重症。郑声是指疾病晚期心气内损，精神散乱而出现神识不清，不能自主，语言重复，语声低怯，断续重复而语不成句的垂危征象。狂病与谵语、郑声在症状表现上是不同的，如《东垣十书·此事难知集·狂言谵语郑声辨》记有"狂言声大开自与人语，语所未尝见事，即为狂言也。谵语者，合目自语，言所日用常见常行之事，即为谵语也。郑声者，声战无力，不相接续，造字出于喉中，即郑声也"。

3. 脏躁　脏躁好发于妇人，其症为悲伤欲哭，数欠伸，像如神灵所作，但可自制，一般不会自伤及伤害他人，与癫狂完全丧失自知力的神志失常不同。

四、辨证

（一）辨证要点

1. 癫病审查轻重　精神抑郁，表情淡漠，寡言呆滞是癫病的一般症状，初发病时常兼喜怒无常，喃喃自语，语无伦次，舌苔白腻，此为痰结不深，证情尚轻。若病程迁延日久，则见呆若木鸡，目瞪如愚，灵机混乱，舌苔渐变为白厚而腻，乃痰结日深，病情转重。久则正气日耗，脉由弦滑变为滑缓，终至沉细无力。倘使病情演变为气血两虚，而症见神思恍惚，思维贫乏，意志减退者，则病深难复。

2. 狂病明辨虚实　狂病应区分痰火、阴虚的主次先后，狂病初起是以狂暴无知，情感高涨为主要表现，概由痰火实邪扰乱神明而成。病久则火灼阴液，渐变为阴虚火旺之证，可见情绪焦躁，多言不眠，形瘦面赤舌红等症状。这一时期，分辨其主次先后，对于确定治法处方是很重要的。一般说，亢奋症状突出，舌苔黄腻，脉弦滑数者，是痰火为主，而焦虑、烦躁、失眠、精神疲惫，舌质红少苔或无苔，脉细数者，是阴虚为主。至于痰火、阴虚证候出现的先后，则需对上述证候，舌苔、脉象的变化作动态的观察。

（二）证候

1. 癫病

（1）痰气郁结：精神抑郁，表情淡漠，寡言呆滞，或多疑虑，语无伦次，或喃喃自语，喜怒无常，甚则忿不欲生，不思饮食。舌苔白腻，脉弦滑。

病机分析：因思虑太过，所愿不遂，使肝气被郁，脾失健运而生痰浊。痰浊阻蔽神明，故出现抑郁、呆滞、语无伦次等症；痰扰心神，故见喜怒无常，忿不欲生，又因痰浊中阻，故不思饮食。苔腻、脉滑皆为气郁痰结之征。

（2）气虚痰结：情感淡漠，不动不语，甚则呆若木鸡，目瞪如愚，傻笑自语，生活被动，灵机混乱，甚至目妄见，耳妄闻，自责自罪，面色萎黄，便溏溲清。舌质淡，舌体胖，苔白腻，脉滑或脉弱。

病机分析：癫久正气亏虚，脾运力薄而痰浊益甚。痰结日深，心窍被蒙，故情感淡漠而呆若木鸡，甚至灵机混乱，出现幻觉症状；脾气日衰故见面色萎黄，便溏、溲清诸症。舌淡胖，苔白腻，脉滑或弱皆为气虚痰结之象。

（3）气血两虚：病程漫长，病势较缓，面色苍白，多有疲惫不堪之象，神思恍惚，心悸易惊，善悲欲哭，思维贫乏，意志减退，言语无序，魂梦颠倒。舌质淡，舌体胖大有齿痕，舌苔薄白，脉细弱无力。

病机分析：癫病日久，中气渐衰，气血生化乏源，故面色苍白，肢体困乏，疲惫不堪；因心血内亏，心失所养，可见神思恍惚，心悸易惊，意志减退诸症。舌胖，脉细是气血俱衰之征。

2. 狂病

（1）痰火扰心：起病急，常先有性情急躁，头痛失眠，两目怒视，面红目赤，突然狂暴无知，情感高涨，言语杂乱，逾垣上屋，气力逾常，骂詈叫号，不避亲疏，或毁物伤人，或哭笑无常，登高而歌，弃衣而走，渴喜冷饮，便秘溲赤，不食不眠。舌质红绛，苔多黄腻，脉弦滑数。

病机分析：五志化火，鼓动阳明痰热，上扰清窍，故见性情急躁，头痛失眠；阳气独盛，扰乱心神，神明昏乱，症见狂暴无知，言语杂乱，骂詈不避亲疏；四肢为诸阳之本，阳盛则四肢实，实则登高、逾垣、上屋，而气力超乎寻常。舌绛苔黄腻，脉弦而滑数，皆属痰火壅盛，且有伤阴之势。以火属阳，阳主动，故起病急骤而狂暴不休。

（2）阴虚火旺：狂病日久，病势较缓，精神疲惫，时而躁狂，情绪焦虑、紧张，多言善惊，恐惧而不稳，烦躁不眠，形瘦面红，五心烦热。舌质红，少苔或无苔，脉细数。

病机分析：狂乱躁动日久，必致气阴两伤，如气不足则精神疲惫，仅有时躁狂而不能持久。由于阴伤而虚火旺盛，扰乱心神，故症见情绪焦虑，多言善惊，烦躁不眠，形瘦面红等。舌质红，脉细数，也为阴虚内热之象。

（3）气血凝滞：情绪躁扰不安，恼怒多言，甚则登高而歌，弃衣而走，或目妄见，耳妄闻，或呆滞少语，妄思离奇多端，常兼面色暗滞，胸胁满闷，头痛心悸，或妇人经期腹痛，经血紫暗有块。舌质紫暗有瘀斑，舌苔或薄白或薄黄，脉细弦，或弦数，或沉弦而迟。

病机分析：本证由血气凝滞使脑气与脏腑气不相接续而成，若瘀兼实热，苔黄，脉弦致，多表现为狂病；若瘀兼虚寒，苔白，脉沉弦而迟，多表现为癫病。但是无论属狂属癫，均以血瘀气滞为主因。

五、治疗

（一）治疗原则

1. 解郁化痰，宁心安神　癫病多虚，为重阴之病，主于气与痰，治疗宜以解郁化痰，宁心安神，补养气血为主要治则。

2. 泻火逐痰，活血滋阴　狂病多实，为重阳之病，主于痰火、瘀血，治疗宜降其火，或下其痰，或化其瘀血，后期应予滋养心肝阴液，兼清虚火。

概言之，癫病与狂病总因七情内伤，使阴阳失调，或气并于阳，或血并于阴而发病，故治疗总则为调整阴阳，以平为期，如《素问·生气通天论篇》所说："阴平阳秘，精神乃治。"

（二）治法方药

1. 癫病

（1）痰气郁结：疏肝解郁，化痰开窍。

方药：逍遥散合涤痰汤加减。药用柴胡配白芍疏肝柔肝，可加香附、郁金以增理气解郁之力，其中茯苓、白术可以健脾化浊。涤痰汤为二陈汤增入胆南星、枳实、人参、石菖蒲、竹茹而成，胆南星、竹茹辅助二陈汤化痰，石菖蒲合郁金可以开窍，枳实配香附可以理气，人参可暂去之。单用上方恐其效力不达，须配用十香返生丹，每服 1 丸，口服两次，借芳香开窍之力，以奏涤痰散结之功；痰结气郁而化热者，症见失眠易惊，烦躁不安而神志昏乱，舌苔转为黄腻，舌质渐红，治当清化痰热，清心开窍，可用温胆汤送服至宝丹。

（2）气虚痰结：益气健脾，涤痰宣窍。

方药：四君子汤合涤痰汤加减。药用人参、茯苓、白术、甘草四君益气健脾以扶正培本。再予半夏、胆南星、橘红、枳实、石菖蒲、竹茹涤除痰涎，可加远志、郁金，既可理气化痰，又能辅助石菖蒲宣开心窍。若神思迷惘，表情呆钝，症情较重，是痰迷心窍较深，治宜温开，可用苏合香丸，每服 1

丸，日服两次，以豁痰宣窍。

（3）气血两虚：益气健脾，养血安神。

方药：养心汤加减。方中人参、黄芪、甘草补脾益气；当归、川芎养心血；茯苓、远志、柏子仁、酸枣仁、五味子宁心神；更有肉桂引药入心，以奏养心安神之功。若兼见畏寒蜷缩，卧姿如弓，小便清长，下利清谷者，属肾阳不足，应加入温补肾阳之品，如补骨脂、巴戟天、肉苁蓉等。

2. 狂病

（1）痰火扰心：泻火逐痰，镇心安神。

方药：泻心汤合礞石滚痰丸加减。方中大黄、黄连、黄芩苦寒直折心肝胃三经之火，知母滋阴降火而能维护阴液，佐以生铁落镇心安神。礞石滚痰丸方用青礞石、沉香、大黄、黄芩、朴硝逐痰降火，待痰火渐退，礞石滚痰丸可改为包煎。胸膈痰浊壅盛，而形体壮实，脉滑大有力者，可采用涌吐痰涎法，三圣散治之，方中瓜蒂、防风、藜芦三味，劫夺痰浊，吐后如形神俱乏，当以饮食调养。阳明热结，躁狂谵语，神志昏乱，面赤腹满，大便燥结，舌苔焦黄起刺或焦黑燥裂，舌质红绛，脉滑实而大者，宜先服大承气汤急下存阴，再投凉膈散加减清以泻实火；病情好转而痰火未尽，心烦失眠，哭笑无常者，可用温胆汤送服朱砂安神丸。

（2）阴虚火旺：滋阴降火，安神定志。

方药：选用二阴煎加减，送服定志丸。方中生地、麦门冬、玄参养阴清热；黄连、木通、竹叶、灯心草泻热清心安神；可加用白薇、地骨皮清虚热；茯神、炒酸枣仁、甘草养心安神。定志丸方用人参、茯神、石菖蒲、甘草，其方健脾养心，安神定志，可用汤药送服，也可布包入煎。若阴虚火旺兼有痰热未清者，仍可用二阴煎适当加入全瓜蒌、胆南星、天竺黄等。

（3）气血凝滞：活血化瘀，理气解郁。

方药：选用癫狂梦醒汤加减，送服大黄䗪虫丸。方中重用桃仁合赤芍活血化瘀，还可加用丹参、红花、水蛭以助活血之力；柴胡、香附理气解郁；青陈皮、大腹皮、桑白皮、苏子行气降气；半夏和胃，甘草调中。如蕴热者可用木通加黄芩以清之；兼寒者加干姜、附子助阳温经。大黄䗪虫丸方用大黄、黄芩、甘草、桃仁、杏仁、芍药、干生地、干漆、虻虫、水蛭、蛴螬、䗪虫，可祛瘀生新，攻逐蓄血，但需要服用较长时间。

（三）其他治法

1. 单方验方

（1）黄荛花：取花蕾及叶，晒干研粉，成人每日服1.5~6克，饭前一次服下，10~20日为一个疗程，主治狂病属痰火扰心者。一般服后有恶心、呕吐、腹泻等反应，故孕妇、体弱、素有胃肠病者忌用。

（2）巴豆霜：1~3克，分2次间隔半小时服完，10次为一个疗程，一般服用2个疗程，第1个疗程隔日1次，第2个疗程隔两日1次。主治狂病，以痰火扰心为主者。

2. 针灸　取穴以任督二脉、心及心包经为主，其配穴以清心醒脑，豁痰宣窍为原则，其手法多采用三人或五人同时进针法，狂病多用泻法，大幅度捻转，进行强刺激，癫病可用平补平泻的手法。

（1）癫病主方：①中脘、神门、三阴交。②心俞、肝俞、脾俞、丰隆。两组可以交替使用。

（2）狂病主方：①人中、少商、隐白、大陵、丰隆。②风府、大椎、身柱。③鸠尾、上脘、中脘、丰隆。④人中、风府、劳宫、大陵。每次取穴一组，4组穴位可以轮换使用。狂病发作时，可独取两侧环跳穴，用四寸粗针，行强刺激，可起安神定志作用。

3. 灌肠疗法　痰浊蒙窍的癫病：以生铁落、牡蛎、石菖蒲、郁金、胆南星、法半夏、礞石、黄连、竹叶、灯心草、赤芍、桃仁、红花组方，先煎生铁落、礞石30分钟，去渣加其他药物煎30分钟，取汁灌肠。

4. 饮食疗法　心脾不足者：黄芪莲子粥，取黄芪，文火煎10分钟，去渣，入莲子、粳米，煮粥。心肾不交者：百合地黄粥。生地切丝，煮1~2分钟，去渣，入百合，粳米煮成粥，加蜂蜜适量。

六、转归及预后

癫病属痰气郁结而病程较短者，及时祛除壅塞胸膈之痰浊，复以理气解郁之法，较易治愈；若病久失治，则痰浊日盛而正气日虚，乃成气虚痰结之证；或痰郁化热，痰火渐盛，转变为狂病。气虚痰结证如积极调治，使痰浊渐化，正气渐复，则可以向愈，但较痰气郁结证易于复发。若迁延失治或调养不当，正气愈虚而痰愈盛，痰愈盛则症愈重，终因灵机混乱，日久不复成废人。气血两虚治以扶正固本，补养心脾之法，使气血渐复，尚可向愈，但即使病情好转，也多情感淡漠，灵机迟滞，工作效率不高，且复发机会较多。

狂病骤起先见痰火扰心之证，急投泻火逐痰之法，病情多可迅速缓解；若经治以后，火势渐衰而痰浊留恋，深思迷惘，其状如癫，乃已转变为癫病。如治不得法或不及时，致使真阴耗伤，则心神昏乱日重，其证转化为阴虚火旺，若此时给予正确的治疗，使内热渐清而阴液渐复，则病情可向愈发展。如治疗失当，则火愈旺而阴愈伤，阴愈亏则火愈亢，以致躁狂之症时隐时发，时轻时重。另外，火邪耗气伤阴，导致气阴两衰，则迁延难愈。狂病日久出现气血凝滞，治疗得法，血瘀征象不断改善，则癫狂症状也可逐渐好转。若病久迁延不愈，可形成气血阴阳俱衰，灵机混乱，预后多不良。

七、预防与护理

癫狂之病多由内伤七情而引起，故应注意精神调摄；在护理方面，首先应正确对待患者的各种病态表现，不应讽笑、讽刺，要关心患者。对于尚有一些适应环境能力的轻证患者，应注意调节其情志活动，如以喜胜忧，以忧胜怒等。对其不合理的要求应耐心解释，对其合理的要求应尽量满足。对于重证患者的打人、骂人、自伤、毁物等症状，要采取防护措施，注意安全，防止意外。对于拒食患者应找出原因，根据其特点进行劝导、督促、喂食或鼻饲，以保证营养。对于有自杀、杀人企图或行为的患者，必须严密注意，专人照顾，并将危险品如刀、剪、绳、药品等严加收藏，注意投河、跳楼、触电等意外行为。

八、现代研究

有学者认为癫病与狂病都是精神失常的疾患，其表现类似于西医学的某些精神病，癫狂病中以精神分裂症、抑郁症最为常见。精神分裂症以基本个性改变，思维、情感、行为的分裂，精神活动与环境不相协调为主要临床特征。抑郁症以情绪低落、思维迟缓并伴有兴趣减低、主动性下降等精神运动性迟滞症状为主要表现。

目前国内外尚无大样本的单项躁狂发作的统计，小样本显示其患病率和发病率远低于精神分裂症。

（一）病因学的研究

20世纪50年代后，对癫狂的病因学研究，多主张癫狂为内伤疾病，其发病主要与遗传因素、心理性格、精神刺激和出生季节相关。

癫狂的发生与人的心理和性格相关,张良栋等人以《黄帝内经》中阴阳为纲,按人的心理和体格特征划分为火、金、土、水、木5种素质分型,对100例正常人和100例精神分裂症患者进行了对照研究,发现中医素质分型的分布在正常人中以火型为最多(45%),水型最少(9%),而患者中则以水型为最多(38%),土型较少(13%)。实验显示的患者中水型素质者较多这一现象,符合西医学中内向素质的人易于发生精神分裂症的观点。性格内向是精神分裂症发病的心理诱因之一,人际关系差是显著的诱发因素。癫狂的发生与精神刺激相关,癫狂发作前多存在睡眠障碍、抑郁、孤僻、焦虑、生活懒散、敏感多疑和头痛等症状,突出的表现为性格改变。

癫狂的发生受遗传影响,先天禀赋对痰有易感性、易生性者,具有癫狂病易发性;具有心、肝之气易虚易实的先天禀赋,自降生起,无论外感或内伤,均能使脏腑功能失调,积湿瘀浊而生痰;痰浊内阻,瘀血内生,痰瘀相搏,凝结垢敛,心脑窍隧,滞扰与惑乱神明,发为癫狂。青春型患者多具先天禀赋阳强性体质,发病多属痰热内扰;偏执型患者多属先天禀赋阴性体质及柔性气质,发病多属痰瘀内阻;单纯型、紧张型患者多属先天禀赋阴弱性体质,气多偏虚,发病多属痰浊阻滞。

季节对癫狂的发生有影响,在春夏季,癫狂的发作较其他季节多,出生于寒季的患者发病率高于出生于暖季的,有家族史的患者发生率高于无家族史的,癫狂的发生与遗传相关,证实了癫狂"得之于母腹中"的论点。

(二)病机学的研究

近年来对癫狂的病机也有了深入的认识。在病位上,强调了脑与癫狂发生的关系,同时对脑、肝、肾、心、脾与癫狂的发生发展进行了全面的论述,概括出癫狂不同时期的病机,对癫狂各期的病机转化有了进一步的认识,对痰、火、瘀、郁、虚在癫狂的发生发展中所起到的作用有了更深刻的认识。

近代名医张锡纯《医学衷中参西录·治癫狂方》指出:"癫狂之证,亦西人所谓脑气筋病也,而其脑气筋之所以病者,因心与脑相通之道路为痰火所充塞也。"近代医家对癫狂的发生与脑相关多有论述。有学者分期总结癫病病机均与脑相关:初期病位在脑、心、肝、脾,久病病位在脑、心、脾、肾,认为癫狂的主要病位都与脑、心相关,实为邪扰脑心之神,虚为脑心之神失养。他将癫病病机转化归纳为:"始发于肝,并发于心,失调于脏,上扰于脑,癫病乃作。"即在癫病的初期病机为肝气郁结,气机不畅;发展期见肝郁日久,气滞血瘀,心脑受扰;郁久化火,肝火爆发;病势进一步发展,肝火引动心火,风火相煽,扰动脑神;火热灼津,炼液成痰,肝气横逆,克伐脾土,脾运失司,痰浊内阻,阻滞气机,瘀血内生,痰瘀互阻;后期脾虚日渐,精血乏源,阴精亏虚,心肾不足。而狂病的病机转化规律是"始于肝郁,并发心火,阻滞脾胃,痰火内炽,久伤肾水,狂势易见"。狂病早期有肝经郁热,扰动心脑;发展期肝经郁火,内生炽热,扰动心脑,火邪入阳明经;后期狂病日久,火邪伤阴,阴虚火旺,虚火上扰。

多数学者认为在癫狂的初期和发展期以邪实为主,存有气滞、血瘀、痰浊、火邪;久病则转化为气虚、阴虚、阳虚。癫狂的证型随病程长短发生变化,癫狂者新病多实,久病多虚:病程较短的患者多见于痰湿内阻型、痰火内扰型、气滞血瘀型;病程较长的患者多见于气滞血瘀,肝郁脾虚,心脾两虚型、阴虚火旺型、阳虚亏损型,而痰湿内阻型在疾病各期均多见到。

对于痰、火、瘀、郁、虚在癫狂的发生发展中所起到的作用,癫狂的发生因之于气,痰必内生;因之于痰,气必受阻;痰气交结,火热自生;而癫狂的急性发作均具有火的特征,但火之来源及脏腑归属各不相同，有心经痰火、肝经之火、阳明燥火、阴虚燥火。痰火扰心是狂病发生的根本，多由痰内蕴日久，痰浊壅甚而骤阻气道，致气不往来，阻郁之气迅速化火，灼扰于心，心神溃乱而成。

癫狂的病机可以总结为起病初期多以邪实为主，扰动心脑；发展期，急性起病多有心肝的郁热实邪，扰动脑神；慢性期、康复期多痰气、瘀血，兼见心脾、肝肾、脾肾虚损。

（三）有关辨证论治规律的探讨

近年来对癫狂的症状进行了细致的观察，结合病因病机、精神症状、躯体症状、舌象及脉象，对癫狂各期的证型、虚实有了深刻的认识。中医病症诊断疗效标准将癫病分为痰气郁结、气虚痰结、心脾两虚、阴虚火旺4型；将狂病分为痰火扰神、火盛伤阴、气血瘀滞3型。中西医结合学会精神疾病专业委员会于1987年将癫病分为痰火内扰、痰湿内阻、气滞血瘀、阴虚火旺、阳虚亏损和其他型6个证型，分别治以清热涤痰（礞石滚痰汤）、化痰开窍（温胆汤）、活血化瘀（癫狂梦醒汤）、滋阴降火（玉女煎、清营汤）、温补脾肾（八味肾气丸、龟鹿二仙汤）为主方加减。王氏将癫病分为痰火内结、上扰脑神；肝火内炽、灼及脑神；肝郁痰结、上及脑神；肝郁脾虚、上不及脑；肝肾两虚、上不益脑；脾肾两虚、上不育脑；心脾两虚、上不荣脑；气虚血瘀、脑神失调8个证型；狂病分为肝郁痰火、上扰脑神；心肝炽盛、上及脑神；阳明热盛、上攻脑神；阴虚阳亢、心肾不交4个证型。对于癫病分别以豁痰泻火、清脑安神；镇肝泻火、清脑宁神；解郁化痰、育脑安神；疏肝健脾、养脑安神；补益肝肾、荣脑安神；培土固肾、养脑安神；益心健脾、育养脑神；益气活血、化瘀醒神法治疗；对于狂病分别以清热豁痰、醒脑安神；清心镇肝、醒神安神；荡涤阳明、清脑安神；滋阴潜阳、交通心肾法治疗。

近年来从整体观念出发，对癫狂的症状治疗、分期治疗进行了归纳和总结。杜氏等对表现为阳性精神症状者，以祛邪治疗为主，主要治法如下。①清热化痰法，温胆汤加减。②活血化瘀法，血府逐瘀汤加减。③疏肝解郁法，逍遥散加减。对表现为阴性精神症状者，以扶正祛邪治疗为主。①健脾化痰法，参苓白术散和二陈汤加减。②养阴清热法，青蒿鳖甲汤加减。③益气活血法，补阳还五汤加减。针对癫狂的特定症状，有学者观察到健脾补肾法可以改善精神分裂症认知损害。也有学者总结癫狂的治法方药主要如下。①疏肝解郁法，见表情淡漠、食少神疲、情志抑郁、苔白脉弦者，方用逍遥散加减。②化痰法，又分为理气化痰、清热化痰、化痰开窍，方用顺气导痰汤、温胆汤、苏合香丸以开窍。③清热泻火法，适应于内火亢旺、躁扰不眠、舌红苔少、脉数，方用泻心汤加减。④泻下法，临床症状具有阳明热盛、燥屎内结、舌苔黄粗而干、脉实有力者，里实壅盛最为合适。可用承气汤加减。⑤活血化瘀法，适用于久治不愈或反复发作者，气滞痰结，久而必致瘀血阻络，引起虚实夹杂证，方用癫狂梦醒汤加减。⑥补益法，脾肾两虚者，予补脾益肾法，真武汤加减。心脾两虚者予补益心脾，归脾汤加减。阴虚内热者，予养阴清热法，青蒿鳖甲汤加减；气血亏虚者，予补益气血法，八珍汤加减。⑦重镇法，对于狂病，宜重镇安神，方用生铁落饮加减。⑧涌吐法，用于癫狂患者吐痰涎、苔腻、脉弦而滑之象，方用瓜蒂散加减。⑨夺食法，用于癫狂初起、口臭、食多、便结、坐卧不安等足阳明胃热证。对于虚实夹杂的证型采用补泻结合的方法。

（四）单方、验方的临床应用

国内近年来对癫狂的临床报道较多，均报道有较好的疗效，丰富了治疗癫狂的内容。

化痰类方药：有半夏厚朴汤治疗辨证为痰湿偏盛，气机郁滞的精神分裂症；有柴胡加龙骨牡蛎汤治疗躁狂抑郁症，证系情志郁久化热生痰，上扰神明，治以疏肝泻热、化痰开窍，重镇安神，方用柴胡加龙骨牡蛎汤加减，共服药50余剂后精神正常；有用顺气导痰法治疗精神分裂症，可有效改善焦虑抑郁、精神运动迟滞，控制敌对猜疑，消除幻觉、妄想，改善思维；有以温胆汤为主治疗辨证为肝郁气滞、痰热扰心的精神分裂症；还有用礞石涤痰汤治疗联想障碍、情感淡漠、情感不协调、意志活动减退、幻觉妄想等症；尚有用清开灵注射液治疗精神分裂症，清心抗狂汤、涌痰汤、有甘遂散治疗癫狂等。

活血化瘀类中药方剂，如大黄三棱胶囊合并抗精神药物治疗精神分裂症残留型有一定疗效，治疗8周后对情感平淡迟钝退缩、社交缺乏、兴趣减少及注意障碍都有一定改善。桃仁承气汤、血府逐瘀汤治疗癫狂都取得一定的疗效。

通腑药的运用如大承气汤可有效缓解证属肝火炽盛，热盛肠燥的狂病发作；亦有用防风通圣散、龙胆泻肝汤、附子泻心汤治疗癫狂取得一定疗效。

在癫狂的治疗中安神剂亦有较好的疗效，报道朱砂安神汤可有效缓解精神分裂症的幻听症状，逍遥散可改善精神分裂症的妄想症状。补益剂参芪五味子汤、二仙益智胶囊对精神分裂阴性症状有较好的疗效；甘麦大枣汤合百合地黄汤可治疗心肝阴虚、虚火上扰的癫病，症见自言自语，自笑，失眠，心烦，坐立不安，舌淡红有裂纹，苔薄白，脉弦软无力。四逆汤可改善病癫狂患者的精神呆滞，表情淡漠，目瞪不瞬，语言极少，喜闷睡，孤独被动，情感反应迟钝，饮食少思，面色苍白，四肢不温，舌体胖大有齿痕，舌质淡嫩，苔白，脉沉迟微细症状。防己地黄汤通过补肺健脾温肾亦可治疗以癫病为主要特征，兼见狂病表现的患者。

九、小结

癫狂的病因以内伤七情为主。其病位主要在心、脾、肝、胆、脑，而气、火、痰、瘀引起脏腑功能失调，阴阳失于平衡，则是本病的主要病机。癫病属阴，多见抑郁症状，狂病属阳，多见躁狂症状。临床上癫病一般分为痰气郁结、气虚痰结、气血两虚3证，治疗多以顺气化痰，宁心安神为主，久病致虚者兼以补气养血。狂病一般分为痰火扰心、阴虚火旺、血气凝滞3证，在治疗方面，痰火壅盛、神明逆乱者，急予泻火涤痰之法；后期阴伤者则当以滋阴养血，兼清虚火。至于血瘀气滞者，当以活血化瘀为主。除药物治疗外，预防和护理也很重要，不可忽视。

(陈茹琴)

第二节 眩晕

眩晕是以目眩与头晕为主要表现的病证。目眩即眼花或眼前发黑，视物模糊；头晕即感觉自身或外界景物摇晃、旋转，站立不稳。两者常同时并见，故统称为"眩晕"。

眩晕最早见于《黄帝内经》，称为"眩冒""眩"。《黄帝内经》对本病病因病机的论述主要包括：外邪致病，如《灵枢·大惑论》说："故邪中于项，因逢其身之虚……入于脑则脑转。脑转则引目系急，目系急则目眩以转矣。"因虚致病，如《灵枢·海论》说："髓海不足，则脑转耳鸣，胫酸眩冒。"《灵枢·卫气》说"上虚则眩"。与肝有关，如《素问·至真要大论篇》云："诸风掉眩，皆属于肝。"与运气有关，如《素问·六元正纪大论篇》云："木郁之发……甚则耳鸣眩转。"

汉代张仲景对眩晕一病未有专论，仅有"眩""目眩""头眩""身为振振摇""振振欲擗地"等描述，散见于《伤寒论》和《金匮要略》中。其病因，或邪袭太阳，阳气郁而不得伸展；或邪郁少阳，上干空窍；或肠中有燥屎，浊气攻冲于上；或胃阳虚，清阳不升；或阳虚水泛，上犯清阳；或阴液已竭，阳亡于上；或痰饮停积胃中（心下），清阳不升等多个方面，并拟订出相应的治法方药。例如，小柴胡汤治少阳眩晕；刺大椎、肺俞、肝俞治太少并病之眩晕；大承气汤治阳明腑实之眩晕；真武汤治少阴阳虚水泛之眩晕；苓桂术甘汤、小半夏加茯苓汤、泽泻汤等治痰饮眩晕，等等，为后世论治眩晕奠定了基础。

隋、唐、宋代医家对眩晕的认识，基本上继承了《黄帝内经》的观点。如隋代巢元方《诸病源候论·风头眩候》说："风头眩者，由血气虚，风邪入脑，而引目系故也……逢身之虚则为风邪所伤，入脑则脑转而目系急，目系急故成眩也。"唐代王焘《外台秘要》及宋代《圣济总录》亦从风邪立论。唐代孙思邈的《备急千金要方》则提出风、热、痰致眩的论点。在治疗方面，诸家方书在仲景方药的基础上，又有发展，如《外台秘要》载有治风头眩方9首，治头风旋方7首；《圣济总录》载有治风头眩方24首。

金元时期，眩晕从概念、病因病机到治法方药等各个方面都有所发展。金代成无己在《伤寒明理论》中提出了眩晕的概念，还指出了眩晕与昏迷的鉴别："伤寒头眩，何以明之？眊非毛而见其毛，眩非元（玄）而见其元（玄，黑色）。眊为眼花，眩为眼黑。眩也、运也、冒也，三者形俱相近。有谓之眩者，有谓之眩冒者；运为运转之运，世谓之头旋者是也矣；冒为蒙冒之冒，世谓之昏迷者是矣。"金代刘完素在《素问玄机原病式·五运主病》中给眩晕下的定义是："掉，摇也；眩，昏乱旋运也。"并主张眩晕的病因病机应从"火"立论："所谓风气甚而头目眩运者，由风木旺，必是金衰，不能制木，而木复生火，风火皆属阳，多为兼化；阳主乎动，两动相搏，则为之旋转。"张子和则从"痰"立论，提出吐法为主的治疗方法，他在《儒门事亲》中说："夫头风眩运……在上为之停饮，可用独圣散吐之，吐讫后，服清下辛凉之药。凡眩运多年不已，胸膈痰涎壅塞，气血颇实，吐之甚效。"李杲《兰室秘藏·头痛》所论恶心呕吐，不食，痰唾稠黏，眼黑头旋，目不能开，如在风云中，即是脾胃气虚、浊痰上逆之眩晕，主以半夏白术天麻汤。认为："足太阴痰厥头痛，非半夏不能疗；眼黑头眩，风虚内作，非天麻不能除。"元代朱丹溪更力倡"无痰不作眩"之说，如《丹溪心法·头眩》说："头眩，痰挟气虚并火，治痰为主，挟补气药及降火药。无痰则不作眩，痰因火动，又有湿痰者。"

明、清两代对眩晕的论述日臻完善。对眩晕病因病机的分析颇为详尽。如明代徐春甫的《古今医统大全·眩运门》以虚实分论，提出虚有气虚、血虚、阳虚之分；实有风、寒、暑、湿之别。并着重指出"四气乘虚""七情郁而生痰动火""淫欲过度，肾家不能纳气归元""吐血或崩漏，肝家不能收摄营气"是眩晕发病之常见原因。刘宗厚的《玉机微义》、李梴的《医学入门》等书，对《黄帝内经》"上盛下虚"而致眩晕之论，作了进一步的阐述，认为"下虚者乃气血也，上盛者乃痰涎风火也"。张景岳则特别强调因虚致眩，认为"无虚不能作眩""眩运一证，虚者居其八九，而兼火兼痰者，不过十中一二耳"（《景岳全书·眩运》）。陈修园则在风、痰、虚之外，再加上火，从而把眩晕的病因病机概括为"风""火""痰""虚"四字。此外，明代虞抟提出"血瘀致眩"的论点，值得重视。虞氏在《医学正传·眩运》中说："外有因呕血而眩冒者，胸中有死血迷闭心窍而然。"对跌仆外伤致眩晕已有所认识。

关于眩晕的治疗，此期许多著作，集前人经验之大成，顿为详尽。如《医学六要·头眩》即分湿痰、痰火、风痰、阴虚、阳虚、气虚、血虚、亡血、风热、风寒、死血等证候立方。《证治汇补》亦分湿痰、肝火、肾虚、血虚、脾虚、气郁、停饮、阴虚、阳虚。程国彭除总结了肝火、湿痰、气虚、肾水不足、命门火衰等眩晕的治疗大法外，并着重介绍了以重剂参、附、芪治疗虚证眩晕的经验。叶天士《临证指南医案·眩晕》华岫云按，认为眩晕乃"肝胆之风阳上冒"，其证有夹痰、夹火、中虚、下虚之别，治法亦有治胃、治肝之分。"火盛者先生用羚羊、山栀、连翘、天花粉、玄参、鲜生地、丹皮、桑叶以清泄上焦窍络之热，此先从胆治也；痰多者必理阳明，消痰如竹沥、姜汁、菖蒲、橘红、二陈汤之类；中虚则兼用人参，外台茯苓饮是也；下虚者必从肝治，补肾滋肝，育阴潜阳，镇摄之治是也"。

此外，元、明、清部分医家还认识到某些眩晕与头痛、头风、肝风、中风诸证之间有一定的内在联系，如朱丹溪云："眩运乃中风之渐。"张景岳亦谓："头眩有大小之异，总头眩也……至于中年之外，多见眩仆卒倒等证，亦人所常有之事。但忽运忽止者，人皆谓之头运眼花；卒倒而不醒者，人必谓之中风中痰。"华岫云在《临证指南医案·眩晕门》按语中更明确地指出："此证之原，本之肝风；当与肝风、中风、头风门合而参之。"这些论述也是值得注意的。

总之，继《黄帝内经》之后，经过历代医家的不断总结，使眩晕的证治内容更加丰富、充实。近代学者对前人的经验与理论进行了全面的整理，并在实践的基础上加以提高，在本病的辨证论治、理法方药等方面都有进一步的发展。

眩晕作为临床常见症状之一，可见于西医学的多种病症。如椎-基底动脉供血不足、颈椎病、梅尼埃病、高血压、低血压、阵发性心动过速、房室传导阻滞、贫血、前庭神经元炎、脑外伤后综合征等。临床以眩晕为主要表现的疾病，或某些疾病过程中出现眩晕症状者，均可参考本节有关内容辨证论治。

一、病因病机

眩晕，以内伤为主，尤以肝阳上亢、气血虚损，以及痰浊中阻为常见。眩晕多系本虚标实，实为风、火、痰、瘀，虚则为气血阴阳之虚。其病变脏腑以肝、脾、肾为重点，三者之中，又以肝为主。

1. 肝阳上亢　肝为风木之脏，体阴而用阳，其性刚劲，主动主升，如《黄帝内经》所说："诸风掉眩，皆属于肝。"阳盛体质之人，阴阳平衡失其常度，阴亏于下，阳亢于上，则见眩晕；或忧郁、恼怒太过，肝失条达，肝气郁结，气郁化火，肝阴耗伤，风阳易动，上扰头目，发为眩晕；或肾阴素亏不能养肝，阴不维阳，肝阳上亢，肝风内动，发为眩晕。正如《临证指南医案·眩晕门》华岫云按："经云诸风掉眩，皆属于肝，头为六阳之首，耳目口鼻皆系清空之窍，所患眩晕者，非外来之邪，乃肝胆之风阳上冒耳。"

2. 肾精不足　脑为髓之海，髓海有余则轻劲多力，髓海不足则脑转耳鸣，胫酸眩冒。而肾为先天之本，主藏精生髓。若年老肾精亏虚；或因房事不节，阴精亏耗过甚；或先天不足；或劳役过度，伤骨损髓；或阴虚火旺，扰动精室，遗精频仍；或肾气亏虚，精关不固，滑泄无度，均使肾精不足而致眩晕。

3. 气血亏虚　脾胃为后天之本，气血生化之源，如忧思劳倦或饮食失节，损伤脾胃，或先天禀赋不足，或年老阳气虚衰，而致脾胃虚弱，不能运化水谷，生化气血；或久病不愈，耗伤气血；或失血之后，气随血耗。气虚则清阳不振，清气不升；血虚则肝失所养，虚风内动；皆能发生眩晕。如《景岳全书·眩晕》所说："原病之由有气虚者，乃清气不能上升，或汗多亡阳而致，当升阳补气；有血虚者，乃因亡血过多，阳无所附而然，当益阴补血，此皆不足之证也。"

4. 痰浊中阻　饮食不节、肥甘厚味太过损伤脾胃，或忧思、劳倦伤脾，以致脾阳不振，健运失职，水湿内停，积聚成痰；或肺气不足，宣降失司，水津不得通调输布，留聚而生痰；或肾虚不能化气行水，水泛而为痰；或肝气郁结，气郁湿滞而生痰。痰阻经络，清阳不升，清空之窍失其所养，则头目眩晕。若痰浊中阻更兼内生之风火作祟，则痰夹风火，眩晕更甚；若痰湿中阻，更兼内寒，则有眩晕昏仆之虑。

5. 瘀血内阻　跌仆坠损，头脑外伤，瘀血停留，阻滞经脉，而致气血不能荣于头目；或瘀停胸中，迷闭心窍，心神飘摇不定；或妇人产时感寒，恶露不下，血瘀气逆，并走于上，迫乱心神，干扰清空，皆可发为眩晕。如《医学正传·眩运》说："外有因坠损而眩运者，胸中有死血迷闭心窍而然。"

总之，眩晕反复发作，病程较长，多为本虚标实，并常见虚实之间相互转化。如发病初期，病程较短时多表现为实证，即痰浊中阻、瘀血内阻，或阴阳失调之肝阳上亢，若日久不愈，可转化为气血亏虚、肾精不足之虚证；也有气血亏虚、肾精不足所致眩晕者，反复发作，气血津液运行不畅，痰浊、瘀血内生，而转化为虚实夹杂证。痰浊中阻者，由于痰郁化火，煽动肝阳，则可转化为肝阳上亢或风挟痰浊上扰；由于痰浊内蕴，阻遏气血运行，日久可致痰瘀互结。

二、诊断

（一）发病特点

眩晕可见于任何年龄，但多见于40岁以上的中老年人。起病较急，常反复发作，或渐进加重。可以是某些病证的主要临床表现或起始症状。

（二）临床表现

本证以目眩、头晕为主要临床表现，患者眼花或眼前发黑，视外界景物旋转动摇不定，或自觉头身动摇，如坐舟车，同时或兼见恶心、呕吐、汗出、耳鸣、耳聋、急躁、肢体震颤等症状。

三、鉴别诊断

1. 厥证　厥证以突然昏倒，不省人事，或伴有四肢逆冷，一般常在短时内苏醒，醒后无偏瘫、失语、口舌歪斜等后遗症。眩晕发作严重者，有欲仆或晕旋仆倒的现象与厥证相似，但神志清醒。

2. 中风　中风以猝然昏仆，不省人事，伴有口舌歪斜，半身不遂，言语謇涩为主症，或不经昏仆而仅以喎僻不遂为特征。而眩晕仅以头晕、目眩为主要症状，不伴有神昏和半身不遂等症。但有部分中风患者以眩晕为起始症状或主要症状，需密切观察病情变化，结合病史及其他症状与单纯的眩晕进行鉴别。

3. 痫病　痫病以突然仆倒，昏不知人，口吐涎沫，两目上视，四肢抽搐，或口中如作猪羊叫声，移时苏醒，醒后如常人为特点。而眩晕无昏不知人，四肢抽搐等症状。痫病昏仆与眩晕之甚者似，且其发作前常有眩晕、乏力、胸闷等先兆，痫病发作日久之人，常有神疲乏力，眩晕时作等症状出现，故亦应与眩晕进行鉴别。

四、辨证论治

1. 辨证要点

（1）辨虚实：眩晕辨虚实，首先要注意舌象和脉象，再结合病史和伴随症状。如气血虚者多见舌质淡嫩，脉细弱；肾精不足偏阴虚者，多见舌嫩红少苔，脉弦细数；偏阳虚者，多见舌质胖嫩淡暗，脉沉细、尺弱；痰湿重者，多见舌苔厚滑或浊腻，脉滑；内有瘀血者，可见舌质紫黯或舌有瘀斑瘀点，唇黯，脉涩。起病突然，病程短者多属实证；反复发作，缠绵不愈，或劳则诱发者多属虚证，或虚实夹杂证。

（2）辨标本缓急：眩晕多属本虚标实之证，肝肾阴亏，气血不足，为病之本；痰、瘀、风、火为病之标。痰、瘀、风、火，其临床特征不同。如风性主动，火性上炎，痰性黏滞，瘀性留著等等，都需加以辨识。其中尤以肝风、肝火为病最急，风升火动，两阳相搏，上干清空，症见眩晕，面赤，烦躁，口苦，脉弦数有力，舌红，苔黄等，亟应注意，以免缓不济急，酿成严重后果。

2. 证候

（1）肝阳上亢：眩晕，耳鸣，头胀痛，易怒，失眠多梦，脉弦。或兼面红，目赤，口苦，便秘尿赤，舌红苔黄，脉弦数或兼腰膝酸软，健忘，遗精，舌红少苔，脉弦细数；或眩晕欲仆，泛泛欲呕，头痛如掣，肢麻震颤，语言不利，步履不正。

病机分析：肝阳上亢，上冒巅顶，故眩晕、耳鸣、头痛且胀，脉见弦象；肝阳升发太过，故易怒；阳扰心神，故失眠多梦；若肝火偏盛、循经上炎，则兼见面红，目赤，口苦，脉弦且数；火热灼津，故便秘尿赤，舌红苔黄；若属肝肾阴亏，水不涵木，肝阳上亢者，则兼见腰膝酸软，健忘遗精，舌红少苔，脉弦细数。若肝阳亢极化风，则可出现眩晕欲仆，泛泛欲呕，头痛如掣，肢麻震颤，语言不利，步履不正等风动之象。此乃中风之先兆，宜加防范。

（2）气血亏虚：眩晕，动则加剧，劳累即发，神疲懒言，气短声低，面白少华，或萎黄，或面有垢色，心悸失眠，纳减体倦，舌色淡，质胖嫩，边有齿印，苔薄白，脉细或虚大；或兼食后腹胀，大便溏薄，或兼畏寒肢冷，唇甲淡白；或兼诸失血证。

病机分析：气血不足，脑失所养，故头晕目眩，活动劳累后眩晕加剧，或劳累即发；气血不足，故神疲懒言，面白少华或萎黄；脾肺气虚，故气短声低；营血不足，心神失养，故心悸失眠；气虚脾失健运，故纳减体倦。舌色淡，质胖嫩，边有齿印，苔薄白，脉细或虚大，均是气虚血少之象。若偏于脾虚气陷，则兼见食后腹胀，大便稀溏。若脾阳虚衰，气血生化不足，则兼见畏寒肢冷，唇甲淡白。

（3）肾精不足：眩晕，精神萎靡，腰膝酸软，或遗精，滑泄，耳鸣，发落，齿摇，舌瘦嫩或嫩红，少苔或无苔，脉弦细或弱或细数。或兼见头痛颧红，咽干，形瘦，五心烦热，舌嫩红，苔少或光剥，脉细数；或兼见面色㿠白或黧黑，形寒肢冷，舌淡嫩，苔白或根部有浊苔，脉弱尺甚。

病机分析：肾精不足，无以生髓，脑髓失充，故眩晕，精神萎靡；肾主骨，腰为肾之府，齿为骨之余，精虚骨骼失养，故腰膝酸软，牙齿动摇；肾虚封藏固摄失职，故遗精滑泄；肾开窍于耳，肾精虚少，故时时耳鸣；肾其华在发，肾精亏虚故发易脱落。肾精不足，阴不维阳，虚热内生，故颧红，咽干，形瘦，五心烦热，舌嫩红、苔少或光剥，脉细数。精虚无以化气，肾气不足，日久真阳亦衰，故面色㿠白或黧黑，形寒肢冷，舌淡嫩，苔白或根部有浊苔，脉弱尺甚。

（4）痰浊内蕴：眩晕，倦怠或头重如蒙，胸闷或时吐痰涎，少食多寐，舌胖，苔浊腻或白厚而润，脉滑或弦滑，或兼结代。或兼见心下逆满，心悸怔忡，或兼头目胀痛，心烦而悸，口苦尿赤，舌苔黄腻，脉弦滑而数，或兼头痛耳鸣，面赤易怒，胁痛，脉弦滑。

病机分析：痰浊中阻，上蒙清窍，故眩晕；痰为湿聚，湿性重浊，阻遏清阳，故倦怠，头重如蒙；痰浊中阻，气机不利，故胸闷；胃气上逆，故时吐痰涎；脾阳为痰浊阻遏而不振，故少食多寐；舌胖、苔浊腻或白厚而润，脉滑、或弦滑、或兼结代，均为痰浊内蕴之征。若为阳虚不化水，寒饮内停，上逆凌心，则兼见心下逆满，心悸怔忡。若痰浊久郁化火，痰火上扰则头目胀痛，口苦；痰火扰心，故心烦而悸；痰火劫津，故尿赤；苔黄腻，脉弦滑而数，均为痰火内蕴之象。若痰浊夹肝阳上扰，则兼头痛耳鸣，面赤易怒，胁痛，脉弦滑。

（5）瘀血阻络：眩晕，头痛，或兼见健忘，失眠，心悸，精神不振，面或唇色紫黯。舌有紫斑或瘀点，脉弦涩或细涩。

病机分析：瘀血阻络，气血不得正常流布，脑失所养，故眩晕时作；头痛，面唇紫黯，舌有紫斑瘀点，脉弦涩或细涩均为瘀血内阻之征。瘀血不去，新血不生，心神失养，故可兼见健忘，失眠，心悸，精神不振。

五、治疗

（一）治疗原则

1. **标本兼顾** 眩晕多属本虚标实之证，一般在眩晕发作时以治标为主，眩晕减轻或缓解后，常须标本兼顾，如日久不愈，则当针对本虚辨治。

2. **治病求本** 眩晕的治疗应注意治疗原发病，如因跌仆外伤，鼻衄，妇女血崩、漏下等失血而致的眩晕，应重点治疗失血；脾胃不健，中气虚弱者，应重在治疗脾胃。一般原发病得愈，眩晕亦随之而愈。辨证论治中应注意审证求因，治病求本。

（二）治法方药

1. **肝阳上亢** 平肝潜阳，清火息风。

方药：天麻钩藤饮加减。本方以天麻、钩藤平肝风治风晕为主药，配以石决明潜阳，牛膝、益母草下行，使偏亢之阳气复为平衡；加黄芩、栀子以清肝火；加杜仲、桑寄生养肝肾；再加夜交藤、茯神以养心神、固根本。若肝火偏盛，可加龙胆草、丹皮以清肝泄热；或改用龙胆泻肝汤加石决明、钩藤等以清泻肝火。若兼腑热便秘者，可加大黄、芒硝以通腑泄热。若肝阳亢极化风，宜加羚羊角（或羚羊角骨）、牡蛎、代赭石之属以镇肝息风，或用羚羊角汤加减（羚羊角、钩藤、石决明、龟板、夏枯草、生地、黄芩、牛膝、白芍、丹皮）以防中风变证的出现。若肝阳亢而偏阴虚者，加滋养肝肾之药，如牡蛎、龟板、鳖甲、何首乌、生地、淡菜之属。若肝肾阴亏严重者，应参考肾精不足证结合上述化裁治之。

2. **气血亏虚** 补益气血，健运脾胃。

方药：八珍汤、十全大补汤、人参养营汤等加减。若偏于脾虚气陷者，用补中益气汤；若为脾阳虚衰，可用理中汤加何首乌、当归、川芎、肉桂等以温运中阳。若以心悸、失眠、健忘为主要表现者，则以归脾汤为首选。血虚甚者，用当归补血汤，本方以黄芪五倍于当归，在补气的基础上补血，亦可加入枸杞子、山药之属，兼顾脾肾。

若眩晕由失血引起者，应针对失血原因而治之。如属气不摄血者，可用四君子汤加黄芪、阿胶、白及、三七之属；若暴失血而突然晕倒者，可急用针灸法促其复苏，内服方可用六味回阳饮，重用人参，以取益气回阳固脱之意。

3. **肾精不足** 补益肾精，充养脑髓。

方药：河车大造丸加减。本方以党参、茯苓、熟地、天门冬、麦门冬大补气血而益真元，紫河车、龟板、杜仲、牛膝以补肾益精血；黄柏以清妄动之相火。可选加菟丝子、山茱萸、鹿角胶、女贞子、莲子等以增强填精补髓之力。若眩晕较甚者，可选加龙骨、牡蛎、鳖甲、磁石、珍珠母之类以潜浮阳。若遗精频频者，可选加莲须、芡实、桑螵蛸、沙苑子、覆盆子等以固肾涩精。

偏于阴虚者，宜补肾滋阴清热，可用左归丸加知母、黄柏、丹参。方中熟地、山茱萸、菟丝子、牛膝、龟板补益肾阴；鹿角胶填精补髓；加丹参、知母、黄柏以清内生之虚热。偏于阳虚者，宜补肾助阳，可用右归丸。方中熟地、山茱萸、菟丝子、杜仲为补肾主药；山药、枸杞子、当归补肝脾以助肾；附子、肉桂、鹿角胶益火助阳。可酌加巴戟天、淫羊藿、仙茅、肉苁蓉等以增强温补肾阳之力。在症状改善后，可辨证选用六味地黄丸或《金匮》肾气丸，较长时间服用，以固其根本。

4. 痰浊内蕴　燥湿祛痰，健脾和胃。

方药：半夏白术天麻汤加减。方中半夏燥湿化痰，白术健脾去湿，天麻息风止头眩为主药；茯苓、甘草、生姜、大枣俱是健脾和胃之药，再加橘红以理气化痰，使脾胃健运，痰湿不留，眩晕乃止。若眩晕较甚，呕吐频作者，可加代赭石、旋覆花、胆南星之类以除痰降逆，或改用旋覆代赭汤；若舌苔厚腻水湿盛重者，可合五苓散；若脘闷不食，加白蔻仁、砂仁化湿醒胃；若兼耳鸣重听，加青葱、石菖蒲通阳开窍；若脾虚生痰者可用六君子汤加黄芪、竹茹、胆南星、白芥子之属；若为寒饮内停者，可用苓桂术甘汤加干姜、附子、白芥子之属或用黑锡丹以温阳化寒饮。若为痰郁化火，宜用温胆汤加黄连、黄芩、天竺黄等以化痰泄热或合滚痰丸以降火逐痰。若为动怒郁勃，痰、火、风交炽者，用二陈汤下当归龙荟丸，并可随症酌加天麻、钩藤、石决明等息风之药。若兼肝阳上扰者，可参用上述肝阳上亢之法治之。

5. 瘀血阻络　祛瘀生新，活血通络。

方药：血府逐瘀汤加减。方中当归、生地、桃仁、红花、赤芍、川芎等为活血消瘀主药；枳壳、柴胡、桔梗、牛膝以行气通络，疏理气机。若兼气虚，身倦乏力，少气自汗，宜加黄芪，且应重用（30~60克以上），以补气行血。若兼寒凝，畏寒肢冷，可加附子、桂枝以温经活血。若兼骨蒸劳热，肌肤甲错，可加丹皮、黄柏、知母，重用生地、去柴胡、枳壳、桔梗，以清热养阴，祛瘀生新。若为产后血瘀血晕，可用清魂散，加当归、延胡索、血竭、没药、童便，本方以人参、甘草益气活血；泽兰、川芎活血祛瘀；荆芥理血祛风，合当归、延胡索、血竭、没药、童便等活血化瘀药，全方具有益气活血，祛瘀止晕的作用。

（三）其他治法

1. 单方验方

（1）五月艾生用45克，黑豆30克，煲鸡蛋服食；或川芎10克，鸡蛋1只，煲水服食；或桑葚子15克，黑豆12克水煎服。治血虚眩晕。

（2）羊头1个（包括羊脑），黄芪15克，水煮服食，或胡桃肉3个，鲜荷蒂1枚捣烂，水煎服；或桑寄生120克水煎服。治肾精不足眩晕。

（3）生地30克，钩藤30克，益母草60克，小蓟30克，白茅根30克，夏枯草60克，山楂30克，红花9克，地龙30克，决明子30克，浓煎成160毫升，每次服40毫升，每日服2次。治瘀血眩晕。

（4）生明矾、绿豆粉各等分研末，用饭和丸（如梧桐子大），每日早晚各服5丸，常服；或明矾7粒（如米粒大），晨起空腹开水送下。治痰饮眩晕。

（5）假辣椒根（罗芙木根）30~90克，或生芭蕉根60~120克，或臭梧桐叶30克，或棕树嫩叶15克，或向日葵叶30克（鲜60克），或地骨皮30克，或丹皮45克，或芥菜花30~60克，或杉树枝30克，或鲜车前草90克，或鲜小蓟根30克，或鲜马兜铃30克，任选一种，水煎服，每日1剂。治肝阳眩晕。

（6）芹菜根10株，红枣10枚，水煎服，每日1剂，连服2个星期；或新鲜柳树叶每日250克，浓煎成100毫升，分2次服，6日为一个疗程；紫金龙粉每次服1克，开水冲服；或草决明30克，海带50克，水煎服；或野菊花15克，钩藤6克，益母草15克，桑枝15克，苍耳草15克，水煎服；或猪笼草60克，糯稻根15克，土牛膝15克，钩藤15克，水煎服；或芫蔚子30克，玉兰花12克，榕树寄生

— 60 —

15 克，山楂子、叶各 15 克，水煎服；或夏枯草、万年青根各 15 克，水煎服；或小蓟草 30 克，车前草 30 克，豨莶草 15 克，水煎服；或香瓜藤、黄瓜藤、西瓜藤各 15 克，水煎服；或桑寄生、苦丁茶、钩藤、荷叶、菊花各 6 克，开水泡代茶。上述均每日 1 剂，治肝阳眩晕。

2. 针灸　艾灸百会穴，可治各种虚证眩晕急性发作；针刺太冲穴，泻法，可治肝阳眩晕急性发作。气血亏虚眩晕，可选脾俞、肾俞、关元、足三里等穴，取补法或灸之；肝阳上亢者，可选风池、行间、侠溪等穴，取泻法；兼肝肾阴亏者，加刺肝俞、肾俞，用补法，痰浊中阻者，可选内关、丰隆、解溪等穴，用泻法。

六、转归及预后

眩晕的转归，既包括病证虚实之间的变化，又涉及变证的出现。眩晕反复发作，日久不愈，常出现虚实转化。如气血亏虚者，日久可致气血津液运行不畅，痰瘀内生，而成虚实夹杂证；肝阳上亢者，木克脾土，脾失健运，痰湿内生，而转化为痰浊中阻证。

眩晕的预后，一般来说，与病情轻重和病程长短有关。若病情较轻，治疗护理得当，则预后多属良好。反之，若病久不愈，发作频繁，发作时间长，症状重笃，则难于获得根治。尤其是肝阳上亢者，阳愈亢而阴愈亏，阴亏则更不能涵木潜阳，阳化风动，血随气逆，夹痰夹火，横窜经隧，蒙蔽清窍，即成中风危证，预后不良。如突发眩晕，伴有呕吐或视一为二、站立不稳者，当及时治疗，防止中风的发生。少数内伤眩晕患者，还可因肝血、肾精耗竭，耳目失其荣养，而发为耳聋或失明之病证。

七、预防与护理

增强人体正气，避免和消除能导致眩晕发病的各种内、外致病因素。例如，坚持适当的体育锻炼，其中太极拳、八段锦及其他医疗气功等对预防和治疗眩晕均有良好的作用；保持心情舒畅、乐观，防止七情内伤；注意劳逸结合，避免体力和脑力的过度劳累；节制房事，切忌纵欲过度；饮食尽可能定时定量，忌暴饮暴食及过食肥甘厚味，或过咸伤肾之品；尽可能戒除烟酒。这些都是预防眩晕发病及发作的重要措施。注意产后的护理与卫生，对防止产后血晕的发生有重要意义。避免突然、剧烈的主动或被动的头部运动，可减少某些眩晕证的发生。

眩晕发病后要及时治疗，注意适当休息，症状严重者一定要卧床休息及有人陪伴或住院治疗，以免发生意外，并应特别注意生活及饮食上的调理。这些措施对患者早日康复是极为必要的。

八、现代研究

眩晕是临床中的常见症状，其病因复杂，与多种疾病有关，既是一些疾病的主要临床表现，也是某些疾病的首发或前驱症状之一。因此，眩晕的病因诊断比较困难，常需要一些辅助检查以明确病因。中医辨证论治对于减轻眩晕发作程度，控制眩晕发作次数具有一定疗效，但不同病因引发的眩晕，其中医药治疗效果存在较大差异，临床中往往需要从病证结合的层面对疗效进行评价。

近些年，在中医、中西医结合治疗眩晕方面的研究报道不断增加，其研究内容主要围绕眩晕的中医辨证论治规律探讨、中药复方的临床疗效观察以及从病证结合角度对中西医结合疗法进行疗效评价等。主要涉及椎-基底动脉供血不足、颈椎病、高血压、梅尼埃病、前庭神经元炎等所致的眩晕。

（一）椎-基底动脉供血不足性眩晕

椎-基底动脉供血不足（vertebral-basilar insufficiency，VBI）是中、老年人的常见病。这一病名已广泛用于临床诊断，但它的发病机制和诊断存在不少尚待解决的问题，目前尚缺乏统一的诊断标准。本病以发作性眩晕、恶心呕吐、共济失调等为主要临床表现。如反复发作，可导致脑卒中的发生。因此，积极治疗本类眩晕对于脑卒中的防治十分重要。

近些年，关于中医药治疗椎-基底动脉供血不足性眩晕的报道逐渐增多，主要从肝风、痰浊、瘀血以及气虚进行临床辨治，常用的治疗方法有平肝潜阳、息风化痰、活血化瘀、益气活血、健脾补肾等。其临床研究类型多是针对中药复方的随机对照研究，或以中药复方治疗，或在西药治疗的基础上加中药治疗。有学者报道观察养血清脑颗粒治疗椎-基底动脉供血不足性眩晕的疗效。将符合诊断的66例患者随机分为治疗组和对照组，治疗组应用养血清脑颗粒，对照组用盐酸氟桂利嗪口服治疗。结果：治疗组有效率优于对照组，差异具有统计学意义（$P<0.01$）。两组治疗前后TCD各项指标比较均有显著性差异（$P<0.01$），治疗组优于对照组，认为养血清脑颗粒可以有效改善椎-基底动脉供血不足性眩晕。另有学者报道采用葛根素注射液治疗椎-基底动脉供血不足性眩晕36例，并与川芎嗪注射液治疗的22例进行随机对照观察，发现在改善患者眩晕症状方面葛根素疗效较明显。对西比灵和葛根素联合应用与单用氟桂利嗪治疗椎-基底动脉供血不足性眩晕进行临床随机对照研究，治疗组34例，对照组30例，两组疗程均为2星期，结果表明联合应用较单用氟桂利嗪效果更好（$P<0.01$）。

椎-基底动脉供血不足的发生原因和临床表现均比较复杂，可产生多种多样的症状和体征，很容易和椎-基底动脉系统短暂性脑缺血发作（TIA）混淆。单纯的眩晕或头晕症状难以做出椎-基底动脉供血不足的诊断，需要排除其他病因，并结合相应的神经系统症状体征。近年关于中医药治疗椎-基底动脉供血不足性眩晕的文献报道，多缺乏严格的临床诊断与纳入标准和严格的随机对照设计，因而影响了对其治疗效果的评价。

（二）颈源性眩晕

颈源性眩晕是指椎动脉颅外段受颈部病变的影响导致血流障碍引起的以眩晕为主的临床综合征。其临床特点是眩晕多发生在颈部转动时。中医药治疗颈性眩晕的临床研究报道，涉及辨证论治口服中药、针灸、推拿等多种治疗手段。对颈性眩晕的病机认识，则是肝肾亏虚，脾失健运为本，风、寒、痰、瘀为标，治疗采用补肾生髓，化痰逐瘀，药物结合其他疗法的综合治疗常获得较好的疗效。有学者根据临床经验将其分为精髓不足型、肝肾阴虚型、痰湿中阻型、气虚血滞型及寒凝督脉型。认为虚者，精髓不足、肝肾阴虚、心脾气虚为病之本；实者，风、寒、痰、湿为病之标。另有学者根据眩晕的中医辨证特点，将本病分为清气不升型、痰浊壅盛型、肝阳上亢型。还有学者则分为痰浊中阻型、肝阳上亢型、气血两虚型、肾精亏虚型。临床上本虚标实为多，中医治疗以不同的辨证概念加以分析归纳，采取不同的治疗方法，使机体重新恢复到平衡状态。

从目前文献报道看，颈源性眩晕采用中药、针灸、推拿等综合治疗的方法疗效较好，可改善症状，减少发作。但缺乏统一的诊断标准和疗效评价标准，因此，难以得到具有符合循证医学要求的研究证据。同时，因对复杂干预的疗效评价方法的不完善，导致临床确有疗效的方案难以被认可，这均是需要进一步深入研究的课题。

（三）其他病症所致的眩晕

目前，虽然关于中医药治疗眩晕的临床观察报告屡见报道，但由于导致眩晕的病症较多，影响预后的因素比较复杂，同时，缺乏统一的中西医诊断标准和严格的临床试验设计以及质量控制措施，因而导致各文献报道的研究结果存在着不同程度的偏倚。如何体现中医药治疗眩晕的优势，以及进一步明确中医药在各种病症所致眩晕的最佳干预环节或适应证候，仍需要进行更加严格的临床研究设计，并建立能够客观准确地评价中医药疗效的临床评价标准。

九、小结

眩晕是临床常见病证之一，临床需仔细询问病史，观察有无其他症状出现，以助判断病情轻重，选择治疗方法。一般眩晕发作时，宜及时采取治疗措施以控制病情，多从肝风、痰浊、瘀血论治；眩晕缓解后，则以扶正固本为主，予以益气升阳、滋补肝肾等。眩晕反复发作，或逐渐加重，或发作时伴有视一为二、站立不稳、肢体麻木等症状时，需密切观察病情变化，及时救治，防止发生中风。

（李　伟）

第三节　颤证

颤证亦称颤振、颤震、振掉，是指以头部或肢体摇动、颤抖为主要表现的病证。轻者仅有头摇，或限于手足、肢体的轻微颤动，尚能坚持工作和自理生活；重者头部震摇大动，甚至扭转痉挛，全身颤动不已，或筋肉僵硬，颈项强直，四肢拘急，卧床不起。

颤证在《黄帝内经》中被称为"振掉"。《素问·至真要大论篇》谓："诸风掉眩，皆属于肝。"《素问·脉要精微论篇》谓："骨者，髓之府，不能久立，行则振掉。"即指颤振。指出颤证多属内风，病在肝肾。此论一直为后世所宗。

明代以来，对颤证的病因病机及临床发病规律的阐释更趋深入，明代王肯堂《证治准绳·杂病》分析："颤，摇也；振，动也。筋脉约束不住而莫能任持，风之象也。"同时指出颤证"壮年鲜有，中年以后乃有之，老年尤多。夫老年阴血不足，少水不能治壮火，极为难治，前哲略不治之"。明代楼英《医学纲目·颤振》亦说："颤，摇。振，动也。风火相乘，动摇之象。"而颤振的病因"多由风热相合""亦有风挟湿痰者"。明代孙一奎《赤水玄珠·颤振》认为颤证的基本病机是"木火上盛，肾阴不充，下虚上实，实为痰火，虚为肾亏"，属本虚标实，虚实夹杂之候。提出治疗本证应"清上补下"，以扶正祛邪，标本同治为原则。

清代张璐《张氏医通·卷六》指出，本病主要是以风、火、痰为患，更阐述了颤证与瘈疭的区别："颤证与瘈疭相类，瘈疭则手足牵引而或伸或屈；颤振则震动而不屈也，也有头摇手不动者。盖木盛则生风生火，上冲于头，故头为颤振；若散于四末，则手足动而头不动也。"并按脾胃虚弱、心气虚热、心虚挟痰、肾虚、实热积滞等13个证候提出论治方药，并通过脉象判断预后，从而使颤证的理法方药，趋于充实。清代高鼓峰《医宗己任编》强调气血亏虚是颤振的重要原因："大抵气血俱虚，不能荣养筋脉，故为之振摇，而不能主持也。"治疗"须大补气血，人参养荣汤或加味人参养荣汤；若身摇不得眠者，十味温胆汤倍加人参，或加味温胆汤"。高氏等以大补气血治疗本病虚证，至今仍为临床治疗颤证的重要方法。

西医学所称的某些椎体外系疾病所致的不随意运动，如帕金森病、舞蹈病、手足徐动症等，均可参照本节辨证论治。

一、病因病机

颤证以头部或肢体摇动、颤抖为主要表现，其病位在脑髓、筋脉。病因以内因为主，或由年老体衰，髓海不足，或由情志不遂，引动内风，或由劳欲过度，损及脾肾，或饮食不节，助湿生痰。

1. 肝肾阴亏　颤证多见于年迈体弱及久病之人，肾精亏虚，肝血渐耗，髓海不足，以致神机失养。水不涵木，虚风内动，脑髓筋脉失养，则头项肢体颤动振掉。

2. 气虚血少　劳倦过度，思虑内伤，则心脾两虚。心血虚神机失养，脾气虚生化乏源，以致气血不足，不能荣于四末，则筋脉肌肉瞤动，渐成颤振之疾。

3. 肝阳化风　肝性刚强，喜柔恶燥，肝阴不足，肝阳化风，或五志过极，木火太盛，或肝气郁结，气逆于上，以致经脉不利，则肢体筋脉震颤。

4. 痰瘀交阻　素体肥胖或过食肥甘，或嗜酒无度，致使痰浊内生。痰浊随气升降，内而脏腑，外而筋骨，且与风火瘀相兼，可致风痰阻络，痰火扰神，痰瘀互结，阻遏气血通达，则脑络、筋脉失荣，而见头摇、身动、肢颤。而瘀血阻络，又为贯穿于疾病全过程的重要因素。

总之，本病的基本病机为肝肾不足，脾运失健，致使脑髓筋脉失养，虚风内动。而瘀、痰、风、火为主要病理因素。病性以虚为本，以实为标，临床又以虚实夹杂为多见。

二、诊断

（一）发病特点

颤证多发于中老年人，男性多于女性。起病隐袭，渐进发展加重，不能自行缓解。

（二）临床表现

本病以头及四肢颤动、震摇为特征性临床表现。轻者头摇肢颤可以自制；重者头部、肢体震摇大动，持续不已，不能自制，继之肌强直，肢体不灵，行动迟缓，行走呈"慌张步态"，表情淡漠，呆滞，而呈"面具脸"。

三、鉴别诊断

1. 瘛疭　瘛疭多为急性热病或某些慢性病的急性发作，其症见手足屈伸牵引，常伴发热、神昏、两目窜视，头、手颤动。《张氏医通》谓："瘛者，筋脉拘急也；疭者，筋脉弛纵也，俗谓之抽。"《证治准绳》谓："颤，摇也；振，动也。筋脉约束不住，而莫能任持风之象也。"颤证以头部、肢体摇动、颤抖为特征，一般无发热、神昏、手足抽搐牵引及其他特殊神志改变表现，多为慢性渐进病程。

2. 中风　中风以突然昏倒、不省人事，或不经昏仆而以半身不遂、口舌歪斜为主要表现。颤证以头及四肢颤动、震摇为主，而无半身不遂、口舌歪斜等见症。《医学纲目》谓："战摇振动，轻利而不痿弱，必止中风身躯曳，牵动重迟者，微有不同。"

四、辨证

（一）辨证要点

1. 辨轻重　颤震幅度较小，可以自制，脉小弱缓慢者为轻症；颤震幅度较大，生活不能自理，脉虚大急疾者为重症。

2. 审标本　以病象而言，头摇肢颤为标，脑髓及肝脾肾虚损为本；以病因病机而言，气血亏虚，髓海不足为病之本，瘀痰风火为病之标。

3. 察虚实　颤证为本虚标实，虚实夹杂的病证。机体脏器虚损的见症属虚，瘀痰风火的见证属实。

（二）证候

1. 肝肾不足　四肢、头部及口唇、舌体等全身性颤动不止，伴见头晕耳鸣，少寐多梦，腰膝酸软，肢体麻木，形体消瘦，急躁易怒，日久举止迟钝，呆傻健忘，生活不能自理。舌体瘦小，舌质暗红苔少，脉细弦，或沉细弦。

病机分析：本型多见于中老年人，也可见于先天禀赋不足而幼年发病者。肝肾精血不足，筋脉失养则颤动不止，肢体麻木；阴虚阳亢，肝阳化风则头晕耳鸣；虚阳上扰，神不安舍则少寐多梦；举止迟钝，呆傻健忘为肾虚髓海不充所致。舌体瘦小，舌质暗红少苔，脉细弦均为肝肾阴精不足之象。

2. 气血两虚　肢体及头部颤震日久，程度较重，或见口唇、舌体颤动，行走呈"慌张步态"，表情淡漠而呆滞，伴面色无华，心悸气短，头晕眼花，倦怠懒言，自汗乏力。舌体胖嫩，边有齿痕，舌色暗淡，脉细弱。

病机分析：气血两虚，筋脉失于濡养，血虚风动故头部及手足颤动，行走慌张；气虚则倦怠懒言，自汗乏力，表情淡漠；血虚则面色无华，心悸头晕。舌胖嫩，脉细弱为气血不足之象。

3. 痰热动风　颤震或轻或重，尚可自制。常胸脘痞闷，头晕口干，咯痰色黄。舌苔黄腻，脉弦滑数。

病机分析：痰热内蕴，阳盛动风，而筋脉失于约束，以致颤震发作。胸脘痞闷，头晕口干，咯痰色黄，苔黄腻，脉滑数，皆为痰热动风表现。

4. 痰瘀交阻　素体肥胖，肢体颤抖不止，或手指呈"搓丸状"颤动，致使生活不便，不能工作，伴有胸闷，头晕，肢麻，口唇色暗。舌紫苔厚腻，脉沉伏涩滞。

病机分析：肥胖痰浊内蕴，病久入络，气滞血瘀，致使筋脉因痰瘀阻滞而失养，故见肢体颤抖麻木；痰瘀内阻，气滞不行，清阳不升，故头晕胸闷。痰瘀阻络，则口唇色暗，舌紫苔腻，脉沉伏涩滞。

五、治疗

（一）治疗原则

1. 补益扶正填髓　肝肾不足，脾虚精亏，髓海空虚而颤者，治宜滋养肝肾，健脾益气养血，以冀脏腑脑髓得充，筋脉血络得滋而内风得宁。

2. 祛除风火痰瘀　风动痰滞，瘀血阻络为病之标，息风，清热，涤痰，化瘀，清除病理因素，则脑络、筋脉气血通达。

（二）治法方药

1. 肝肾不足　滋补肝肾，育阴息风。

方药：大补阴丸合滋生青阳汤化裁。药用龟板、生熟地、何首乌、山茱萸、玄参、白芍、枸杞子、菟丝子、黄精，滋补肝肾，石决明、灵磁石潜纳浮阳；丹皮、知母、黄柏滋阴降火；天麻、菊花、桑叶清肝；可配合钩藤、白蒺藜、生牡蛎、全蝎、蜈蚣等以加强平肝息风之力。年迈体弱，病程较长者可选用大定风珠。

2. 气血两亏　益气养血，息风活络。

方药：八珍汤和天麻钩藤饮加减。药用人参、茯苓、白术补气；当归、白芍、熟地、何首乌养血；

天麻、钩藤、生石决明、全蝎、蜈蚣平肝息风；杜仲、桑寄生、川断益肾；益母草、川牛膝、桃仁、丹参活血通络。心血虚少，心悸怔忡者，配伍龙齿、川芎、琥珀，重镇安神。

3. 痰热动风　豁痰清热，息风解痉。

方药：羚羊角汤合导痰汤化裁。方以羚羊角、珍珠母、竹茹、天竺黄清化痰热；夏枯草、丹皮凉肝清热；半夏、橘红、茯苓、胆南星、枳实、石菖蒲、远志豁痰行气开窍；可配伍天麻、钩藤、生石决明、川牛膝以加强平肝息风，潜阳降逆之力。

4. 痰瘀交阻　涤痰化瘀，通络息风。

方药：以血府逐瘀汤合涤痰汤加减。方中以当归、川芎、赤芍、桃仁、红花活血；柴胡、桔梗、枳壳行气；牛膝引血下行；半夏、陈皮、茯苓健脾燥湿化痰；胆南星、竹茹、石菖蒲化痰开窍。若痰湿较重，胸闷昏眩，呕吐痰涎，肢麻震颤，手不持物，甚则四肢不知痛痒，舌苔厚腻，脉沉滑或沉濡者，酌加僵蚕、地龙、皂角刺，以燥湿豁痰，开郁通窍。

（三）其他治法

1. 单方验方

（1）定振丸（《临证备要》）：生地、熟地、当归、白芍、川芎、黄芪、防风、细辛、天麻、秦艽、全蝎、荆芥、白术、威灵仙。适用于老年体虚，阴血不足，脉络瘀滞之颤证。

（2）化痰透脑丸：制胆星25克，天竺黄100克，煨皂角5克，麝香4克，琥珀50克，郁金50克，半夏50克，蛇胆陈皮50克，远志100克，珍珠10克，沉香50克，石花菜100克，海胆50克，共为细末，蜜为丸（重约6克），每服1丸，日三服，白开水送下。

2. 针灸　主穴：百会、曲池、合谷、足三里、阳陵泉、三阴交。隔日针刺1次，健侧与患侧交替进行，以调和气血，祛风通络。

六、转归及预后

颤证多为中老年原发之疾，亦可继发于温热病、痹证、中毒、颅脑外伤及脑瘤等病变。其预后与原始病因和病情轻重密切相关。原发性病因所致颤证，病程绵长，早期病情较轻者若运用综合治疗方法，加之生活调摄得当，一般能改善症状，延缓病情发展、提高生活质量。颤证若继发于某些疾病基础之上，其预后多取决于该病本身的治疗状况。本病多呈进行性加重，患者可由部分起居不能自理，直至生活能力完全丧失。若病变最终累及多脏，则预后不良。

七、预防与护理

颤证的预防，主要在于早期明确诊断，积极治疗，干预危险因素。同时应注意进行病因预防。

颤证的护理包括精神和生活调摄。保持情绪稳定，防止情志过极。饮食宜清淡，起居要有规律，生活环境应保持安静舒适。

颤振较重，不能自制者，要注意肢体保护，以防自伤；生活不能自理者，应由专人护理，晚期卧床者要预防褥疮发生。

八、现代研究

近年来，各地运用颤证的辨证论治方法治疗老年震颤麻痹综合征（帕金森病）显示出一定疗效，具有延缓病情发展、提高生活质量的相对优势。

关于病因病机，帕金森病的病机较为复杂，相关研究认为，肝肾不足，脑髓、筋脉失养是本病发病的基本病机，肝肾亏虚，内风暗动，痰瘀交阻是病情发展变化的重要环节。有学者认为本病的形成，虽与脑有关，但以肾为本，以脾为根，以肝为标。本病多由年老体弱，肾精渐亏，或因外伤、外感毒邪等因素，直接伤及肝、肾、脑髓所致。因此，颤证的病性属本虚标实。本虚为气血亏虚，肝肾不足；标实为内风、瘀血、痰热。病位在肝，病久涉及脾肾，瘀血阻络常贯穿于疾病的全过程。

关于治疗，有报道运用中医药治疗一组震颤麻痹综合征，多为以往不同程度地接受过苯海索、金刚烷胺等治疗效果不满意，或服用左旋多巴及脱羧酶抑制剂等虽有效果，但终因不良反应大而被迫停药者，予以辨证治疗，一般不用西药。治疗结果：有效率为86.6%，基本痊愈加显著好转者占38.2%。常用益气药物为黄芪、党参、黄精；健脾为茯苓、薏苡仁、山药；养血为当归、白芍、木瓜；育阴为生熟地、玄参、何首乌；息风为钩藤、白蒺藜、天麻、羚羊粉、珍珠母、生石决、紫石英、全蝎、僵蚕；活血为丹参、赤芍、鸡血藤；清化痰热为全瓜蒌、胆南星、竹沥；另外，可酌加温阳药肉桂、淫羊藿。另有学者报道用滋阴息风汤治疗原发性震颤麻痹，其32例中明显进步5例，进步17例，稍有进步10例。方由生熟地、山茱萸、何首乌、当归、赤芍、蜈蚣、珍珠母、生牡蛎、钩藤、僵蚕、党参组成。有学者自拟息风汤治疗帕金森氏综合征58例，痊愈47例，有效9例，无效2例，总有效率为96.5%。息风汤由天麻、全蝎、钩藤、洋金花、蜈蚣组成。阴虚加龟板、生地、山茱萸，气血不足加党参、白术、当归、熟地黄，痰热加胆南星、枳实、竹茹等。

关于针刺治疗，有学者报道针刺治疗震颤麻痹，取穴顶颞前斜线，消颤穴（经验穴，于心经少海穴下1.5寸）、外关、合谷、阳陵泉、太冲，气血不足型加足三里，肝肾阴虚型加三阴交、复溜，痰热动风型加阴陵泉、丰隆，共治疗41例，总有效率为80.49%，优于西药对照组55.56%（$P<0.05$）；同时动物实验表明，针刺可使震颤麻痹大鼠中脑黑质和肾上腺髓质内TH活性增加。另有学者以头部电针透穴疗法治疗帕金森病，取前神聪透悬厘、前顶透悬颅、脑户透风府、玉枕透天柱、脑空透风池，头部电针透穴治疗，疗效达75%，优于美多巴对照组66.25%（$P<0.05$）。

九、小结

颤证以四肢或头部动摇，颤抖为主要临床表现，多发于老年男性。本病的病机，肝肾亏损、气血不足为其本；风、火、痰、瘀为其标。临床诊断须辨轻重，审标本，察虚实。滋养肝肾，补益气血，清化痰热，活血化瘀，息风通络为治疗本病的基本方法。

（刘慧兰）

第四节　痴呆

一、概述

痴呆是多由髓减脑消或痰瘀痹阻脑络，神机失用而引起在无意识障碍状态下，以呆傻愚笨、智能低下、善忘等为主要临床表现的一种脑功能减退性疾病。轻者可见神情淡漠，寡言少语，反应迟钝，善忘等；重者为终日不语，或闭门独居，或口中喃喃，言词颠倒，或举动不经，忽笑忽哭，或不欲食，数日不知饥饿等。

西医学诊断的老年性痴呆、脑血管性痴呆及混合性痴呆、代谢性脑病、中毒性脑病等，可参考本节进行辨证论治。

（一）病因病理

痴呆有因老年精气亏虚，渐成呆傻者，亦有因情志失调、外伤、中毒等引起者。虚者多因气血不足，肾精亏耗，导致髓减脑消，脑髓失养；实者常见痰浊蒙窍、瘀阻脑络、心肝火旺，终致神机失用而致痴呆。临床多见虚实夹杂证。

1. 脑髓空虚　脑为元神之府，神机之源，一身之主，而肾主骨生髓通于脑。老年肝肾亏损或久病血气虚弱，肾精日亏，则脑髓空虚，心无所虑，精明失聪，神无所依而使灵机记忆衰退，出现迷惑愚钝，反应迟钝，发为痴呆。此类痴呆发病较晚，进展缓慢。

2. 气血亏虚　《素问·灵兰秘典论》曰："心者，君主之官，神明出焉。"《灵枢·天年》曰："六十岁心气始衰，苦忧悲。"年迈久病损伤于中，或情志不遂木郁克土，或思虑过度劳伤心脾，或饮食不节损伤脾胃，皆可致脾胃运化失司，气血生化乏源。心之气血不足，不能上荣于脑，神明失养则神情涣散，呆滞善忘。

3. 痰浊蒙窍　《石室秘录》云："痰气最盛，呆气最深。"久食肥甘厚味，肥胖痰湿内盛；或七情所伤，肝气久郁克伐脾土；或痫、狂久病积劳，均可使脾失健运，痰湿上扰清窍，脑髓失聪而致痴呆。

4. 瘀阻脑络　七情久伤，肝气郁滞，气滞则血瘀；或中风、脑部外伤后瘀血内阻，均可瘀阻脑络，脑髓失养，神机失用，发为痴呆。

5. 心肝火旺　年老精衰，髓海渐空，复因烦恼过度，情志相激，水不涵木，肝郁化火，肝火上炎；或水不济火，心肾不交，心火独亢，扰乱神明，发为痴呆。

总之，痴呆病位在脑，与肾、心、肝、脾四脏功能失调相关，尤与肾虚关系密切。其基本病机为髓减脑消，痰瘀痹阻，火扰神明，神机失用。其症候特征以肾精、气血亏虚为本，以痰瘀痹阻脑络邪实为标。其病性不外乎虚、痰、瘀、火。虚，指肾精、气血亏虚，髓减脑消；痰，指痰浊中阻，蒙蔽清窍；瘀，指瘀血阻痹，脑脉不通；火，指心肝火旺，扰乱神明。痰、瘀、火之间相互影响，相互转化，如痰浊、血瘀相兼而致痰瘀互结；肝郁、痰浊、血瘀均可化热，而形成肝火、痰热、瘀热，上扰清窍；若进一步发展耗伤肝肾之阴，水不涵木，阴不制阳，则肝阳上亢，化火生风，风阳上扰清窍，使痴呆加重。虚实之间也常相互转化，如实证的痰浊、瘀血日久，损伤心脾，则气血不足，或伤及肝肾，则阴精不足，均使脑髓失养，实证由此转化为虚证；虚证病久，气血亏乏，脏腑功能受累，气血运行失畅，或积湿为痰，或留滞为瘀，又可因虚致实，虚实兼夹而成难治之候。

（二）鉴别诊断

1. 郁病　郁病是以情志抑郁不畅，胸闷太息，悲伤欲哭或胸胁、胸背、脘胁胀痛，痛无定处，或咽中如有异物不适为特征的疾病；主要因情志不舒、气机郁滞所致，多见于中青年女性，也可见于老年人，尤其是中风过后常并发郁病，郁病无智能障碍症状。而痴呆可见于任何年龄，虽亦可由情志因素引起，但其以呆傻愚笨为主，常伴有生活能力下降或人格障碍，症状典型者不难鉴别。部分郁病患者常因不愿与外界沟通而被误认为痴呆，取得患者信赖并与之沟通后，两者亦能鉴别。

2. 癫证　癫证是以沉默寡言、情感淡漠、语无伦次、静而多喜为特征的精神失常疾病，俗称"文痴"，可因气、血、痰邪或三者互结为患，以成年人多见。痴呆则属智能活动障碍，是以神情呆滞、愚笨迟钝为主要表现的脑功能障碍性疾病。另一方面，痴呆的部分症状可自制，治疗后有不同程度的恢复；重证痴呆患者与癫证在临床症候上有许多相似之处，临床难以区分，CT、MRI检查有助于鉴别。

3. 健忘　健忘是指记忆力差，遇事善忘的一种病证，其神志如常，晓其事却易忘，但告知可晓，多见于中老年患者；由于外伤、药物所致健忘，一般经治疗后可以恢复。而痴呆老少皆可发病，以神情呆滞或神志恍惚，不知前事或问事不知、告知不晓为主要表现，虽有善忘但仅为兼伴症，其与健忘之"善忘前事"有根本区别。健忘可以是痴呆的早期临床表现，这时可不予鉴别，健忘病久也可转为痴呆，CT、MRI检查有助于两者的鉴别。

二、辨证治疗

（一）辨证要点

1. 痴呆是一种脑功能减退性疾病，临床以呆傻愚笨、智能低下、善忘等为主要表现。本病记忆力障碍是首发症状，先表现为近记忆力减退，进而表现为远记忆力减退。

2. 起病隐匿，发展缓慢，渐进加重，病程一般较长。患者可有中风、头晕、外伤等病史。

本病乃本虚标实之证，临床上以虚实夹杂者多见。本虚者不外乎精髓、气血；标实者不外乎痰浊、瘀血、火邪。无论为虚为实，都能导致脏腑功能失调以及髓减脑消。因而辨证当以虚实或脏腑失调为纲领，分清虚实，辨明主次。

辨虚实：本病病因虽各有不同，但终不出虚实两大类。虚者，以神气不足、面色失荣、形体枯瘦、言行迟弱为特征，并结合舌脉、兼次症，分辨气血、肾精亏虚；实者，智能减退、反应迟钝，兼见痰浊、瘀血、风火等表现。由于病程较长，症情顽固，还需注意虚实夹杂的病机属性。

辨脏腑：本病病位主要在脑，但与心、肝、脾、肾相关。若年老体衰、头晕目眩、记忆认知能力减退、神情呆滞、齿枯发焦、腰膝酸软、步履艰难，为病在脑与肾；若兼见双目无神，筋惕肉䐜，毛甲无华，为病在脑与肝肾；若兼见食少纳呆，气短懒言，口涎外溢，四肢不温，五更泻泄，为病在脑与脾肾；若兼见失眠多梦，五心烦热，为病在脑与心肾。

（二）治疗原则

虚者补之，实者泻之。补虚益损，解郁散结是其治疗大法。脾肾不足，髓海空虚之证，宜培补先天、后天，以冀脑髓得充，化源得滋；对于气郁血瘀痰滞者，气郁应开，血瘀应散，痰滞应清，以冀气充血活，窍开神醒。

（三）分证论治

1. 髓海不足

（1）主症：耳鸣耳聋，记忆模糊，失认失算，精神呆滞。发枯齿脱，腰脊酸痛，骨痿无力，步履艰难，举动不灵，反应迟钝，静默寡言。舌瘦色淡或色红，少苔或无苔，多裂纹；脉沉细弱。

（2）症候分析：肾主骨生髓，年高体衰，肾精渐亏，脑髓失充，灵机失运，故见精神呆滞，举动不灵，反应迟钝，记忆模糊，失认失算等痴呆诸症。肾开窍于耳，其华在发，肾精不足，故耳鸣耳聋，发枯易脱。腰为肾府，肾主骨，精亏髓少，骨骼失养，故见腰脊酸痛，骨痿无力，步履艰难；齿为骨之余，故齿牙动摇，甚则早脱。舌瘦色淡或色红，苔少或无苔，多裂纹，脉沉细弱为精亏之象。

（3）治法：补肾益髓，填精养神。

（4）处方：七福饮。方中重用熟地滋阴补肾，营养先天之本；合当归养血补肝；人参、白术、炙甘草益气健脾，强壮后天之本；远志、杏仁、宣窍化痰。本方填补脑髓之力尚嫌不足，应选加鹿角胶、龟甲胶、阿胶、紫河车、猪骨髓等血肉有情之品，还可以本方加减制蜜丸或膏剂以图缓治，或可用参茸地黄丸或河车大造丸补肾益精。若肝肾阴虚，年老智能减退，腰膝酸软，头晕耳鸣者，可去人参、白术、紫河车、鹿角胶，加怀牛膝、生地、枸杞子、女贞子、制首乌；若兼言行不一，心烦溲赤，舌质红，少苔，脉细而弦数，是肾精不足，水不制火而心火妄亢，可用六味地黄丸加丹参、莲子心、菖蒲等清心宣窍；也有舌质红而苔黄腻者，是内蕴痰热，干扰心窍，可加用清心滚痰丸去痰热郁结，泻痰热化净，再投滋补之品；若肾阳亏虚，证见面白无华，形寒肢冷，口中流涎，舌淡者，加热附片、巴戟天、益智仁、淫羊藿、肉苁蓉等。

2. 气血亏虚

（1）主症：呆滞善忘，倦怠嗜卧，神思恍惚，失认失算。少气懒言，口齿含糊，词不达意，心悸失眠，多梦易惊，神疲乏力，面唇无华，爪甲苍白，纳呆食少，大便溏薄。舌质淡胖边有齿痕；脉细弱。

（2）症候分析：心主神明，心之气血亏虚，神明失养，故见呆滞善忘，神思恍惚，失认失算等痴呆症状。心血不足，心神失养，故心悸失眠、多梦易惊；血虚不荣肌肤爪甲，故面唇无华、爪甲苍白。气虚则少气懒言，神疲乏力，倦怠嗜卧；脾气不足，胃气亦弱，故纳呆食少；脾气亏虚，水湿不化，故大便溏薄。气血亏虚，脉道失充，故脉细弱。

（3）治法：益气养血，安神宁志。

（4）方药：归脾汤。方中以人参、黄芪、白术、炙甘草补脾益气；当归养肝血而生心血；茯神、枣仁、龙眼肉养心安神；远志交通心肾而定志宁心；木香理气醒脾，以防益气补血之药滋腻滞气。纳呆食少，加谷芽、麦芽、鸡内金、山楂等消食；纳呆伴头重如裹，时吐痰涎，头晕时作，舌苔腻，加陈皮、半夏、生薏苡仁、白豆蔻健脾化湿和胃；纳呆伴舌红少苔，加天花粉、玉竹、麦冬、生麦芽养阴生津；失眠多梦，加夜交藤、合欢皮；若舌质偏暗，舌下有青筋者，加入川芎、丹参等以养血活血；若伴情绪不宁，易忧善愁者，可加郁金、合欢皮、绿萼梅、佛手等理气解郁之品。

3. 痰浊蒙窍

（1）主症：终日无语，表情呆钝，智力衰退，口多涎沫。头重如裹，纳呆呕恶，脘腹胀痛，痞满不适，哭笑无常，喃喃自语，呆若木鸡。舌质淡胖有齿痕，苔白腻；脉滑。

（2）症候分析：痰浊壅盛，上蒙清窍，脑髓失聪，神机失运，而致表情呆钝、智力衰退、呆若木鸡等症。痰浊中阻，中焦气机不畅，脾胃受纳运化失司，故脘腹胀痛，痞满不适、纳呆呕恶。痰阻气机，清阳失展，故头重如裹。口多涎沫，舌质淡胖有齿痕，苔腻，脉滑均为痰涎壅盛之象。

（3）治法：健脾化浊，豁痰开窍。

（4）方药：洗心汤。方中党参、甘草培补中气；半夏、陈皮健脾化痰；附子助阳化痰；茯神、枣仁宁心安神，神曲和胃。若纳呆呕恶，脘腹胀痛，痞满不适以脾虚明显者，重用党参、茯苓，可配伍黄芪、白术、山药、麦芽、砂仁等健脾益气之品；若头重如裹，哭笑无常，喃喃自语，口多涎沫以痰湿重者，重用陈皮、半夏，可配伍制南星、莱菔子、佩兰、白豆蔻、全瓜蒌、贝母等理气豁痰之品；痰浊化热，上扰清窍，舌质红，苔黄腻，脉滑数者，将制南星改用胆南星，并加瓜蒌、栀子、黄芩、天竺黄、竹沥；若伴有肝郁化火，灼伤肝血心阴，证见心烦躁动，言语颠倒，歌笑不休，甚至反喜污秽，或喜食炭灰，宜用转呆丹加味，本方在洗心汤基础上，加用当归、白芍柔肝养血，丹参、麦冬、天花粉滋养心胃阴液，用柴胡合白芍疏肝解郁，用柏子仁合茯苓、枣仁加强养心安神之力；属风痰瘀阻，证见眩晕或头痛，失眠或嗜睡，或肢体麻木阵作，肢体无力或肢体僵直，脉弦滑者，可用半夏白术天麻汤；脾肾阳虚者，用金匮肾气丸加干姜、黄芪、白豆蔻等。

4. 瘀血内阻

（1）主症：言语不利，善忘，易惊恐，或思维异常，行为古怪。表情迟钝，肌肤甲错，面色黧黑，甚者唇甲紫暗，双目暗晦，口干不欲饮。舌质暗，或有瘀点瘀斑；脉细涩。

（2）症候分析：瘀阻脑络，脑髓失养，神机失用，故见表情迟钝，言语不利，善忘，思维异常，行为古怪等痴呆症状。瘀血内阻，气血运行不利，肌肤失养，故肌肤甲错，面色黧黑，甚者唇甲紫暗。口干不欲饮，舌质暗或有瘀点瘀斑，脉细涩均为瘀血之象。

（3）治法：活血化瘀，通络开窍。

（4）方药：通窍活血汤。方中麝香芳香开窍，活血散结通络；桃仁、红花、赤芍、川芎活血化瘀；葱白、生姜合菖蒲、郁金以通阳宣窍。如瘀血日久，血虚明显者，重用熟地、当归，再配伍鸡血藤、阿胶、鳖甲、蒸首乌、紫河车等以滋阴养血；气血不足，加党参、黄芪、熟地、当归益气补血；气虚血瘀为主者，宜补阳还五汤加减；若见肝郁气滞，加柴胡、枳实、香附疏肝理气以行血；久病血瘀化热，致肝胃火逆，证见头痛、呕恶等，应加钩藤、菊花、夏枯草、栀子、竹茹等清肝和胃之品；若痰瘀交阻伴头身困重，口流涎沫，纳呆呕恶，舌紫暗有瘀斑，苔腻，脉滑，可酌加胆南星、半夏、莱菔子、瓜蒌以豁痰开窍；病久入络者，宜加蜈蚣、僵蚕、全蝎、水蛭、地龙等虫类药以疏通经络，同时加用天麻、葛根；兼见肾虚者，可加益智仁、补骨脂、山药。

5. 心肝火旺

（1）主症：急躁易怒，善忘，判断错误，言行颠倒。眩晕头痛，面红目赤，心烦不寐，多疑善虑，心悸不安，咽干口燥，口臭口疮，尿赤便干。舌质红，苔黄；脉弦数。

（2）症候分析：脑髓空虚，复因心肝火旺，上扰神明，故见善忘，判断错误，言行颠倒，多疑善虑等痴呆之象。心肝火旺，上犯巅顶，故头晕头痛；气血随火上冲，则面红目赤。肝主疏泄，肝性失柔，情志失疏，故急躁易怒。心肾不交则心烦不寐、心悸不安。口臭口疮、口干舌燥、尿赤便干为火甚伤津之象，舌质红、苔黄，脉弦数均为心肝火旺之候。

（3）治法：清热泻火，安神定志。

（4）方药：黄连解毒汤。方中黄连可泻心火；黄芩、栀子清肝火；黄柏清下焦之火。加用生地清热滋阴，菖蒲、远志、合欢皮养心安神，柴胡疏肝。本方大苦大寒，中病即止，不可久服，脾肾虚寒者慎用。心火偏旺者用牛黄清心丸；大便干结者加大黄、火麻仁。

三、病案选录

张××，男，54岁，教员。

病名：痴呆。

病因：长期思虑，用脑过度，暗耗精血，致未老先衰，后天失于充养，髓海空虚，心神失养，发为呆病。

症候：患者头晕眼花，乏力，记忆力渐减，精神疲倦，嗜睡，性情急躁，且行动逐渐缓慢，表情呆板，寡言少语，齿落发脱。近半年来，时而傻笑，或胡言乱语，喃喃不休，吐字不清，行动迟缓，不欲食而不知饥，二便不能自理。舌质暗淡，脉细弱。

诊断：某医院诊断为"早老性痴呆"。脉证合参，此为未老先衰，髓海空虚，神失所养之候。肾藏精，精生髓，脑为髓海；脾为后天之本，气血生化之源，故脾肾亏虚，则精血不足，髓海空虚，脑神失其充养而见痴呆。

治法：健脾补肾，填精益髓，佐以活血通窍。

处方：熟地黄15克，枸杞子12克，菟丝子10克，鹿角霜10克，巴戟天10克，北黄芪15克，秦当归10克，紫丹参10克，漂白术10克，川芎片7克，山萸肉10克，五味子10克。

方用熟地、枸杞子、山萸肉补肾填精益髓。

效果：服15剂，病情略有改善。唯不欲食而不知饥，二便失禁尤为突出，上方去川芎、五味，加谷芽30克，益智仁12克，后再加人参、云荟等健脾之品，守方加减为百余剂，诸症基本消失。

（付文旭）

第四章 肺系病证

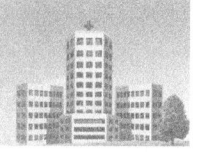

第一节 哮病

一、定义

哮病是一种突然发作，以呼吸喘促、喉间哮鸣有声为临床特征的疾病。痰浊内伏，是哮病的宿根，常因感受外邪、饮食不当或情志失调而诱发。

由于哮必兼喘，所以哮病又称作哮喘，亦有称之为哮吼或喘者。

二、历史沿革

《黄帝内经》虽无哮病之名，但在许多篇章里都有与哮病相关的症状、病因病机的记载。如《素问·阴阳别论篇》说："阴争于内，阳扰于外，魄汗未藏，四逆而起，起则熏肺，使人喘鸣。"《素问·通评虚实论篇》亦有"乳子中风热，喘鸣肩息……"的记载。喘，指气喘；鸣，即指喉间作声。《素问·太阴阳明论篇》又把这一症状称作"喘呼"："犯贼风虚邪者阳受之……阳受之则入六腑……入六腑则身热不时卧，上为喘呼。""喘呼"也就是气喘而呼鸣有声的意思。可见，《黄帝内经》不但对哮病的临床特征有所掌握，而且还认识到本病主要是肺的病变，且与其他脏腑有关；外邪入侵，影响脏腑（特别是肺）的生理功能，是哮病的主要病因病机。

汉代张仲景《伤寒论》中虽然亦无"哮病"这一病名，但"喘家作，桂枝加厚朴杏子佳"之"喘家"，可能是指素有哮喘史的患者，"作"，则指本病之发作。《金匮要略·肺痿肺痈咳嗽上气病脉证并治》的"咳而上气，喉中水鸡声""其人喘，目如脱状""咳逆上气，时时唾浊，但坐不得眠"；《金匮要略·痰饮咳嗽病脉证并治》的"膈上病痰，满喘咳吐，发则寒热，背痛、腰疼、目泣自出，其人振振身𥆧剧，必有伏饮"，即是对哮病发作时的喉间哮鸣有声、不能平卧的临床特点的描述，同时也指出伏饮、痰浊与本病的发病直接相关。仲景对本病的治疗有丰富的经验，他的许多处方，如桂枝加厚朴杏子汤、越婢加半夏汤、小青龙汤、射干麻黄汤、皂荚丸、葶苈大枣泻肺汤等，至今仍为治疗哮病常用之方。

隋代巢元方《诸病源候论》称本病为"上气鸣息""呷嗽"，对其病机有精辟的阐发："肺主于气，邪乘于肺，则肺胀，胀则肺管不利，不利则气道涩，故气上喘逆，鸣息不通。"该书还指出本病之发与痰有关："其胸膈痰饮多者，嗽则气动于痰，上搏咽喉之间，痰气相击，随嗽动息，呼呷有声。"其书虽不载方药，但对本病有"应加消痰破饮之药"的原则性提示。

唐代孙思邈《备急千金要方》、王焘《外台秘要》等著作，以广搜博采为特点，保留了古代医家许多宝贵的经验。如《外台秘要·卷九·久咳坐卧不得方》所载"久患气嗽，发时奔喘，坐卧不得，并喉里呀声，气欲绝"的证候和以麻黄、杏仁为主药的处方，就很明确地认识到本病的发作性和证候特点。

宋代赵佶《圣济总录》等方书虽然没有专门论及哮病，但所论之"伤寒喘""肺实""肺气喘急"等证，无疑也包括哮病在内。在"伤寒喘"一证里，就指出"其证不一"，有邪气在表、邪实在里以及水气、郁热之异；并强调治法虽多，"各求其本"；已经初具辨证论治的规模。陈无择《三因极一病证方论·喘脉证治》认为上气喘咳一类疾患，主要是肺的病变，应明确定位，庶免迷乱多歧。他说："夫五脏皆有上气喘咳，但肺为五脏华盖，百脉取气于肺，喘既动气，故以肺为主。"杨士瀛《仁斋直指附遗方论》亦谓："肺主气，一呼一吸，上升下降，营卫息数，往来流通，安有所谓喘；惟夫邪气伏藏，痰涎浮涌，呼不得呼，吸不得吸，于是上气促急，填塞肺脘，激动争鸣，如鼎之沸，而喘之形状具矣。"从他所描述的喘的症状与病因病机看，很明显指的是哮喘，即哮病。许叔微《普济本事方·卷一》称哮病为"齁䶎"，并谓："凡遇天阴欲作雨，便发……甚至坐卧不得，饮食不进，此乃肺窍中积有冷痰，乘天阴寒气从背、口鼻而入，则肺胀作声。此病有苦至终身者，亦有母子相传者。"对哮病的病因病机、临床特点、预后都有了比较明确的认识。书中还载有治哮专方"紫金丹"，以砒剂治哮，至今还为临床所用。在王执中的《针灸资生经》中，已经有了哮喘之名，如他说："因与人治哮喘，只缪（刺）肺俞，不缪（刺）他穴""凡有喘与哮者，为按肺俞无不酸疼，皆为缪刺肺俞，令灸而愈"。又，此期医方中治疗哮病的处方多不胜计，如《圣济总录》一书，单肺气喘急一门就有35方；《普济本事方》还载有治哮专方"紫金丹"，以砒剂治哮。

金元时期，朱丹溪在《丹溪心法》一书中始以"哮喘"作为独立的病名成篇。他认为"哮喘必用薄滋味，专注于痰"；并把哮喘的治法，精辟地概括为"未发以扶正气为主，既发以攻邪气为急"。此论一直为后世医家之宗，影响颇大。

迨明代，朱丹溪弟子戴思恭在《秘传证治要诀·卷六·哮喘》中，明确地提出本病有"宿根"之说："喘气之病，哮吼如水鸡之声，牵引胸背，气不得息，坐卧不安，此谓嗽而气喘，或宿有此根……遇寒暄则发……"虞抟《医学正传》明确地对哮与喘作出了区别："喘以气息言，哮以声响言""喘促喉中如水鸡响者，谓之哮；气促而连续不能以息者，谓之喘。"王肯堂《证治准绳》更详细地叙述了两者见症之异："喘者，促促气急，喝喝息数，张口抬肩，摇身撷肚""哮与喘相类，但不似喘开口出气之多……以胸中多痰，结于喉间，与气相搏，随其呼吸呀呷于喉间作声……待哮出喉间之痰去，则声稍息；若味不节，其胸中未尽之痰复与新味相结，哮必更作"。秦景明《病因脉证》认为，哮与喘的主要区别，在于哮是发作性疾患："每发六七日，轻则三四日。或一月，或半月，起居失慎，则旧病复发。"在哮喘的治疗方面，王肯堂《证治准绳》比较系统地对前人经验进行了总结，对哮之属冷而发者，属中外皆寒，用东垣参苏温肺汤合紫金丹劫寒痰；属寒包热，宗仲景、丹溪用越婢加半夏；遇厚味而发者，用清金丹。李士材《医宗必读》则认为哮病其因甚多，或因坐卧寒湿，或因酸咸过食，或因积火熏蒸，总不外乎痰火郁于内，风寒束于外，所以用药不可过于寒凉，恐风邪难解；亦不可过热，恐痰火易升，主张用苏子、枳壳、桔梗、防风、半夏、瓜蒌、茯苓、甘草一方统之，冬加麻黄，夏加石膏，寒加生姜。张景岳《景岳全书》认为哮病之治，应宗丹溪未发扶正、已发攻邪之说，但"扶正气须辨阴阳，阴虚者补其阴，阳虚者补其阳；攻邪气须分微甚，或温其寒，或清其痰火；发久者，气无不虚，故于消散中宜酌加温补，或于温补中宜量加消散"。明人论哮病的治疗，要推张氏最为全面精当。他还指出："当倦倦以元气为念，必使元气渐充，庶可望其渐愈，若攻之太甚未有不致日甚而危者。"亦很有见地。

清代医家在哮病的认识上较之前人又有所进展。李用粹《证治汇补·卷五》精辟地把哮病病因总结为"内有壅塞之气，外有非时之感，膈有胶固之痰"三句话；吴谦《医宗金鉴》把喘吼分为寒热虚实四类，按外寒伤肺、停饮、火郁、痰盛、气虚、肾气虚寒立方。沈金鳌《沈氏尊生书》更进一步认识到本病"大都感于童稚之时，客犯盐醋，渗透气脘，一遇风寒，便窒塞道路，气息喘促"。又谓本病有食哮、水哮、风痰哮、远年久哮种种之异。此外，张璐《张氏医通》、林珮琴《类证治裁》、俞根初《通俗伤寒论》、陈修园《医学三字经》等书中有关哮喘的部分，都结合自己临床实践，对前人经验进行总结和整理。

西医学的支气管哮喘、哮喘型支气管炎以及嗜酸性粒细胞增多症或其他急性肺部过敏性疾患引起的哮喘，可参考本章进行辨证论治。

三、病因病机

宿痰内伏于肺，每因外感、饮食、情志、劳倦等因素，以致痰阻气道、肺失宣降，是哮病的基本病因病机。

1. **痰伏于内** 痰为体内的病理产物，哮病的形成与发作，均以痰为基本病因。产生痰的原因很多，由于痰为津液败浊所成，而脾主饮食水谷的精华与水湿的运化，所以一般常说"脾为生痰之源"，但除脾运失健之外，其他脏腑的功能失调也能产生痰，同时与外界各种致病因素对人体的影响也分不开。如外感风寒而失于表散，或燥热之邪袭肺，病邪由浅入深，留于肺系，影响人体气机和津液的流通，日久而变生痰浊；或因饮食不节，恣食厚味肥甘，嗜饮茶水、酒浆，损伤脾胃；或因长期吸烟，熏灼气道，亦能生痰。此外，如愤怒忧思不断，气机郁滞；或病后体弱，失于调摄，也能造成脏腑功能失调，从而产生痰浊。痰伏于内，胶结不去，遂成为哮病的宿根，一经新邪引动，则痰随气动，聚于肺系，发为哮喘。

2. **肺失宣降** 肺主气，司呼吸，外合皮毛，主宣发和肃降。痰浊既为哮病的宿根，又因其久留人体不去，而使正气逐渐虚弱。脾土虚弱，运化功能低下，则新痰日生；肺气耗散，卫外不固，又易致外邪入侵。如因外受风寒，或淋雨践露，或气候突然变化，或正值节气递换，宿痰为新邪引动；或积食化热，火升气逆；或情志违和，或疲劳困乏；以至痰动气阻，壅于肺系，使肺气既不得宣发于外，又不能肃降于下，上逆而为喘息迫促，而哮鸣作声。

总之，哮病的病理因素以痰为主，痰伏藏于肺，成为发病的"宿根"。此后如遇气候突变、饮食不当、情志失调、劳累等多种诱因，均可引起发作。发作期的基本病机变化为"伏痰"遇感引触，痰阻气闭，以邪实为主。若反复久发，肺脾肾渐虚，则在平时也有正虚表现，当大发时，可见正虚与邪实相互错杂，甚则发生喘脱。

四、诊断与鉴别诊断

（一）诊断

1. **发病特点** 哮病大多起病于童稚之时，与禀赋有关，以后可因感冒、气候变化、疲劳、饮食不当、起居失宜等诱因引动而发作，常数年、数十年发作不愈，且发作常有明显的季节性。一般发于秋初或冬令者居多，其次是春季，至夏季则缓解，但也有常年反复发作者。发作时以呼吸迫促、喉间痰鸣有声以及咳嗽、咯痰、胸闷为特点。

2. 临床表现　哮喘发作时的表现：常突然发作，或先有寒热、喷嚏、鼻痒、咽痒、咳嗽或胸闷、恶心呕吐、腹胀、情绪不宁等症状而后出现哮喘并逐渐加重。患者呼吸困难，呼气延长，往往不能平卧，伴有哮鸣、咳嗽，痰多呈黏液样或稀水样，咯吐不利，如能咯出黏痰则痰鸣气喘可得暂时平息，而移时复作。哮喘严重时，甚至张口出气，两肩高耸，心跳心慌，额部冷汗淋漓，面唇紫黑，睛突，烦躁不安，痛苦异常。每次发作可持续数分钟、数小时或数日不等。

哮喘缓解期的表现：哮病在缓解期，可有轻度咳嗽、咯痰、呼吸紧迫感等表现，但也有毫无症状者；病程日久、反复发作者，平时亦可见气喘、咳嗽、咯痰，呼吸时喉间有声，以及自汗畏风、神疲形瘦、腰酸、浮肿等症状。

（二）鉴别诊断

喘证以气息喘急迫促为主要表现，多并发于多种急、慢性疾病病程中。而哮病是一个独立的疾病，除了气息喘促外，以在发作时喉中哮鸣如水鸡声为其特点。"喘以气息言，哮以声响言"，两者以此为辨。实喘中的痰喘，也可能出现气息喘促、哮鸣有声，有类似于哮病，但不若哮病有反复发作的特点，不难鉴别。

五、辨证施治

（一）辨证

1. 辨证要点

（1）辨冷哮、热哮：哮病在发作期主要表现为实证，但有寒热之别。寒证内外皆寒，谓之冷哮；其证喉中哮鸣如水鸡声，咳痰清稀，或色白而如泡沫，口不渴，舌质淡，苔白滑，脉象浮紧。热证痰火壅盛，谓之热哮；其证喉中痰声如曳锯，胸高气粗，咳痰黄稠胶黏，咯吐不利，口渴喜饮，舌质红，舌苔黄腻，脉象滑数。

（2）辨肺、脾、肾之虚：哮病在缓解期可表现为虚证，但有肺虚、脾虚、肾虚之异。肺气虚者，证见自汗畏风、少气乏力；脾气虚者，证见食少、便溏、痰多；肾气虚者，证见腰酸耳鸣、动则喘乏。俱当加以辨别，分清主次。

2. 证候

（1）发作期

1）冷哮

症状：初起恶寒，发热，头痛，无汗，咳嗽，呼吸紧迫感，喉痒、鼻痒或身痒，鼻流清涕如水样；继则喘促加剧，喉中痰鸣如水鸡声，咳吐稀痰，不得平卧，胸膈满闷如室，面色苍白或青灰，背冷，口不渴，或渴喜热饮。舌质淡，苔白滑，脉浮紧。也有一开始就突然发作，咳喘哮鸣皆呈，而兼见恶寒发热头痛等表证者。

病机分析：感受风寒，或坐卧寒湿，或进食生冷或气候突变，新邪引动在里之伏痰，壅于气道，痰气相搏，故呼吸迫促，哮鸣有声。恶寒、发热、头痛、无汗、鼻痒、喉痒，皆风寒束表之征；咳吐稀痰，背部冰冷，面色苍白或青灰，为寒痰在里之象。痰气阻于气道，肺失清肃宣发，气机不得流通，故胸闷如室、不能平卧；中外皆寒，故不渴；渴者，亦非津液之虚，而是痰气交阻、津液不升，故虽渴而不思饮，即使饮亦喜饮热汤。苔白滑、脉浮紧，亦为外有风寒、里有寒痰之象。

2）热哮

症状：发热，头痛，有汗，气促胸高，喉中哮鸣，声若曳锯，张口抬肩，不能平卧，痰色黄而胶黏浓稠，呛咳不利，胸闷，烦躁不安，面赤，口渴喜饮，大便秘结。舌质红，苔黄腻或滑，脉滑数。

病机分析：肥甘厚味，酿痰积热，熏灼肺胃，引动宿痰，窒塞关隘，使肺失清肃下行之常，故胸高气粗、痰喘哮鸣；痰火壅盛，故胸闷烦躁、痰黄黏稠难出、咳呛不已；痰火内蒸，则汗出、身热、头痛、口渴饮冷、大便秘结；舌红、苔黄、脉滑数，亦皆痰热内盛之象。

(2) 缓解期

1）肺脾气虚

症状：咳嗽短气，痰液清稀，面色㿠白，自汗畏风，食少，纳呆，便溏，头面四肢浮肿。舌淡有齿痕，苔白，脉濡弱。

病机分析：哮病反复发作，正气日伤，脾虚则运化失职，其证食少、便溏、多痰、浮肿；咳喘既耗肺气，脾虚母气亏虚，土不生金，而肺气更虚，皮毛不固，则自汗畏风，藩篱空疏，外邪易侵；舌薄脉濡弱皆脾肺气虚之征。

2）肺肾两虚

症状：咳嗽短气，自汗畏风，动则气促，腰膝酸软，脑转耳鸣，盗汗遗精。舌淡脉弱。

病机分析：肺为气之主，肾为气之根；久病不已，穷必及肾。咳嗽、短气、自汗、畏风，为肺气不足；动则气喘、腰酸耳鸣等症状，为肾气不纳、肾精亏乏的表现。

(3) 哮病危证：阳气暴脱

症状：哮病发作过程中，陡见吐泻，肉瞤筋惕，神气怯倦，面色青紫，汗出如油，四肢厥冷。舌色青黯，苔白滑，脉微欲绝。

病机分析：哮病屡发，正气日虚，或因内外皆寒，格阳外越，或凉下太过，克伐真阳，而致阳气暴脱的危症。阳气浮于外，阴邪盛于内，故吐泻不止、汗出如油、神倦气怯、肢厥脉微，种种败象悉呈。

（二）治疗

1. 治疗原则　以发时治标、平时治本为原则。由于痰浊是本病之宿根，故发时以宣肺豁痰为重点，并根据证候寒热之属性，或宣肺散寒，或宣肺清热。治本主要从肺、脾、肾着手，区别不同的证候，或补益脾肺，或肺肾双补。

2. 治法方药

(1) 发作期

1）冷哮

治法：宣肺散寒，豁痰平喘。

方药：初起用九宝汤加半夏、赤茯苓以散邪豁痰。方中麻黄、杏仁、甘草即三拗汤，有宣肺平喘之效；更配合薄荷、姜、葱，透邪于外；肉桂、紫苏、陈皮、大腹皮行气于里，加半夏、茯苓等以化痰。俾表解气顺，肺气得宣降之常，而哮喘自已。

哮喘大作，可选用厚朴麻黄汤、射干麻黄汤、小青龙汤。三方立方相同之处在于都用麻黄、细辛、半夏、五味子；麻黄宣肺平喘，半夏化痰降逆，细辛、五味子一开一阖，以利肺气的升降；不同之处在厚朴麻黄汤兼用干姜、厚朴温化行气；小麦宁神除烦；杏仁、石膏清热平喘，故适用于外受寒邪、里有水饮、饮邪化热而见烦躁里热症状者。射干麻黄汤兼用射干下逆气，生姜散寒，大枣和中，紫菀、款冬花温肺止咳，故适用于内外皆寒、呛咳不已者。小青龙汤兼用干姜、桂枝等以温化水饮，故适用于外寒内饮之证。三方各有侧重，应视具体情况，斟酌选用，或加减化裁。冷哮久发可合冷哮丸温肺化痰，或紫金丹开关劫痰。

如经过治疗后，哮喘未完全平复，可用神秘汤或苏子降气汤消痰理气；继用六君子汤作丸常服，或服参苏温肺汤即六君子汤加肉桂、紫苏、五味子、木香、桑白皮、生姜，温肺畅气、健脾化痰，以善其后。

2）热哮

治法：宣肺清热，涤痰利气。

方药：越婢加半夏汤。方用麻黄、石膏开肺泄热；半夏、生姜化痰降逆；大枣、甘草甘缓和中。痰稠而黏者，去甘草、大枣，合苇茎汤（苇茎、冬瓜子均需用大量），竹沥、川贝母、全瓜蒌、鱼腥草、海浮石、桑白皮等清化热痰药物，亦可酌加。哮喘较剧者，加杏仁、地龙。热痰壅盛，阻塞气道，气急欲死者，加吞猴枣粉，每日2次，每次0.3克。

厚味积热，痰热化火，或热哮当盛夏而发，面赤、身热、汗出、口渴饮冷、脉洪大者，用白虎汤泻火清金为主，加黛蛤散、黄芩、全瓜蒌、川贝母、枳壳、滑石、桑白皮、苇茎。痰火熏灼，津液销烁，舌苔黄燥、大便秘结者，用礞石滚痰丸坠下痰热；或三化汤，或大承气汤合小陷胸汤以通腑泻热，腑气得通，痰垢得下，其喘自平。

如服药后哮喘渐平，而痰热留恋于肺，气急、咳嗽、痰黄者，用定喘汤，或费氏鹅梨汤以清化之。如肺阴伤者，去麻黄，酌加沙参、麦门冬、玉竹、百合之类以润肺保金。

(2) 缓解期

1）肺脾气虚

治法：健脾益气，补土生金。

方药：四君子汤，常加山药、薏苡仁甘淡益肺；五味子摄纳肺气。表虚自汗加炙黄芪、浮小麦、大枣，不效加制附片、龙骨、牡蛎以敛汗固卫。食少、腹胀、痰多者，加半夏、陈皮、前胡。面色㿠白、形寒、心悸者，四君子汤合保元汤或黄芪建中汤温阳益气。平时可常服六君子丸或资生丸。

2）肺肾两虚

治法：肺肾双补。

方药：四君子汤合金水六君煎。方用熟地补肾纳气；人参补肺益气；白术、茯苓、炙甘草健脾；陈皮理气；当归养血；半夏化痰。以肺气虚为主者，加黄芪、山药之类；以肾虚为主者，加杜仲、怀牛膝、菟丝子、淫羊藿之类；或用大补元煎。咳嗽气喘者，兼以川贝母、杏仁、车前子、前胡、苏子、旋覆花之类出入。平时可常服肾气丸、六君子丸或嵩崖脾肾丸以培其根本。

(3) 哮病危证：阳气暴脱

1）治法：回阳救逆。

2）方药：四逆汤加人参。方用附子、干姜迅化浊阴以回阳；人参、炙甘草益气固脱。面色青紫、舌紫者，加桃仁、红花活血化瘀。阳气津液两脱者，宜回阳固阴、益气生脉，用陶氏回阳救急汤。方用人参、附子、肉桂、干姜、炙甘草以回阳，麦门冬、五味子以固阴，并借麝香之香窜以醒脑通窍。

3. 其他治法

(1) 古方：古代文献中治疗哮喘的复方很多，兹选录出一部分，以供临床组方用药参考。

1) 橘皮汤（《备急千金要方》）：橘皮、麻黄、柴胡、紫苏、杏仁、生姜、石膏。用于寒包热之哮喘。

2) 厚朴汤（《备急千金要方》）：厚朴、麻黄、桂心、黄芩、石膏、大戟、橘皮、枳实、甘草、秦艽、杏仁、茯苓、细辛、半夏、生姜、大枣，水煎服。用于哮喘实证，寒热并见，胸满喘促。

3) 紫菀汤（《圣济总录》）：紫菀、甘草、葶苈子、槟榔、茯苓等。用于痰气交阻之哮喘。

4) 紫菀饮（《圣济总录》）：紫菀、川贝母、五味子、木通、大黄、杏仁、白前、竹茹。用于肺热哮喘。

5) 控涎丹（《三因极一病证方论》）：甘遂、大戟、白芥子。用于顽痰致哮。

6) 泻肺丸（《圣济总录》）：马兜铃、茯苓、桑白皮、杏仁、款冬花、甘草、葶苈子、防己、陈皮、皂荚。用于痰壅气滞，哮喘咳嗽。

7) 四神汤（《圣济总录》）：麻黄、五味子、杏仁（去皮尖）、炙甘草，嚼咀，如麻豆，水煎15克，空腹温服。用于治肺气喘嗽。

8) 清金丹（《类证治裁》）：莱菔子、牙皂、姜汁。

9) 五虎二陈汤（《古今医鉴》）：麻黄、杏仁、石膏、陈皮、半夏、茯苓、甘草、人参、木香、沉香、细茶、生姜，水煎服。用于哮吼喘急、痰盛。

10) 新增加味散邪定喘汤（《诸证提纲》）：陈皮、茯苓、半夏、贝母、瓜蒌、天南星、枳壳、黄芩、白术、桔梗、葶苈子、杏仁、麦门冬、羚羊角（可不用）、甘草、款冬花、苏子、桑白皮、生姜。用于气喘痰热。

11) 沉香降气散（《顾氏医镜》）：沉香、砂仁、苏子、橘红、郁金、蜜炙枇杷叶、茯苓、麦门冬，肺壅喘甚者加葶苈子，夹热者加茅根。用于肺郁致喘。

12) 皂荚丸（《沈氏尊生书》）：皂荚（去皮子弦）、明矾、杏仁、白丑头末、紫菀、甘草、桑皮、石菖蒲、半夏、胆星、百部。用于久哮。

13) 小萝皂丸（《诸证提纲》）：萝卜子（蒸）、皂角（烧灰）、南星（白矾水浸，晒）、瓜蒌仁、海蛤粉，上为极细末，姜汁和蜜捣匀为丸，噙化。用于痰喘。

(2) 针灸

1) 实证，宜针。常用穴位有大椎、身柱、风门、肺俞、丰隆、膻中、曲池、合谷、外关、商阳、鱼际等。

2) 虚证，宜灸。常用穴位有肺俞、璇玑、膻中、天突、气海、关元、膏肓、神阙、三阴交、肾俞、复溜、命门等。

(3) 穴位埋线选取定喘、大椎、肺俞、厥阴俞、中府、尺泽等穴，埋植羊肠线，20~30日1次，连续数次。

(4) 贴敷法

1) 三健膏：天雄、川乌、川附子、桂心、官桂、桂枝、细辛、川椒目、干姜各等份，麻油熬，加黄丹收膏，摊贴肺俞穴，三日一换。

2) 白芥子涂法：白芥子（研末）、延胡索各30克，甘遂、细辛各15克，入麝香1.5克，研末杵匀，姜汁调涂肺俞、膏肓、百劳等穴，10日一换，最好在夏月三伏天涂治。

此外，割治、拔罐、梅花针、药物小剂量穴位注射等疗法，均可酌情采用。

六、转归及预后

哮病虽有冷哮、热哮之分，但冷哮日久或治疗中长期过用温燥，在里之寒痰、湿痰亦有化燥、化火的可能，而为寒热夹杂或外寒里热之证；热哮日久，如屡用凉下，损伤中阳，也可能转化为冷哮。无论冷哮、热哮，由于病邪久留不去，哮喘屡愈屡发，都会使人体正气日耗，由实证渐次向虚证方向转化，而为正虚邪恋或正虚邪实之证。

哮病是一种顽固难愈的疾病，病程颇长，反复发作，根深蒂固，难以速除。如能控制其发作，平时注意将护，调养正气，并坚持服用以扶正固本为主的方药，部分患者可望获得根治，即使未得根治，亦可望减少或减轻发作。

哮病如长期不愈，反复发作，见周身悉肿、饮食减少、胸凸背驼；发作时冷汗如油、面色苍白或青紫、四肢厥冷、下利清谷、脉来短数或按之如游丝者，预后不良。

七、预防与护理

哮喘每因气候突然变化、特别是寒冷空气的刺激而诱发，故患者应注意避免感冒，并可以根据具体情况，做适当的体育锻炼，如打太极拳、跑步等，以逐步增强体质。青壮年患者，可逐渐试作冷水浴，以适应寒冷刺激，减少发病。饮食宜清淡，忌肥甘厚味，如酒、鱼、虾、肥肉、浓茶等，勿过饮、过饱。居住环境的空气宜新鲜，避免异味和烟尘刺激。有吸烟嗜好者，应坚决戒烟。

哮喘发作时应及时治疗；平时可长期服用切合具体情况的扶正固本中药，以增强机体抗病能力，减少发作，但严忌杂药乱投、损伤正气。

八、现代研究

（一）病因病机

许多学者认识到风、痰、瘀等为哮喘的重要病理因素，同时某些脏腑功能失调与哮喘的发生也有一定的关系。晁氏等针对哮病发病迅速、时发时止、反复发作、发时痰鸣气喘的特征，认为此与风邪善行数变的性质相符，以"风哮"命名，提出"风盛痰阻，气道挛急"是本病急性发作主要病机的观点。柯氏认为，无论发作期和缓解期，肾虚（尤其是肾阳虚）始终是哮病最根本的病理机制。吴氏认为，"痰、瘀"是哮喘发病的主要病理因素，而（肾）阳虚是哮喘反复发作的根本原因。周氏认为哮喘反复发作，因痰气交阻，肺气郁滞，久则肺络不通，瘀血停积，阻滞气道，妨碍气机升降，而致气逆喘息加重，此即"先由气病，后累血病""久病入络"。又提出痰气瘀阻、肺失宣降为哮喘的基本病机。武氏认为，哮喘发作是正邪交争、脏腑功能失调的结果，病性总属本虚标实，强调风、痰、气、瘀、虚为哮喘发作的基本病机特点。

（二）辨证分型

随着近代医家对哮病病因病机研究的不断深入，对哮病的辨证分型也出现了许多新的观点。曾氏将哮喘分寒邪伏肺型、热痰阻肺型、气郁痰阻型、痰瘀气壅型、肺肾两虚型。姜氏将哮病分为寒邪凝滞、热邪壅肺、贼风袭肺、肝乘肺金、痰毒互结、脾肺气虚、肺肾两虚 7 种证型。杨氏将哮喘分为寒痰型、热痰型、痰浊型、脾肾阳虚型。李氏根据哮病的发生发展规律，分为早、中、后期，同时以脏腑辨证为纲，把哮病归纳为鼻哮、肺哮、肝哮、脾哮、肾哮5个证型。窦氏等将哮病发作期分为寒痰伏肺、痰热蕴肺、风痰阻肺、痰浊壅肺4个证型；缓解期分为肺卫虚弱、脾失健运、肾气不足、肺络瘀阻4个证型。武氏则将哮病分为风哮、痰哮、气郁哮、血瘀哮、虚哮5个证型。

（三）辨证论治

1. 发作期　发作时治标，以攻邪为主。针对寒热，治分温清。近代学者多将发作期分为寒哮和热哮分别治之。邱氏等将支气管哮喘的患者136例，随机分为喘平胶囊（麻黄、杏仁、地龙、黄芩、椒目、党参等）治疗组106例，桂龙咳喘宁胶囊对照组30例，连续观察2星期，结果临床控制率分别为45.28%和36.67%，总有效率分别为92.45%和86.67%。余氏等以平喘定哮方（射干、炙麻黄、紫菀、款冬花、竹沥、半夏、柴胡、前胡、枳壳、桔梗、生甘草、丹参、郁金）为基础方治疗哮喘232例，临床控制27例，显效88例，有效99例，总有效率为92.25%；1个星期内见效211例，占90.25%。陈氏等将支气管哮喘中医证属热哮者90例随机分为治疗组50例、对照组40例，前者用止咳定喘片、后者用蠲哮片治疗。结果治疗组总有效率为80%，对 FEV_1 和PEFR均有升高作用，对IgE有降低作用，对喘息、哮鸣音、咳嗽、咯痰等有显著改善作用，与对照组相比差异有显著性（$P<0.05$）。王氏等将支气管哮喘急性发作期60例轻、中度患者，随机分为调肝理肺汤（香附、桑白皮、全瓜蒌、黄芩、清半夏、丹参、钩藤、白芍、桔梗、地龙、防风、炙麻黄）治疗组30例，对照组30例，予氨茶碱片；治疗2个星期后，总有效率分别为90%和86.67%，控显率分别为63.33%和66.67%。倪氏等将支气管哮喘发作期的患者随机分为治疗组（23例）和对照组（20例），分别给予常规药合复方丹参注射液和常规药物治疗，疗程均14日；结果治疗组总有效率为95.7%，与对照组比较有显著差异（$P<0.05$），提示加用活血化瘀药物复方丹参注射液治疗支气管哮喘发作期有较好的疗效。干氏将65例支气管哮喘患者随机分为2组，治疗组34例，采用自拟补虚止哮汤（黄芪、半夏、白果、皂荚、淫羊藿、补骨脂、五味子、射干、杏仁、白术、茯苓、炙麻黄、桃仁、甘草）内服治疗，对照组31例，采用泼尼松、酮替芬等治疗；均4星期为一个疗程，结果治疗组总有效率为97.06%，对照组总有效率为80.65%，两组差异有显著性（$P<0.05$）。

2. 缓解期　缓解期治本为主，或扶正祛邪并用。邓氏等将221例支气管哮喘非急性发作期患者随机分成2组，治疗组116例，口服温阳平喘胶囊（川附片、小白附子、麻黄、黄芩等）治疗，对照组105例，口服桂龙咳喘宁胶囊，30日为一个疗程。结果治疗组总有效率为93.1%，与对照组比较有显著性差异（$P<0.05$）；且能明显降低血清IgE、外周血嗜酸粒细胞的水平，改善 FEV_1 的指标。李氏等选择55例非急性发作期哮喘患者，随机分2组，治疗组29例，口服宣肺定喘胶囊；对照组26例，口服桂龙咳喘宁胶囊；治疗4星期后2组症状、体征均有明显改善（$P<0.01$），治疗组改善喘息、哮鸣音更明显（$P<0.05$）。两组肺功能均有明显提高（$P<0.01$），治疗组疗效高于对照组（$P<0.01$）。郑氏等将80例支气管哮喘缓解期患者随机分为2组，每组40例，分别治以喘舒颗粒（党参、补骨脂、白芥子、细辛等）和氨茶碱片口服，连用8星期，治疗组总有效率为87.5%，对照组总有效率为65%。胡氏自拟喘舒汤治疗缓解期难治性支气管哮喘，治疗组60例，对照组60例，2组均常规给予解痉平喘、抗感染和祛痰等治疗，治疗组在此基础上予自拟喘舒汤（蛤蚧粉、紫河车粉、熟地、红参、核桃仁、山药、桃仁），每日1剂，1月为一个疗程，结果治疗组总有效率为90%，对照组总有效率为55%，两组比较有显著性差异。

（四）外治疗法

外治法是中医传统治疗方法。包括穴位敷贴、针灸、穴位埋藏法等，在临床治疗哮喘有广泛的应用和广阔的前景。陶氏等根据中医阴病取阳理论，自制贴敷药饼（白芥子、细辛、生甘遂、莪术、延胡索、硫黄、麝香、姜汁、冰片）贴敷于大椎、定喘（双）、肺俞（双）、膏肓（双）、心俞（双）穴，夏日三伏为治疗时机，对70例哮喘患者连续3年治疗，总有效率为91.4%。陈氏等采用白芥子散（白芥子、细辛、甘遂、延胡索）穴位敷贴治疗支气管哮喘130例，分别敷贴在百劳、肺俞、膏肓穴上；并设对照组35例，采用西药抗生素配合口服氨茶碱常规治疗，均以6日为一个疗程。治疗组总有效率为88%，对照组总有效率为53%。李氏等比较化脓灸与针刺治疗的疗效，将支气管哮喘患者随机分成2组，灸治组30例，用麻黄、桂枝、麝香等药物研粉与陈年艾绒拌匀装瓶，施灸于肺俞、大杼、定喘等穴位，灸后贴自制化脓灸药膏，30日为一个疗程；针刺组30例，取穴、疗程与灸治组相同；灸治组总有效率为100%，针刺组总有效率为66.7%。陆氏以定喘方（制附子、党参、白术、茯苓、制半夏、款冬花、白芥子、细辛、甘草）浸泡羊肠线，埋于肺俞、定喘、肾俞等穴中，共治疗哮喘68例，总有效率为93%，对虚喘型患者疗效优于实喘型。

九、小结

哮病以呼吸喘促、喉间哮鸣有声为特征，多由痰浊内伏、遇新邪引动而触发，往往反复发作，短期很难治愈。

哮病在发作期以治标为急，缓解期以治本为主。冷哮治以宣肺散寒、豁痰平喘；热哮治以宣肺清热、涤痰利气。治本当区别肺脾气虚和肺肾两虚，分别予以补益脾肺和肺肾双补。至于哮病屡发，正气亏虚，出现阳气暴脱，又当急予回阳固脱之剂。此外，治疗此病要注意寒热虚实之间的转化，明辨证候寒热、虚实之兼夹，方能切中病机。

（黄　超）

第二节　慢性支气管炎

慢性支气管炎（chronic bronchitis）是指气管、支气管黏膜及其周围组织的慢性非特异性炎症。临床上以咳嗽、咳痰或伴有喘息等反复发作的慢性过程为特征，常并发阻塞性肺气肿，甚至肺源性心脏病。

慢性支气管炎是临床常见病和多发病。随着年龄增长，患病率递增，50岁以上者患病率高达15%。早期症状轻微，多在冬季发作，晚期症状加重，常年存在，不分季节。有慢性气流阻塞的慢性支气管炎可归属慢性阻塞性肺疾病（chronic obstructive pulmonary disease，COPD）。

本病可归属于中医学"咳嗽""喘证"等病证范畴。

一、病因病理

（一）西医病因病理

1. 病因及发病机制　慢性支气管炎的病因较为复杂，往往是多种因素长期相互作用的结果。其有关致病因素归纳如下。

（1）遗传因素：从家庭普查结果来看，本病有一定的遗传倾向。有遗传因素的患者血中缺乏一种与遗传有关的 α_1-抗胰蛋白酶（α_1-antitrypsin）。在炎症时，白细胞释放的酶可以破坏肺组织，α_1-抗胰蛋白酶能对抗白细胞释放的酶对肺组织的损伤，若 α_1-抗胰蛋白酶缺乏，则导致慢性肺部组织的损伤。

另外免疫球蛋白 A（IgA）及丙种球蛋白缺乏，也是其病因之一。

（2）感染因素：呼吸道感染是慢性支气管炎发病与急性发作的重要原因，以病毒为多，其中以流感病毒、鼻病毒、腺病毒和呼吸道合胞病毒为常见。病毒感染后，导致呼吸道柱状上皮细胞损伤，免疫功能低下，为细菌继发感染创造条件。据文献报道，引起慢性支气管炎常见的细菌有奈瑟球菌、肺炎链球菌及流感嗜血杆菌等，而肺炎链球菌、流感嗜血杆菌与慢性支气管炎继发感染关系密切。

（3）吸烟：烟草中含有的焦油和尼古丁等都可损坏支气管柱状纤毛上皮，使纤毛倒伏，纤毛活动受限，削弱肺泡巨噬细胞的吞噬功能，黏液腺增生，腺导管扩张，甚至支气管痉挛，使气道阻力增加，为细菌侵入创造条件。长期吸入有害气体或每日吸烟在 20 支以上者，其慢性支气管炎患病率比不吸烟者高两倍以上。

（4）气候因素：慢性支气管炎患者对气候的变化非常敏感，据调查，冬季发病率达 50% 以上，春秋季降为 14%~22%，夏季仅有 7%。冬季冷空气刺激支气管，可使支气管黏液腺分泌增加，气道阻力增大，支气管柱状上皮纤毛运动减弱，气道净化功能下降。

（5）理化因素：化学气体如氯、一氧化氮、二氧化硫等烟雾，对支气管黏膜有刺激和细胞毒性作用，使黏膜腺体分泌增加，痰量增多。空气中的烟尘和二氧化硫超过 1 000 μg/m^3 时，慢性支气管炎的急性发作显著增多。

（6）过敏因素：过敏因素与慢性支气管炎的发病也有一定关系。临床发现单纯性慢性支气管炎患者用解痉药有效，实验室观察也发现细菌致敏与慢性支气管炎发病有关，尤与喘息型慢性支气管炎关系甚密。有些慢性支气管炎患者，肺组织内 IgG 含量增高，推测与Ⅱ型变态反应有关，这可能是呼吸道反复感染所产生的抗体形成抗原-抗体复合物的结果。

（7）自主神经功能失调：动物实验证明，以毒扁豆碱和二异丙氧磷酸使副交感神经处于兴奋状态时，可见呼吸道中杯状细胞分泌亢进。国内很多单位对慢性支气管炎患者进行了临床自主神经功能检查，约半数患者有自主神经功能失调表现，多表现为副交感神经亢奋，交感神经功能低下，从而使支气管分泌亢进，临床表现为痰多、咳嗽或喘息。

2. 病理　慢性支气管炎早期主要累及管径小于 2 mm 的小气道，表现为不同程度的上皮细胞变性、坏死、增生，鳞状上皮化生，杯状细胞增生，黏膜及黏膜下层炎症细胞浸润，管壁黏膜水肿，分泌物增多，管壁有不同程度的炎性改变。

病变继续发展，气管、支气管腺体由正常浆液腺胞占多数逐渐发展成黏液腺泡占多数，甚至全为黏液腺泡，浆液腺泡及混合腺泡所占比例甚少。支气管黏膜上皮表面的纤毛被炎症反复刺激而受到破坏，纤毛变短，其修复功能下降，失去了正常的清除功能，从而使痰液不易排出。支气管壁被炎症细胞反复浸润，导致充血、水肿，纤维组织增生，支气管平滑肌增厚，弹力纤维遭破坏，管腔狭窄，支气管软骨萎缩变性，部分被结缔组织所取代。

电镜检查可见Ⅰ型细胞肿胀、变厚，其中线粒体肿胀，内质网扩张呈空泡状。Ⅱ型细胞增生，肺泡纤维组织弥漫性增生，毛细管基底膜增厚，内皮细胞损伤，血栓形成和管腔纤维化闭塞。

（二）中医病因病机

中医学认为，慢性支气管炎的发生和发展，多因外邪侵袭、内脏亏损，导致肺失宣降。

1. 外邪侵袭　六淫之邪侵袭肌表，或从口鼻而入，或从皮毛而侵，或因吸入烟尘、异味气体，内合于肺，肺失肃降，肺气不宣，痰浊滋生，阻塞胸肺，故可引起咳喘、咳痰。由于外邪性质的不同，临床又有寒、热的差异。

2. **肺脏虚弱** 久咳伤肺，肺气不足，复因外邪侵袭，清肃失职而发病。肺气不足，气失所主，清肃无权，气不化津，积液成痰，痰湿阻肺，致使咳喘缠绵不愈。

3. **脾虚生痰** "脾为生痰之源，肺为贮痰之器"，久病不愈，耗伤脾气，脾阳不足，脾失健运，水谷无以化生精微，聚湿生痰。痰浊上渍于肺，壅塞气道，肺失宣降，而致咳嗽痰多。

4. **肾气虚衰** 肾主纳气，助肺以行其呼吸。肾气虚弱，吸入之气不能经肺下纳于肾，气失归藏，则肺气上逆而表现为咳嗽喘促，动则愈甚。久病不愈，必伤于阴，肾阴亏耗，津液不能上润肺金，或虚火上扰，灼伤肺阴，肺失滋润，而致咳喘。

总之，本病常因暴咳迁延未愈，邪恋伤肺，使肺脏虚弱，气阴耗伤，肺气不得宣降，故长期咳嗽、咳痰不愈，日久累及脾肾。病情多为虚实夹杂，正虚多以气虚为主或兼阴虚，痰饮停聚为实，或偏寒，或偏热，日久夹瘀。其病位在肺，涉及脾、肾。

二、临床表现

常有长期吸烟或经常吸入刺激性气体及反复上呼吸道感染病史。本病进展缓慢，症状逐渐加重，以长期反复发作为特点，每年发病持续3月以上，并连续2年或2年以上。

（一）症状

1. **咳嗽** 早期咳声有力，白天多于夜间，病情发展，咳声变重浊，并痰量增多。继发肺气肿时，常伴气喘，咳嗽夜间多于白天，尤以临睡或清晨起床时更甚。

2. **咳痰** 多数为白色黏液痰，清晨及夜间较多，在病情加重或合并感染时痰量增多变稠或变黄。老年人咳嗽反射低下，痰不易咳出。

3. **喘息** 见于喘息型患者，由支气管痉挛引起，感染及劳累后明显，合并肺气肿后喘息加重。

（二）体征

慢性支气管炎早期常无明显体征。有时在肺底部可闻及湿性和（或）干性啰音，喘息性支气管炎在咳嗽或深吸气后可听到哮鸣音，发作时有广泛的湿啰音和哮鸣音。长期反复发作，可见肺气肿的体征。

（三）主要并发症

1. **阻塞性肺气肿** 为慢性支气管炎最常见的并发症。因终末细支气管狭窄阻塞，肺泡壁破裂，相互融合所致。症见气急，活动后加重，伴有肺气肿的体征，如桶状胸，肺部叩诊呈过清音，X线检查示肺野透亮度增加。

2. **支气管扩张症** 慢性支气管炎反复发作，支气管黏膜充血、水肿，形成溃疡，管壁纤维增生，管腔变形、扩张或狭窄，扩张部分呈柱状改变，形成支气管扩张，症见咳嗽、痰多或咯血。

3. **支气管肺炎** 慢性支气管炎蔓延至周围肺组织中导致感染，患者有寒战、发热、咳嗽增剧，痰量增加且呈脓性。白细胞总数及中性粒细胞增多。X线检查两下肺野有沿支气管分布的斑点状或小片状阴影。

三、实验室及其他检查

1. 血常规检查　细菌感染时可出现白细胞总数和（或）中性粒细胞增高。
2. 痰液检查　涂片可发现革兰阳性球菌或革兰阴性杆菌，痰培养可发现致病菌。
3. X 线检查　早期可无异常，随着病情发展，可见肺纹理增多、变粗、扭曲，呈网状或条索状阴影，向肺野周围延伸，以两肺中下野明显。
4. 肺功能检查　本病早期病变多在小气道，大气道通气功能尚在正常范围内，常规肺功能检查可无异常发现，但闭合气量检测可见增大，最大呼气流速–容量曲线图形异常，最大呼气中段流速（MMEF）降低。以后发展至气道狭窄或有阻塞时，出现阻塞性通气功能障碍，表现为第 1 秒用力呼气容积（FEV_1）下降，合并肺气肿时，肺残气量明显增高，肺总量（TLC）也增大。

四、诊断与鉴别诊断

（一）诊断

1. 诊断要点　临床上以咳嗽、咳痰为主要症状或伴有喘息，每年发病持续 3 个月，并连续 2 年或以上。排除具有咳嗽、咳痰、喘息症状的其他疾病，如支气管哮喘、支气管扩张、肺结核、尘肺、肺脓肿、心功能不全等。
2. 分型
(1) 单纯型：主要表现为咳嗽、咳痰。
(2) 喘息型：除咳嗽、咳痰外，尚具有喘息症状，并经常或多次出现哮鸣音。
3. 分期
(1) 急性加重期：指在 1 周内出现脓性或黏液脓性痰，痰量明显增加，或伴有发热等炎症表现。或在 1 周内"咳""痰""喘"等症状中任何一项明显加剧。
(2) 慢性迁延期：指有不同程度的"咳""痰""喘"症状，迁延 1 个月以上者。
(3) 临床缓解期：指病情自然缓解或经治疗后症状基本消失，或偶有轻微咳嗽和少量痰液，保持两个月以上者。

（二）鉴别诊断

1. 支气管扩张　本病以慢性咳嗽、咳痰为主症，常表现为大量脓性痰或反复咯血，胸部 X 线检查见支气管管壁增厚，呈串珠状改变，或多发性蜂窝状影像，支气管碘油造影可以确诊。
2. 支气管哮喘　喘息型慢性支气管炎需与支气管哮喘鉴别。喘息型慢性支气管炎一般多见于中老年，咳嗽、咳痰症状较为突出，往往因咳嗽反复发作、迁延不愈而伴有喘息。支气管哮喘患者常有个人或家族过敏性病史，多数自幼得病，早期以哮喘症状为主，突发突止，应用解痉药症状可明显缓解，间歇期一般可无症状。支气管哮喘反复发作多年后并发慢性支气管炎，二者不易鉴别，应全面详细分析病史，以明确诊断。
3. 肺结核　活动性肺结核常伴有低热、乏力、盗汗、咯血等典型症状，老年性肺结核上述症状多不显著，易与慢性支气管炎相混淆，应特别引起注意。及时进行胸部 X 线检查、结核菌素试验和痰结核菌检查可帮助诊断。
4. 支气管肺癌　多数患者可有长期吸烟史，近期发生顽固性刺激性咳嗽或咳嗽性质改变，常痰中带血。胸部 X 线和 CT 检查可发现实质性影像，痰脱落细胞及纤维支气管镜活检，可以明确诊断。

5. 尘肺　尘肺患者多合并慢性支气管炎，症状难与慢性支气管炎鉴别，应根据粉尘接触史与 X 线胸片予以鉴别。早期矽肺与煤矽肺的胸片也有肺纹理增多与网织阴影，鉴别要点是对小点状阴影的仔细分析，矽结节密度深而边缘较清楚，有时需用放大摄片或随访复查加以鉴别。

6. 肺间质纤维化　以干咳为主症，气短并呈进行性加重。听诊双肺下后侧可闻爆裂音（Velcro 啰音）。血气分析显示，动脉血氧分压降低，而二氧化碳分压可不升高。胸部 X 线及 CT 示双肺呈磨玻璃状、网格状、蜂窝状改变。

五、治疗

（一）治疗思路

慢性支气管炎的治疗，目前多采用中西医综合治疗。急性发作期主要选择有效抗菌药物治疗，在控制感染的同时，应配合应用祛痰、镇咳药物改善症状；缓解期可应用免疫制剂，提高机体抗病能力，减少发作。中医本着急则治其标、缓则治其本的原则，在急性加重期应着重于祛痰宣肺，缓解期重在补益肺脾肾，慢性迁延期证属正虚邪恋，治宜止咳化痰，标本兼顾。

（二）西医治疗

1. 急性加重期

（1）控制感染：抗生素使用原则为及时、有效，感染控制后即予停用，以免产生耐药和二重感染。在未获得明确病原学诊断前，所用抗生素应覆盖主要致病菌。常用抗生素可选用 β-内酰胺类、大环内酯类、喹诺酮类等。如阿莫西林 0.5 克，口服，每日 3~4 次；罗红霉素 0.3 克，口服，每日 2 次；左氧氟沙星 0.2 克，口服，每日 2 次。感染严重者可用同类药品静脉滴注，每日 2 次，疗程 5~7 天。

（2）祛痰、镇咳：除刺激性干咳外，一般不宜单用镇咳药物，因痰不易咳出，反而加重病情。使用祛痰止咳剂，促进痰液引流，有利于感染的控制。常用的药物有盐酸氨溴索（沐舒坦）30 mg，口服，每日 2 次；必嗽平 16 mg，口服，每日 2~3 次；氯化铵棕色合剂 10 mL，口服，每日 2~3 次。若痰黏稠仍不易咳出时，可配以生理盐水加 α-糜蛋白酶雾化吸入，以稀释气道分泌物。若剧烈干咳也可选用克咳敏 5~10 mg，口服，每日 3 次。

（3）解痉平喘：适用于喘息型患者急性发作，或合并肺气肿者。常用药物有氨茶碱 0.1~0.2 克，口服，每日 3 次；博力康尼 2.5 mg，口服，每日 3 次。也可应用吸入型支气管扩张剂，如喘康速或溴化异丙托品。

2. 缓解期　主要是加强体质的锻炼，提高自身抗病能力，同时戒烟，避免有害气体和其他有害颗粒的吸入，也可使用免疫调节剂，如卡介苗，每次 1 支，肌内注射，每周 2~3 次。预防感冒对减少慢性支气管炎的急性加重有一定作用。

（三）中医治疗

1. 辨证论治

（1）实证（多见于急性加重期）

1）风寒犯肺证

症状：咳喘气急，胸部胀闷，痰白量多，伴有恶寒或发热，无汗，口不渴，舌苔薄白而滑，脉浮紧。

治法：宣肺散寒，化痰止咳。

方药：三拗汤加减。若寒痰阻肺、痰多、胸闷者，加半夏、橘红、苏子等化痰顺气；若表解而喘不平，可用桂枝加厚朴杏子汤以顺气解表。

2）风热犯肺证

症状：咳嗽频剧，气粗或咳声嘶哑，痰黄黏稠难出，胸痛烦闷，伴有鼻流黄涕，身热汗出，口渴，便秘，尿黄，舌苔薄白或黄，脉浮或滑数。

治法：清热解表，止咳平喘。

方药：麻杏石甘汤加减。若肺热重者，加黄芩、知母、鱼腥草以清肺热；若风热较盛者，加金银花、连翘、桑叶、菊花以解表清热；若痰热壅盛者，加瓜蒌、贝母、海浮石以清化痰热。

3）痰浊阻肺证

症状：咳嗽，咳声重浊，痰多色白而黏，胸满窒闷，纳呆，口黏不渴，甚或呕恶，舌苔厚腻色白，脉滑。

治法：燥湿化痰，降气止咳。

方药：二陈汤合三子养亲汤加减。痰浊壅盛，气机阻滞者，加苍术、厚朴以化痰行气；脾虚湿盛，纳少神疲者，加党参、白术以健脾燥湿。

4）痰热郁肺证

症状：咳嗽，气息喘促，胸中烦闷胀痛，痰多色黄黏稠，咯吐不爽，或痰中带血，渴喜冷饮，面红咽干，尿赤便秘，苔黄腻，脉滑数。

治法：清热化痰，宣肺止咳。

方药：桑白皮汤加减。肺热甚者，加石膏、知母以清肺热；痰热胶结者，加海蛤壳或黛蛤散以清热化痰散结；肺气上逆，腑气不通者，加葶苈子、大黄、芒硝泻肺平喘。

5）寒饮伏肺证

症状：咳嗽，喘逆不得卧，咳吐清稀白沫痰，量多，遇冷空气刺激加重，甚至面浮肢肿，常兼恶寒肢冷，微热，小便不利，舌苔白滑或白腻，脉弦紧。

治法：温肺化饮，散寒止咳。

方药：小青龙汤加减。若饮多寒少，外无表证，喘咳饮盛者，可加葶苈子、白术、茯苓以健脾逐饮；痰壅气阻者，配白芥子、莱菔子豁痰降气。

(2) 虚证（多见于缓解期及慢性迁延期）

1）肺气虚证

症状：咳嗽气短，痰涎清稀，反复易感，倦怠懒言，声低气怯，面色㿠白，自汗畏风，舌淡苔白，脉细弱。

治法：补肺益气，化痰止咳。

方药：补肺汤加减。若咳痰稀薄量多者，加白芥子、半夏、款冬花以温肺化痰。

2）肺脾气虚证

症状：咳嗽气短，倦怠乏力，咳痰量多易出，面色㿠白，食后腹胀，便溏或食后即便，舌体胖边有齿痕，舌苔薄白或薄白腻，脉细弱。

治法：补肺健脾，止咳化痰。

方药：玉屏风散合六君子汤加减。若咳痰稀薄，畏寒肢冷，为肺虚有寒，可加干姜、细辛温中散寒；若中焦阳虚，气不化水，湿聚成饮而见咳嗽反复发作，痰涎清稀者，治宜温阳化饮，配合苓桂术甘汤。

3）肺肾气阴两虚证

症状：咳喘气促，动则尤甚，痰黏量少难咯，伴口咽发干，潮热盗汗，面赤心烦，手足心热，腰酸耳鸣，舌红，苔薄黄，脉细数。

治法：滋阴补肾，润肺止咳。

方药：沙参麦冬汤合六味地黄丸加减。若阴虚较甚见手足心热、潮热盗汗者，可加五味子、地骨皮、银柴胡以纳气平喘，清退虚热。

2. 常用中药制剂

（1）清气化痰丸：功效，清热化痰，肃肺止咳。适用于痰热壅肺证。用法，口服，每次6~9克，每日2次，小儿用量酌减。

（2）人参保肺丸：功效，益气补肺，止嗽定喘。适用于肺脾气虚证。用法，每次1丸，每日2次。

六、预后

本病为渐进过程，常并发阻塞性肺气肿，甚至肺源性心脏病。

七、预防与调护

1. 加强身体耐寒锻炼，增强抗病能力，预防感冒和流感。
2. 戒除吸烟嗜好，减少室内空气中的灰尘和有害气体。
3. 忌食辛辣、肥腻之品，并减少食盐摄入量。
4. 腹式呼吸锻炼，有利于改善通气功能和增强体质。
5. 做好患者精神护理，使患者性情开朗，心情舒畅，愉快乐观。

（刘艳红）

第五章 心系病证

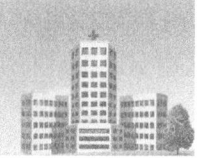

第一节 厥证

厥证是以突然昏倒，不省人事，或伴有四肢逆冷为主要表现的一种病证。一般发病后在短时间内苏醒，醒后无偏瘫、失语和口眼㖞斜等后遗症，但部分严重者，昏厥时间较长，甚至一厥不复而亡。

厥证，古有寒厥、热厥、阴厥、阳厥、煎厥、薄厥、暴厥、大厥、尸厥、风厥、太阳厥（躁厥）、阳明厥（骭厥）、少阳厥、太阴厥、少阴厥、厥阴厥、首厥、臂厥、四厥、督厥、痿厥、气厥、血厥、痰厥、食厥、色厥、蛔厥等多种名称，或从病因病机特性命名，或从病证表现命名，或从六经归属命名，而后世医家有以厥证统之者，或有以中恶统之者，亦有以类中风统之者。近代则大多以厥证命名。

从广义上讲，自古论厥包含有两大类，一类以突然昏倒，不省人事为主症，另一类以四肢逆冷为主症。本节所讨论者，主要为内伤杂病范围内以突然昏倒、不省人事为主症的厥证。另有六经形证的各种厥，目前一般已不再单列讨论。

本病可见于西医学多种疾病，如低血压、低血糖反应、癔病、痰液阻塞气道、急性过敏反应、高血压脑病等，凡以厥证为主要表现者，均可参照本节内容辨治。

论厥自《黄帝内经》起，《素问·厥论》为厥证之专篇，在其他篇章也有大量论及。论厥之，大体可分为三类：一是指暴不知人，卒然昏倒，如《素问·厥论》说的"厥或令人腹满，或令人暴不知人"；二是指手足逆冷，如《灵枢·五乱》指出，人体气机"乱于臂胫，则为四厥"；三是指六经形证，如《素问·厥论》叙述的太阳、阳明、少阳、太阴、少阴、厥阴之厥等。前两类一直沿用至今，而第三类与近代厥证含义有较大区别，今已罕用。《黄帝内经》提出厥证为气机逆乱、气血运行悖逆所致。《素问·生气通天论》曰："大怒则形气绝，而血菀于上，使人薄厥。"

张仲景在《伤寒论》少阴篇和厥阴篇，重点阐述了《黄帝内经》寒厥和热厥的理论与治法。《伤寒论·辨厥阴病脉证并治》曰："凡厥者，阴阳气不相顺接，便为厥。厥者，手足逆冷是也。"《伤寒论》认为热厥的病机为"热深厥亦深，热微厥亦微"，其四肢逆冷为热邪深入，阻遏于里，不能外达于四肢之故。在治法及方药上，提出了寒厥用四逆汤、当归四逆汤、通脉四逆加猪胆汁汤等，热厥用白虎汤、四逆散等，亦可用下法。

隋代巢元方《诸病源候论》将厥证列于中恶病诸候，其中对尸厥的描述为"其状如死，犹微有息而不恒，脉尚动而形无知也"，指出其病机为"阴阳离居，营卫不通，真气厥乱，客邪乘之"。元代张子和《儒门事亲》广泛论述了寒厥、热厥、尸厥、风厥、气厥、骨厥、臂厥、阳明厥等厥证，并补充了痰厥、酒厥之证，丰富了厥证的内容。《儒门事亲·指风痹痿厥近世差玄说》指出："厥之为状，手足膝下或寒或热也……有涎如拽锯，声在喉咽中为痰厥，手足搐搦者为风厥，因醉而得者之为酒厥，暴怒得之为气厥。"

明代《景岳全书·厥逆》说："言厥者，以其内夺，谓夺其五内之精气也，声音不能出也，非肢体偏废也……诸论则非风之义可知矣。"对厥证的寒热虚实，以及暑厥和酒厥也有较多发挥。清代吴谦《医宗金鉴》将厥证归属为类中风，《医宗金鉴·杂病心法要诀·类中风总括》中分别论述了尸厥、虚中、气中、食中、寒中、暑中、中恶等证，明确把有无口眼㖞斜和偏废作为中风和厥证的鉴别要点。

一、病因病机

厥证是由外感六淫或秽毒之邪，内伤七情、饮食、劳倦、失血、亡津，气机逆乱，升降失常，阴阳之气不相顺接所致。诚如《证治汇补·厥》云："人身气血，灌注经脉，刻刻流行，绵绵不绝，凡一昼夜，当五十营于身，或外因六淫，内因七情，气血痰食，皆能阻遏运行之机，致阴阳二气不相接续，而厥作焉。"

（一）病因

1. **外邪侵袭**　机体卒感六淫或秽恶之邪，气机逆乱，阴阳之气不相顺接，即可发为昏厥。此即《素问·缪刺论》所谓："邪客于手足少阴、太阴、足阳明之络……五络俱竭，令人身脉皆动，而形无知也，其状如尸，或曰尸厥。"六淫致厥，其中以中寒、中暑为多。中寒之厥，多发于严寒之时或高寒地区；中暑之厥，多发于酷暑季节；秽恶之厥，多发于入庙登塚，或深入矿井之内等。

2. **七情内伤**　七情内伤，最易气逆。或恼怒气结，或所愿不遂，肝气郁结，郁久化火，肝火上逆；或大怒而气血并走于上，气机逆乱，以致气血阴阳不相顺接而发为厥证。此外，平素胆怯柔弱之人，若突遇外界强烈刺激，如突遇灾难，或惊闻巨响，或见鲜血喷涌等，亦可发为昏厥。

3. **饮食劳倦**　饮食不节，积滞内停，转输失常，气机受阻，可卒然窒闷而厥；或饱食之后，骤逢恼怒，气逆夹食，上下痞隔，亦可致厥。如《证治准绳》所言："中食之证，忽然厥逆昏迷，口不能言，肢不能举，状似中风，皆因饮食过伤，醉饱之后，或感风寒，或着气恼，以致填塞胸中，胃气有所不行，阴阳痞隔，升降不通，此内伤之至重者。"元气素虚者，如过度饥饿，以致中气不足，脑海失充。此外，过度疲劳，或睡眠不足，阴阳气血暗耗，也是导致昏厥的原因之一。若性事过频，纵欲竭精，精却于下，阴气上冲，可发为色厥。

4. **失血亡津**　因创伤出血，或生产大量失血，以致气随血脱，神明无主，或因大汗吐下，气随液耗，均可出现厥证。

5. **剧烈疼痛**　疼痛伤气，并可导致气机逆乱而卒然昏仆。《素问·举痛论》曰："寒气客于五脏，厥逆上泄，阴气竭，阳气未入，故卒然痛，死不知人，气复反则生矣。"临床上除寒邪疼痛致厥外，创伤、气滞、瘀血疼痛等，也可引起气机逆乱而发生昏厥。

6. **痰浊内盛**　痰湿内盛之人，如痰浊一时上壅，清阳被阻则可发为昏厥。其中，形盛气弱之人尤为多见，若平素嗜食酒酪肥甘，脾胃受损，运化失常，聚湿生痰，阻滞气道，气机不利，日积月累，痰愈多则气愈阻，气愈滞则痰更甚。《丹溪心法·厥》指出："痰厥者，乃寒痰迷闷。"陈士铎《辨证录·厥证门》也指出："肝气之逆，得痰而厥。"

（二）病机

厥证的基本病机总体属于气机逆乱，升降乖戾，气血阴阳不相顺接。正如《景岳全书·厥逆》所言："厥者尽也，逆者乱也，即气血败乱之谓也。"情志变动最易影响气机运行，轻则气郁，重则气逆，逆而不顺则气厥。气盛有余之人，骤遇暴怒郁闷，气逆上冲，而发为气厥实证；虚弱胆怯之人，陡遭惊骇，清阳不升，而发为气厥虚证；肝阳偏亢者，若恼怒气逆，则血随气行，逆乱于上，发为血厥实证；大量失血，气无不附，气血不升，发为血厥虚证；暴饮暴食，气机阻隔，发为食厥；痰盛之体，痰阻气道，气机不通，发为痰厥。

厥证所属脏腑主要以心、肝为主，涉及脾、肺、肾。心主神明，主血脉，肝主气机疏泄，肝气逆则全身皆逆，气机逆乱，升降乖戾，气血或并走于上，或失亡于下，则阴阳不相顺接，神明失主，而厥证成矣。脾主健运，主水湿之运化，肺主气，朝于百脉，若久病肺虚痰浊内盛，或水湿不运，积聚成痰，痰阻气道，均可成厥。肾为元气之根，若失血失精，气血不升，则肾之元气亦将无根，而神明无元气之充养，便成厥矣。

厥证的病理因素以气逆、血瘀、食积、痰浊、暑热、寒凝为主。正虚则以气血亏耗、精气过耗为多。病理性质与平素体质及病因病理有关，气盛有余，气逆上冲，血随气逆，痰浊上壅，食隔中焦者多为厥之实证；素体气虚、大量亡血、失精多为厥之虚证。然随病之进退，虚实之主次也可发生变化。

本病多因于气机暴然逆乱，气血阴阳不相顺接所致，若气血阴阳得以顺接，则可转复，神志苏醒，但厥之重症，阴阳气血离乱衰亡，亦可厥而不复至亡。尚有体弱气血大亏之人，或可反复发作厥证，当予重视。

二、诊断与鉴别诊断

（一）诊断依据

1. 卒然昏倒，不省人事，醒后无口眼㖞斜，无肢体偏废，或伴有四肢逆冷为主症者，为本病的主要特征。

2. 部分患者发病前或有头晕、面色苍白、出冷汗等先兆症状。

3. 发病前有暴怒气极、劳倦过度、暴饮暴食、大病、手术后、失血后等病史、诱因可资参考。

（二）鉴别诊断

1. 痫证　痫证是一种发作性神志异常的疾病，其典型发作以突然昏仆，不省人事，口吐涎沫，两目上视，四肢抽搐，口中如作猪羊叫声，或小便失禁，移时苏醒为特征。轻则一过性精神恍惚。病有宿根，反复发作。每次发作，病状相似。厥证与痫证虽然皆有卒然昏仆，但病作之后喉中发出异常叫声和反复发作等为痫证所独有。如周学海《读医随笔·风厥痉痫》说："厥有一愈不发，癫痫必屡发难愈者。"

2. 中风　中风以口眼㖞斜，语言謇涩，半身不遂，甚至突然昏仆，不省人事为特征。厥证与中风均可出现卒然昏仆，但厥证之昏仆，无口眼㖞斜、偏废不用，苏醒后也无后遗症。周学海《读医随笔·风厥痉痫》说："风之为病，其伤在筋，故有口眼㖞斜、肢节痿缓之象。厥之为病，其伤在气……故气复即醒，醒即如常而无迁延之患。"

3. 昏迷　昏迷以神志不清为主症，昏迷病人在发作之前，多患有较重疾病，昏迷之后，病情明显加重，昏迷时间较长，在短时内不易苏醒，醒后常有较重的原发病存在。这与厥证在发作之前一如常人有所区别。

（三）相关检查

血压、血糖、脑血流图、脑电图、脑干诱发电位、心电图、头颅 CT、MRI 等检查有助于明确诊断与鉴别诊断。

三、辨证

（一）辨证思路

厥证的辨证首辨病因，次辨虚实。

1. 辨病因　厥证的发生，常有明显的病因可寻。如气厥虚证，多为平素体质虚弱之人，厥前有过度疲劳、睡眠不足、饥饿受寒等诱因；血厥虚证，则与失血有关，常继发于大出血之后，或长期慢性失血；气厥、血厥实证，多形体壮实或平人，发前无任何不适，而发作多与精神刺激密切相关；痰厥好发于恣食肥甘，体丰湿盛之人；食厥多发于暴食之后；酒厥发生于暴饮之后；暑厥多在夏季久暴烈日或高温作业之时出现；色厥则发生于纵欲无节者。了解病史，察明病因，于辨证十分有益。

2. 辨虚实　厥证辨证，当分清虚实。一般而言，实证者大多素体壮实，常突然昏厥而气壅息粗，喉间痰鸣，牙关紧闭，脉多沉实或沉伏；虚证者多平素体弱或失血、操劳过度，表现为昏厥而气息微弱，张口自汗，肤冷肢凉，脉沉细微。

（二）类证鉴别

1. 辨气厥之虚实　气厥多与情志变化有关，若素体强壮，或禀性急躁者，卒遇情急暴怒之事，气逆上攻，见突然昏仆，牙关紧闭，气急息粗，多属实证；而素体不强，面色少华，声低气怯者，遇紧张、恐惧、劳累、饥饿等而晕仆，多属虚证。

2. 辨血厥之虚实　血厥实证常发于烦恼郁怒时，多伴见面色红赤，口唇紫暗，脉象弦紧；血厥虚证，或为大出血之后，或为吐、咯、衄、便血迁延反复，或崩漏不止，或体弱多病，气血无以生化者，多伴面色萎黄无华，口唇爪甲色淡，神倦，舌淡，脉细。

（三）证候

1. 气厥

（1）实证

症状：形体壮实，或平人之体，多素性争强好胜、急躁易怒，卒受精神刺激，突然昏倒，不省人事，口噤拳握，呼吸气粗，或四肢厥冷，舌苔薄白，脉沉或沉弦。

病机分析：本证为肝气郁结、气机上逆所致。气壅心胸，阻塞窍机，故见突然昏仆，不省人事，口噤拳握；肝气上逆，气机郁闭，肺气不宣，则呼吸气粗；阳气被郁，不能外达则四肢厥冷；气闭于内，肝气郁而不畅，则见脉沉或沉弦。

（2）虚证

症状：素体不强，发病前或有紧张、恐惧、疲劳、久立等病因，而突发眩晕昏仆，面色苍白，呼吸微弱，汗出肢冷，舌质淡，脉沉微。

病机分析：本证多因元气素虚，加之悲恐、疲劳过度、睡眠不足，或饥饿、受寒等因素诱发，中气下陷，清阳不升，脑海不充，一时气机不相顺接，而发为眩晕昏仆，面色苍白，气息低微，正气不足之证。

2. 血厥

（1）实证

症状：多于争吵恼怒时突然昏倒，不省人事，牙关紧闭，面赤唇紫，舌红，脉多沉弦。

病机分析：本证由于暴怒使肝气上逆，肝阳暴涨，血随气升，上蔽神明，因见突然昏厥，不省人事，牙关紧闭；面赤唇紫，舌红，脉象沉弦，皆为气逆血菀于上之象。

气厥实证和血厥实证，病因近似，临床表现也有相似之处，但血厥实证面赤唇紫，手足温和，与气厥实证面口唇或如常人，手足逆冷有所区别。由于气血关系密切，病变时常相互累及，故这两种证型多演变成气血同病之证。临证时既要注意两者的联系，又要分清主次。

（2）虚证

症状：多发生于鼻衄、咳血、吐血、便血、妇女暴崩、外伤等大量出血之后，或大汗、吐下之后。突然昏厥，面色苍白，口唇无华，四肢震颤，目陷口张，自汗肤冷，呼吸微弱，舌质淡，脉芤或细数无力。

病机分析：本证因大量失血、亡津，血海空虚，髓海失养，故突然晕厥；血不荣于面，故面色苍白，口唇无华；气血不能达于四末，筋失所养，则四肢震颤；营阴内耗，正气不固，故目陷口张，自汗肤冷，气息低微；舌淡，脉细数无力，均为血虚之证。

气厥虚证和血厥虚证，病理性质均属于虚，均可见明显的呼吸气短，乏力倦怠，脉弱无力等气虚证候，但气厥虚证，多发生于平素气虚之体，而血厥虚证则多发于大量失血之后，两者在病因上明显不同，问诊仔细应不难鉴别。需注意的是，由于气血互根，失血之证，若气随血脱，则可演变成气血两亏之证。

3. 痰厥

症状：多湿多痰之人，素有咳喘宿痰，剧烈咳嗽或恼怒之后，突然昏厥，喉间痰鸣，或呕吐痰涎，呼吸气粗，舌苔白腻，脉象沉滑。

病机分析：素体多痰湿，复因咳剧、恼怒，痰阻气逆，闭阻气道，神窍不利，故突然昏厥，喉中痰鸣，呕吐痰涎；痰阻气滞，气机不利，故胸闷息粗；而舌苔白腻，脉象沉滑，皆为痰浊内盛之征。

4. 食厥

症状：暴饮暴食后，突然昏厥，气息窒塞，脘腹胀满；舌苔厚腻，脉象滑实。

病机分析：此因饮食不节，暴饮暴食，食滞中脘，胃气不降，气逆于上，闭塞清窍所致，故突然昏厥；胃腑浊气，壅于胸中，肺气不利，故气息窒塞；食滞内停，胃气不利，则脘腹胀满。苔厚腻，脉滑实为食滞不消，浊气不降之候。

5. 酒厥

症状：纵饮不节，饮后昏倒，轻者犹能知人，重者神志昏迷，或烦躁，或痰涎如涌，或气喘发热，脉滑数。

病机分析：酒性慓悍滑疾，弥漫周身，麻痹经络，气冲上头，蒙蔽神明则言语不清，烦躁，昏迷；酒性辛热，令阳气过亢，则身热息粗，脉滑数；嗜酒之人，饮食不节，脾胃湿盛痰聚，酒食痰浊交阻，则痰涎如涌，发为酒厥。

6. 暑厥

症状：酷暑炎热之季，劳作奔忙，未有防护，头晕头痛，胸闷身热，面色潮红，继而卒仆，不省人事，或有谵妄，舌红而干，脉象洪数，或虚弦而数。

病机分析：感受暑邪，气热郁逆，上犯头部，故见眩晕、头痛；气热蒸迫，邪热内闭，则见胸闷身热，面色潮红；暑邪犯心，蒙蔽清窍，则卒然昏仆，甚至谵妄；舌红而干，脉象洪数或虚弦而数，乃暑热伤津之象。本证现多归属于"中暑"门。

7. 色厥

症状：男女同房后，或二三日后，发生昏厥，或伴暴吐、鼻衄、四肢逆冷、汗出、气喘等。

病机分析：本证多发生于中年之后。多因纵欲竭精，精竭于下，气脱于上所致。

8. 中恶

症状：不慎步入某种秽浊或特殊环境，忽然手足厥冷，头面青黑，精神不守，或错言妄语，牙口俱紧，昏晕不知。

病机分析：此证多系正虚之体，冒犯秽恶之气所致，如进塚、问丧，或入地窖、矿井深处，环境恶劣，空气不良，精神紧张，或因毒气侵袭，而发为本证。

四、治疗

（一）治疗思路

厥证乃急候，当以及时救治为要，以厥回神醒为期。而具体治法则需分病因虚实分别处之，气实而厥者，理气降逆；气虚而厥者，益气扶正；血瘀而厥者，祛瘀降逆；血脱而厥者，速收其散亡之气；因痰、食、酒、暑、中恶等致者，则分别予以豁痰开闭，消食和中，解酒化滞，祛暑清心，辟秽开窍之法。色厥暴脱宜益气固脱，若阴竭于下，则予益阴归原。

（二）基本治法

1. 调气降逆法

适应证：气厥实证。

代表方：通关散合五磨饮子加减。前方辛香通窍，一般先取少许吹鼻取嚏，以促其苏醒；再予后方开郁畅中，调肝降逆。亦可先予苏合香丸或玉枢丹芳香辛散，宣通气机。

常用药：细辛、皂角辛温宣散，通窍醒神；枳壳、乌药、木香、沉香、槟榔降逆导滞，顺气调肝；檀香、丁香、藿香、薄荷宽胸行气，疏肝条达。

加减：肝阳偏亢，头晕、头痛、面赤升火，加天麻、钩藤、白蒺藜、石决明、磁石平肝潜阳；气壅痰盛，喉中痰鸣者，加半夏、南星、橘皮、茯苓涤痰泄浊；或用胆星、浙贝、竹沥、橘红、黄芩清化痰热；醒后仍郁郁不解、夜寐不安者，加远志、茯神、香附、丹参、酸枣仁等安神定志；心中躁扰、哭笑无常者或合用甘麦大枣汤养心润燥。

2. 益气固本法

适应证：气厥虚证及色厥暴脱证。

代表方：生脉散（生脉注射液）或参附汤（参附注射液）或四味回阳饮。急救时可先予生脉注射液、参附注射液静脉注射，继则予生脉散、参附汤、四味回阳饮。生脉散益气助阴；参附汤补气温阳；四味回阳饮补气温阳，益阴固脱。

常用药：人参大补元气；制附片、炮姜温阳散寒；山萸肉、麦冬、五味子益阴固脱；甘草补气调和药性。

加减：气虚汗多，惊惕者，加黄芪、白术、龙骨、牡蛎益气固表，收涩敛汗；气血两虚，心悸不宁者，加熟地、远志、当归、酸枣仁养血安神。

3. 祛瘀降逆法

适应证：血厥实证。

代表方：急用醋或童便火焠，取烟熏鼻；亦可灌服童便（取男性儿童中段尿）。苏醒后用通瘀煎或通窍活血汤加减。前者侧重活血行气，后者侧重通窍活血。

常用药：归尾、川芎、赤芍、桃仁、红花、山楂活血散瘀；乌药、青皮、香附、木香行气开郁；泽兰、泽泻活血利水；老葱、鲜姜、麝香开窍，通经络。

加减：瘀滞较重可加三棱、莪术、五灵脂、地鳖虫活血行气；急躁易怒，少寐多梦者，加夜交藤、石决明平肝安神；兼风阳内盛而头痛眩晕者，加钩藤、菊花、白蒺藜、枸杞、生地、芍药等柔肝息风。

4. 补气摄血法

适应证：血厥虚证。

代表方：独参汤、当归补血汤、人参养荣汤。独参汤独用人参一味，功专力捷，意在大补元气，收敛亡散之气，所谓"有形之血难以速生，无形之气所当急固"，宜急予频频灌服，亦可予人参注射液、生脉注射液等静脉注射。当归补血汤补血生血；人参养荣汤气血双补，从本调治。

常用药：人参大补元气以固脱；制附片、黄芪、白术、甘草、炮姜温阳益气；当归、熟地、麦冬、五味子滋阴养血固脱。

加减：出血未止者，酌加阿胶、仙鹤草、藕节、茜草根等止血；或三七粉、云南白药化瘀止血；血虚心神失养，心悸少寐者，加酸枣仁、龙眼肉、莲子肉、茯神养心安神；血少阴亏，舌质红绛，口干少津者，去附子、白术，加沙参、黄精、石斛养阴生津。

治疗本证，尤当重视益气，因有形之血难以速生，且养血之品多滋腻甘寒，易呆脾胃，气血难以生化。

5. 行气豁痰法

适应证：痰厥证。

代表方：痰在膈上者，宜急用盐汤探吐，并用黑白丑、甘遂研细末，拌和面粉做饼，贴足心；苏醒后，以猴枣散合导痰汤加减。猴枣散重于豁痰开窍，导痰汤长于化痰行气。

常用药：猴枣、羚羊角、青礞石、天竺黄豁痰息风；半夏、南星、川贝、茯苓燥湿化痰；陈皮、枳实、沉香、石菖蒲、生姜行气破滞；麝香开窍通络。

加减：口角流涎，脉沉滑者，多属寒痰，可用巴矾丸研细调水灌服；喉间痰鸣，面赤唇红，脉滑数者，多属热痰，用白金丸研细调莱菔汁灌服。病人苏醒后，可服导痰汤加减，并重视澄本清源。

由于厥多夹痰，所以祛痰法不仅用于痰厥证，亦常用于其他各类厥证之夹痰者。陈士铎《石室秘录·厥证》说："治法自宜攻痰为要，然徒攻痰而不开心窍，亦是徒然。方用启迷丹。"方中半夏、人参同用，攻补兼施，则痰易消，气可复；用菟丝子则正气生，邪气散；皂荚、菖蒲、茯神开心窍，使气回而厥定；生姜、甘草和胃调中。立法遣药，颇有巧思。

6. 消导开闭法

适应证：食厥证。

代表方：食后不久宜先予盐汤探吐驱邪外出；再予神术散合保和丸加减。神术散理气化浊，用于食积气滞；保和丸健胃消食，用于饮食积滞。

常用药：山楂、神曲、莱菔子消食；藿香、苍术、厚朴、砂仁等理气化浊；半夏、陈皮、茯苓和胃化湿；连翘宣散郁热。

加减：腹胀而大便不通者，加大黄、枳实导滞通腑；呃逆呕吐者，加竹茹降逆和中。

7. 解酒化滞法

适应证：酒厥。

代表方：急用盐汤探吐，然后用梨汁、绿豆汁、浓茶交替灌之。继用葛花解醒汤分消酒湿，和中健脾。

常用药：葛花解酒宣发，使邪从肌表而出；茯苓、猪苓、泽泻淡渗利水，使邪从小便而去；砂仁、白蔻仁、青皮、陈皮、木香、干姜调气温中；人参、白术、神曲补脾健胃。

加减：酒湿热化，湿热内盛而见面赤烦热、口渴饮冷等症，当酌减辛温之品，配加黄芩、黄连等清热之药。或选用抽薪饮，方用黄芩、栀子、黄柏、木通、泽泻清热利湿，使邪从小便分利；枳壳行气化湿；石斛、甘草生津止渴。此外，枳椇子善解酒毒，亦可配入主方中应用，或单独使用。

8. 解暑清心法

适应证：暑厥证。

代表方：牛黄清心丸或紫雪灌服，白虎加人参汤或清暑益气汤加减。首应立即将患者移至阴凉通风之处，以牛黄清心丸或紫雪等凉开水调服，继则白虎加人参汤益气清气固脱；或清暑益气汤祛暑清热，益气生津。

常用药：人参益气生津；生石膏、知母、竹叶、黄连清泄气火；生地、麦冬、石斛、荷梗、西瓜翠衣、粳米、甘草养阴生津。

加减：暴受暑邪，邪热蒸迫于内，津液外泄，头晕心悸、四肢无力、面色苍白、多汗肢冷、卒然昏厥，治宜益气固脱，急灸百会、关元、气海，同时予服参附龙牡汤。暑邪伤阴，肝风内动，四肢抽搐，汗多口渴，眩晕恶心，脉象弦数者，治宜平肝息风，养阴清暑，方用羚角钩藤汤加减，可加西瓜皮、鲜荷叶、卷心竹叶以清心解暑。

9. 培本固元法

适应证：色厥。

代表方：独参汤或加减一阴煎。前方益气固脱，用于色厥暴脱者；后方滋补阴精，用于真阴衰耗，阴火上冲者。

常用药：人参大补元气，培本固脱；生地、麦冬、知母、白芍、地骨皮滋阴清热；熟地、龟板、炙甘草滋补精血。

加减：阴竭于下，火不归原，吐血、鼻衄而昏厥不醒，病势垂危者，可用镇阴煎。

10. 辟秽开窍法

适应证：中恶。

代表方：苏合香丸或玉枢丹，急用姜汁调服或用醋炭熏法，苏醒后用调气散合平胃散调之。

常用药：木香、白檀香、丁香、白芷、白豆蔻、砂仁、香附、藿香、苏叶、沉香、苏合香芳香行气，辟秽化浊；苍术、厚朴、白术、茯苓健脾化湿。

加减：偏寒者加荜茇、高良姜温中散寒；偏热者加水牛角或牛黄清心丸清心解毒。

此证首当使厥者迅速撤离有害环境。而暑厥因暑湿秽浊之气郁闭，清窍不利，其证类似中恶表现，可参照本证治疗。

(三) 其他疗法

1. 单方验方

(1) 生半夏末或皂荚末,取少许吹入鼻中,使之喷嚏不已,凡属气厥、痰厥、暑厥、中恶之实证者,均可用之。

(2) 石菖蒲末吹入鼻中,桂末纳于舌下,并以菖蒲根汁灌服之,功能通窍醒神,用于气厥、痰厥、中恶之实证者,此方名通鼻散。

(3) 将烧红之炭块置于碗中,浇食醋于上,气味大出,近鼻使嗅之,具开窍醒神之效。

2. 常用中成药

(1) 安宫牛黄丸:功能与主治为清热解毒,豁痰开窍。用于热邪内陷心包之热厥证,症见高热烦躁,神昏谵语,痉厥抽搐,舌质红绛,脉数。用法与用量:口服,每次1丸,研末灌服或鼻饲,每日1~2次。

(2) 苏合香丸:功能与主治为温通开窍,解郁化浊。用于中寒、中恶实证,症见突然昏倒,牙关紧闭,不省人事;或感触秽恶之气,痰壅气闭,胸腹满而冷。用法与用量:口服,每次1丸,研末灌服或鼻饲,每日1~2次。

(3) 玉枢丹:功能与主治为清热解毒,开窍止痛,化痰消肿。用于治疗瘟毒时疫、痰厥、疮痈肿毒等病。症见头晕胸闷,突然仆倒,不省人事,喉有痰鸣,呕吐痰涎,四肢厥冷,头重如裹,胸闷脘胀,便溏泄泻。此外,毛囊炎、丹毒也可用本品治疗。用法与用量:口服。每次成人1.5克,3岁以下小儿每次0.3克,4~7岁儿童每次0.6克,每日2次。外用治疗疮痈疖肿,可用醋调外敷。

(4) 猴枣散:功能与主治为祛风除痰,清热定惊。用于急慢惊风,夜啼惊跳,痰涎壅盛,呕吐乳食等。用法与用量:口服,成人,每次1~2支,每日2~3次。

(5) 藿香正气水:功能与主治为解表和中,理气化湿。用于中恶证苏醒后,胸膈满闷,腹痛呕吐,或外感风寒,内伤湿滞而见恶寒发热,头痛,舌淡,苔白腻等。用法与用量:口服,每次1支,每日2~3次。

3. 针灸治疗 在厥证的抢救中,针灸简便迅捷,是重要的急救措施。针刺能开闭通阳,多用于闭证。针刺常用穴位为人中、内关、百会、素髎、十宣、十井等。邪实闭盛者,可十宣少量放血。

灸法有回阳救逆、温阳散寒的作用,常用于脱证和寒邪阻闭之证。常用穴位如百会、神阙、关元、气海、足三里。运用灸法时,还可加一些药物作熨敷,以增强疗效。如用吴茱萸和食盐炒烫,布包熨脐下;或以盐填脐中,盖蒜或生姜艾灸;或以胡椒粉纳脐中,以膏药封上,热熨。

(四) 临证勾要

1. 分清标本缓急 厥证为急症,起病急,来势猛,抢救乃第一要务,问清病因是关键,辨清病因及虚实,有的放矢,可厥回窍开,患者苏醒后,还需辨虚实而调理,以防再发,尤其是气虚、血虚证者,或体弱多病或失血亡津,非一时之功可愈,当从本治。

2. 注意病证的动态变化 厥证若救治及时,一般短时苏醒,但厥之深者,抑或一厥不复,痰厥、血厥之虚实诸证等尤当注意,应密切观察病人的神志、面色、呼吸、脉象、体温、血压等,根据病情的变化随时救治。

3. 痰浊、瘀血为第二病因 痰浊、瘀血为机体脏腑功能失调而致的病理产物,可由外邪、饮食、情志等多种病因所致,并且又能成为导致他病的病因。

4. 关于尸厥　《儒门事亲·卷四·厥十二》有云："若尸厥、痰厥、风厥、气厥、酒厥，可以涌而醒。次服降火益水、和血通血之药，使粥食调养，无不瘥者。若其余诸厥，仿此行之，慎勿当疑似之间便作风气。相去邈矣。"可资借鉴。

五、特色经验

（一）临证经验

1. 灵活选用开窍成药从速救治　中医药宝库中有一批效优便用的开窍醒神成药，大体分为凉开、温开两类，凉开法以安宫牛黄丸、紫雪、至宝丹、牛黄清心丸等为代表，可用于热闭、痰热闭阻、瘀热内闭等；温开法以苏合香丸、玉枢丹等为代表，主要用于寒闭、痰浊闭、痰瘀内闭等，发病后辨清病因、病性，立即给药，多可快速起效。然需注意，此类药物药性较猛，只可短期运用，中病即止，不可久用。开窍法适宜于邪实之证，不宜于正虚之证，若邪陷正虚，内闭外脱，当开闭与固脱并进，不可一味破散。此外，开窍类药多属辛香走窜及重镇之品，孕妇当慎用。

2. 血厥实证伴腑热上冲者可合以通下瘀热　血厥实证，若伴有腹部硬满，大便数日未行，可合以通腑泻热之品，如生大黄、枳实、芒硝等，以冀瘀热之邪下行，使邪有出路。

（二）验案举例

苏某，女，30岁。生产时失血颇多，此后遂时感神疲乏力、头晕、心悸，近来工作较劳累，数次发生突然昏仆，面色苍白，汗出，稍时自醒。刻下面色萎黄无华，头晕，乏力，气短，神疲，食纳平平，月经量少色淡，周期尚准。舌质淡红，苔薄白，脉象沉弱无力。气血亏虚，治当补益，十全大补汤加减。处方：党参15克，黄芪30克，当归10克，熟地10克，白芍10克，川芎6克，白术10克，茯苓10克，肉桂3克，仙鹤草15克，阿胶（烊冲）10克，陈皮6克，神曲12克，炙甘草3克。

守方连服2个月余，昏仆未发，面色渐红润，精神渐增。

六、转归与预后

厥证之转归主要有三：一是阴阳气血不相顺接，进而阴阳离绝，发展为一厥不复之死证。二是阴阳气血失常，或为气血上逆，或为中气下陷，或气血痰瘀等邪气内闭，气机逆乱，但尚未阴阳离绝。此类厥证之生死，取决于正气来复与否及治疗措施是否得当。三是各种证候之间的转化，如气厥和血厥之实证，可转化为气滞血瘀之证；血厥虚证，可转化为气随血脱之脱证；气、血、痰、瘀等邪气郁闭之极，可以致厥，但亦可转化为内闭外脱之证。

关于厥证的预后，发病之后，若呼吸比较平和，脉象有根，表示预后良好。反之，呼吸微弱，久久一息，甚则鼻中无气，为肺气已绝；或见怪脉，或如屋之漏；或若虾游鱼翔，或人迎、寸口、趺阳之脉全无，为心气已绝；或手冷过肘，足冷过膝，唇口指甲青黑者，为阴阳之气严重不相顺接。这些均表示病情危重，预后不佳。

七、预防与调护

厥证的预防重在平时之调摄，保持情绪稳定。素体不足，气血虚弱或大病失血者，要注意调养生息，劳逸结合。盛夏高温作业者，要采取有效保护措施，预防中暑。饮食有节，房事适度。

一旦发生厥证，应及时送医院救治。有条件者亦可就地先急救处理，如指压人中，气厥、血厥者迅速给服糖水等。如发生在烈日之下或高温环境，应及时把患者移至阴凉通风之处。如发生在严寒的野外，应及时把患者移至暖室之内，注意保温。若有喉间痰鸣者，要及时吸痰，保持呼吸道通畅，防止窒息死亡。

（郑汝吏）

第二节 不寐

不寐是以经常不能获得正常睡眠为特点的一类病证，主要表现为睡眠时间不足，或睡眠深度不够。轻者入睡困难，或睡眠不酣，时寐时醒，或早醒之后不能再寐；重者辗转反侧，彻夜不眠。不寐在古代书籍中有"不得卧""不得眠""目不瞑"等名称。

不寐以睡眠时间、睡眠深度和消除疲劳不足为主要表现，现代医学的失眠症与本病相同，抑郁症和焦虑症所伴有的失眠症状，也可以参照本病辨治。因其他疾病和痛苦影响睡眠者，不属于本节讨论范围。如神经官能症、围绝经期综合征、慢性消化不良、贫血、动脉粥样硬化等，若以不寐为主要临床表现，亦可参考本病辨治。

不寐在《黄帝内经》中称为"不得卧""目不瞑"。《素问·逆调论》中有"胃不和则卧不安"的论述。《灵枢·营卫生会》论述了老年人"夜不瞑"的病因病机，认为"老者之气血衰，其肌肉枯，气道涩，五脏之气相搏，其营气衰少而卫气内伐，故昼不精，夜不瞑"。《灵枢·邪客》还提出了具体的治法方药，即"补其不足，泻其有余，调其虚实，以通其道而去其邪。饮以半夏汤一剂，阴阳已通，其卧立至"。

张仲景对于不寐的临床证候和治法的论述较为详尽。《伤寒论·辨少阴病脉证并治》说："少阴病，得之二三日以上，心中烦，不得卧，黄连阿胶汤主之。"指出了少阴病热化伤阴之阴虚火旺证的治法方药。《金匮要略·血痹虚劳病脉证并治》提出："虚劳虚烦不得眠，酸枣仁汤主之。"

隋代巢元方指出不寐的主要病机是脏腑功能失调和营卫不和，并对不寐进行了初步分类，如《诸病源候论·卷三·大病后不得眠候》曰："大病之后，脏腑尚虚，营卫不和，故生于冷热。阴气虚，卫气独行于阳，不入于阴，故不得眠。若心烦不得眠者，心热也。若但虚烦，而不得眠者，胆冷也。"唐代孙思邈的《千金翼方》中，记载有丹砂、琥珀等重镇安神药，并选用温胆汤等治疗大病后虚烦不眠。宋代许叔微的《普济本事方·卷一》认为，肝经血虚，魂不守舍，影响心神，也会发生不寐，提出："平人肝不受邪，故卧则魂归于肝，神静而得寐。今肝有邪，魂不得归，是以卧则魂扬若离体也。"创制真珠圆以育阴潜阳。

明代张介宾《景岳全书·卷十八·不寐》提出："不寐证虽病有不一，然唯知邪正二字则尽之矣。盖寐本乎阴，神其主也，神安则寐，神不安则不寐；其所以不安者，一由邪气之扰，一由营气之不足耳；有邪者多实证，无邪者皆虚证。"李中梓更为详尽地论述了不寐的分证治法，如《医宗必读·卷十·不得卧》所说："详考之而知不寐之故，大约有五：一曰气虚，六君子汤加酸枣仁、黄芪；一曰阴虚，血少心烦，酸枣仁一两、生地黄五钱、米二合，煮粥食之；一曰痰滞，温胆汤加南星、酸枣仁、雄黄末；一曰水停，轻者六君子汤加菖蒲、远志、苍术，重者控涎丹；一曰胃不和，橘红、甘草、石斛、茯苓、半夏、神曲、山楂之类。"戴元礼《证治要诀·虚损门》有"年高人阳衰不寐"之论，提出不寐与阳虚有关。

一、病因病机

人的正常睡眠，是阴阳之气自然而有规律地转化的结果，如情志失常、劳逸过度、病后体虚以及饮食不节等，影响营卫阴阳的运行，导致心神不安，引起不寐。

（一）病因

1. 情志失常　情志失常，影响五脏，可导致不寐，尤以过喜、过怒、过思、暴受惊恐为常见。过喜伤心，使心气涣散，不能收敛；或喜笑无度，心神激动，神魂不安，则夜难入静而不寐。过怒伤肝，久谋不决，则气郁化火，使魂不能藏，扰动心神，发生不寐。思虑过多则气结，气机不畅，脾运不及，气血化源不足，心神失养，亦致不寐。暴受惊恐，导致心虚胆怯，神魂不安，也可导致夜不能寐。

2. 劳逸过度　劳体过度则伤气，劳心过度则伤血，气血不足，心神失养，导致不寐。如《类证治裁·不寐》云："劳倦、思虑太过者，必致血液耗亡，神魂无主，所以不眠。"另一方面，过度安逸，多卧少动，亦致脾虚气弱，运化不健，气血生化乏源，心神失养而失眠。房劳过度则伤精，可致肾阴亏损，肾水不足，不能上济于心阴；或因房劳过度，精耗阳伤，心阳衰弱，心火不能下温肾水，也能导致不寐。

3. 病后体虚　久病血虚，年迈血少，引起心血不足，心失所养，心神不安而不寐。若素体阴虚，兼房劳过度，肾阴耗伤，阴衰于下，不能上奉于心；水火不济，心火独亢，火盛神动，则心肾失交而神志不宁。病后误治，如大吐、大泻，伤及脾胃，使胃气不和，脾阳不运，食少纳呆，气血化生不足，无以上奉于心，亦能影响心神而致不寐。如清代郑钦安《医法圆通·卷二·不卧》所说："因吐泻而致者，因其吐泻伤及中宫之阳，中宫阳衰，不能运津液而交通上下。"

4. 饮食不节　暴饮暴食，宿食停滞；脾胃受损，酿生痰热；壅遏于中，痰热上扰，胃气失和，而不得安寐。如《素问·逆调论》所说："胃不和则卧不安。"《张氏医通·不得卧》进一步阐明其原因："脉滑数有力不得卧者，中有宿滞痰火，此为胃不和则卧不安也。"此外，过饥过饱、睡前饮浓茶、咖啡、酒等也是造成不寐的因素。

（二）病机

不寐的病位在心，与肝、脾、肾关系密切。其病理变化，总属阳盛阴衰，阴阳失交。其病位主要在心，因心主神明，神安则寐，神不安则不寐生。而阴阳气血之来源，由水谷之精微所化，上奉于心，则心神得养；受藏于肝，则肝体柔和；统摄于脾，则生化不息；调节有度，化而为精，内藏于肾，肾精上承于心，心气下交于肾，则神志安宁。若饮食、情志所伤，劳倦、思虑、体衰等因素所致，或为肝郁化火，或为痰热内扰，则动摇心神，神不安宅；或由心脾两虚，气血不足；或由心胆气虚，触事易惊；或由心肾不交，水火不济，则心神失养，神不安宁。

不寐的病性有虚有实。虚者为心失所养，实者为邪扰心神。心脾两虚、阴虚火旺、心肾不交、心胆气虚，多属虚；肝郁化火、痰热内扰、胃气不和、瘀血停滞，则以实为主。久病可表现为虚实夹杂。

二、诊断与鉴别诊断

（一）诊断依据

1. 以经常不能正常睡眠为主要表现。轻者入寐困难或寐而易醒，醒后不能再寐，重者彻夜难眠。可以有难以入睡、睡眠不深、易醒多梦、早醒、醒后不易再睡等多种表现形式。

2. 可伴有头痛头昏、神疲乏力、心悸健忘、心神不宁、多梦噩梦等症。

3. 常有饮食不节、情志异常、过度劳倦、思虑过度、病后体虚等诱因。

（二）鉴别诊断

1. 一过性失眠　在日常生活中很常见，可因一时性情志不舒、生活环境改变，或因饮咖啡、浓茶、酒和服用药物等引起。一般有明显诱因，且病程不长。一过性失眠不属病态，也不需任何治疗，可通过身体自然调节而复常。

2. 生理性少寐　多见于老年人，虽少寐早醒，而无明显痛苦。属生理现象。

（三）相关检查

现代医学对不寐的检查包括自我评定和客观评定两方面内容。

1. 自我评定　如匹兹堡睡眠质量指数（PSQI），用于评定被试者最近1个月的睡眠质量，表中参与计分的18个自评条目能够分别反应睡眠质量、入睡时间、睡眠时间、睡眠效率、睡眠障碍、催眠药物、日间功能等，累计各成分得分即为匹茨堡睡眠质量指数总分，大于10分对本病的诊断有价值。其他如ZUNG抑郁自评表（SDS）、ZUNG焦虑自评表（SAS）等，可用以分析鉴别抑郁和焦虑。

2. 客观评定　如多导睡眠图可记录睡眠时的脑电活动，以及心率、呼吸、血压等，分析睡眠进程、睡眠结构和眼快动相睡眠，能够客观判断是否存在失眠。其他如脑电图或脑电地形图，用以发现异常脑电波和脑血流异常，排除癫痫等疾病；颅脑CT检查，用以排除颅脑的实质性病变，如脑梗死、脑出血、脑萎缩和肿瘤等。

三、辨证

（一）辨证思路

1. 辨正邪虚实　虚证多属阴血不足、心失所养，临床特点为面色无华，神疲懒言，心悸健忘；实证为邪热扰心，临床特点为心烦易怒，口苦咽干，便秘溲赤。

2. 辨脏腑归属　心主神志，心神失养或受扰则发生不寐。因此不寐主病在心。但肝、胆、脾、胃、肾等脏腑的病变，均可影响心神，导致不寐。临床上，急躁易怒、抑郁胁胀、心惊胆怯者，病涉肝胆；头昏纳差、肢倦神疲、脘闷苔腻者，病涉脾胃；头晕健忘、心烦腰酸者，多为心肾不交。

3. 辨病情轻重　不寐有轻重久暂之别。轻者少眠，重者彻夜不眠；轻者数日即安，重者数月不解，甚至终年不眠；轻者眠少头昏，情绪尚稳；重者心烦急躁，情绪低落，疑虑多思。

（二）类证鉴别

1. 肝郁化火与痰热扰心　两者皆为实证、热证。肝郁化火症见睡卧不宁，多梦易醒，且伴有烦躁易怒、胸胁胀满、口苦目赤、太息则舒等症。痰热扰心症见睡卧不宁，多梦易醒，烦躁不安，且必兼痰热之征，如胸闷多痰、恶心欲呕、口苦而黏、舌苔黄腻、脉滑而数等。

2. 心脾两虚与心胆气虚　两者皆为虚证。心脾两虚症见不寐、心悸健忘、肢倦神疲、面色少华、饮食不香。心胆气虚症见惊恐而不能独自睡眠，寐而易醒，头晕目眩，心中惕惕不安。

（三）证候

1. 心脾两虚证

症状：不易入睡，多梦易醒，醒后再难入睡；兼见心悸健忘，神疲乏力，四肢倦怠，腹胀便溏，口淡无味，或食后腹胀，面色萎黄，舌质淡，舌苔薄白，脉象缓弱。患者可有崩漏、月经过多、贫血、大手术等病史。

病机分析：心脾两虚，营血不足，不能奉养心神，致使心神不安，因而不寐，多梦，醒后不易入睡；血虚不能上荣于面，所以面色少华而萎黄；血不养心则心悸，心慌，神疲乏力；脾气亏虚则饮食无味，食后腹胀，不思饮食，或饮食减少；舌淡脉缓弱，为气虚血少之征。

2. 阴虚火旺证

症状：心烦，不寐，入睡困难，腰酸足软，健忘，手足发热，口渴，咽干，或口舌糜烂，盗汗，舌质红，少苔，脉象细数。

病机分析：心阴不足，阴虚生内热，心神为热所扰，故心烦，不寐，手足心发热；阴虚津液不能内守，则见盗汗；心阴不足，虚火上炎，故口渴咽干，口舌糜烂；舌质红，脉细数，为阴虚火旺之征。

3. 心肾不交证

症状：心烦不寐，头晕耳鸣，心悸多梦，烦热盗汗，咽干少津，精神萎靡，健忘，腰膝酸软，男子滑精阳痿，女子月经不调，舌尖红，苔少，脉细数。

病机分析：心主火，肾主水，正常情况下，心火下降，肾水上升，水火既济，得以维持人体水火、阴阳之平衡。否则，水亏于下，火炎于上，火不得下降，故心烦不寐，心悸多梦；水不得上济，则精神萎靡，咽干少津；头晕耳鸣，腰膝酸软，健忘，盗汗，舌红，脉数等，均为肾精亏损之象。

4. 肝郁血虚证

症状：难以入睡，或多梦易惊，胸闷叹气，胁胀，不欲饮食，便秘或便溏；甚者伴有头晕头胀，目赤耳鸣，口干而苦，平时性情内向抑郁，或急躁易怒，舌红，苔白或黄，脉弦数。

病机分析：肝气郁结，肝血不足，神失所养，则难以入睡；肝郁化热，郁热内扰，魂不守舍，故不能入睡，即使入睡，也多梦易惊；肝失疏泄，则胸胁胀满，不欲饮食；肝郁化火，则头晕头胀，目赤耳鸣，口干而苦，急躁易怒；善叹息是肝郁之征；舌红苔黄，脉弦数，为肝郁化火之象。

5. 心虚胆怯证

症状：虚烦不寐，入睡后又易惊醒，终日惕惕，心神不安，胆怯恐惧，遇事易惊，伴有心悸、气短、自汗、倦怠乏力等，舌质正常或淡，脉弦细。

病机分析：心气虚则心神失养，神魂不安，因而终日惕惕，虚烦不眠，眠后惊醒，心悸，气短，自汗；胆气虚则遇事易惊，胆怯恐惧；舌质淡，脉弦细，为心胆气虚、血虚的表现。

6. 痰热内扰证

症状：心烦不寐，胸闷脘痞，恶心，嗳气，口苦，目眩，头重，痰多，舌质偏红，舌苔黄腻，脉象滑数。

病机分析：痰热之邪蕴于脾胃肝胆，循经上炎，则口苦，目眩；痰火内盛，扰乱心神，则心烦，失眠；痰热郁阻气机，则头重，胸闷，恶心，嗳气；舌质红，苔黄腻，脉象滑数，亦为痰热之象。

7. 胃气不和证

症状：不寐，胃脘不适，腹胀腹满，时有呕恶，嗳腐吞酸，大便异臭，或便秘腹痛，舌苔黄腻或黄糙，脉弦滑或滑数。

病机分析：胃有食滞未化，胃气不和，升降失常，因而胃脘不适，腹胀腹满，恶心，呕吐，嗳腐吞酸；胃不和则卧不安，因而不能安睡；热结大肠则大便秘结；腑气不通则腹胀腹痛；舌苔黄腻或黄糙，脉弦滑或滑数，均系胃气不和，胃肠积热的征象。

四、治疗

（一）治疗思路

1. 补虚泻实，调和阴阳　虚证以补为要，养心以安神。血虚者养血，气虚者益气，阴虚者滋阴，阳虚者温阳。实证祛邪为主，排除对心神的干扰。气机郁滞者当予以疏解，痰热内扰者当予以清化；胃气不和者，则应和胃；瘀血阻滞者，当活血化瘀。总之，以阴阳调和，营卫畅通为目的。

2. 以心为主，协调脏腑　不寐主病在心，养心安神是处方用药的重点。临床上，需根据患者的具体表现，辨明归属，以协调脏腑，标本同治。通过疏肝、健脾、和胃、补肾等，达到脏腑协调、心神自安的目的。

（二）基本治法

1. 补益心脾，养血安神法

适应证：心脾两虚证。

代表方：归脾汤加减。本方益气补血，健脾养心，适用于不寐健忘，心悸怔忡，面黄食少等心脾两虚者。

常用药：人参、白术、甘草益气健脾；当归、黄芪补气生血；远志、酸枣仁、茯神、龙眼肉补心益脾安神；木香行气舒脾。

加减：心血不足甚者，加熟地、白芍、阿胶以养心血；不寐较重者，加五味子、夜交藤、合欢皮、柏子仁养心安神，或加生龙骨、生牡蛎、琥珀末以镇静安神；兼见脘闷纳呆，苔腻者，重用白术，加苍术、半夏、陈皮、茯苓、厚朴以健脾燥湿，理气化痰。产后虚烦不寐，或老人夜寐早醒而无虚烦者，多属气血不足，亦可用本方。

2. 滋阴降火，清心安神法

适应证：阴虚火旺证。

代表方：黄连阿胶汤加减。

常用药：黄连、黄芩清热降火；生地、白芍、阿胶、鸡子黄养血敛阴；朱砂、琥珀清热镇心安神。

加减：心经有热，心火偏亢，阴血暗耗所致者，加当归、莲子心；若属阴血不足，肝阳偏亢者，则加珍珠母、生龙齿。

3. 滋阴降火，交通心肾法

适应证：心肾不交证。

代表方：六味地黄丸合交泰丸加减。前方以滋补肾阴为主，用于头晕耳鸣，腰膝酸软，潮热盗汗等肾阴不足证；后方以清心降火，引火归原为主，用于心烦不寐，梦遗失精等心火偏亢证。

常用药：熟地黄、山萸肉、山药滋补肝肾，填精益髓；泽泻、茯苓、丹皮健脾渗湿，清泻相火；黄连清心降火；肉桂引火归原。

加减：心阴不足为主者，可用天王补心丹以滋阴养血，补心安神；心烦不寐，彻夜不眠者，加朱砂末（另吞）、磁石、龙骨、龙齿等重镇安神。

4. 疏肝解郁，健脾养血法

适应证：肝郁血虚证。

代表方：逍遥散加减。本方疏肝解郁，健脾养血，适用于肝郁血虚所致的眠差多梦，胸闷叹气，胁胀纳差等症。

常用药：柴胡、薄荷疏肝解郁，当归、白芍养血滋阴；白术、茯苓、甘草健脾益气，使气血生化有源。

加减：肝郁化火而见心烦、口苦、目赤、耳鸣者，加丹皮、栀子、夏枯草清热除烦；肝郁阳亢而有头晕头胀、急躁易怒者，加龙胆草、黄芩、天麻清泻肝胆，平肝潜阳；平时性情内向抑郁者，加合欢皮、郁金解郁安神。

5. 益气镇惊，安神定志法

适应证：心虚胆怯证。

代表方：安神定志丸合酸枣仁汤加减。前方重于镇惊安神，用于心烦不悸，气短自汗，倦怠乏力之症；后方偏于养血清热除烦，用于虚烦不寐，终日惕惕，触事易惊之症。

常用药：人参、茯苓、甘草补益心胆之气；茯神、远志、龙齿、石菖蒲化痰宁心，镇惊安神；川芎、酸枣仁调血养心；知母清热除烦。

加减：心胆血虚，惊悸汗出者，重用人参，加白芍、当归、黄芪以补养肝血；肝不疏土，胸闷，善太息，纳呆腹胀者，加柴胡、陈皮、山药、白术以疏肝健脾；心悸甚，惊惕不安者，加生龙骨、生牡蛎、朱砂以重镇安神。

6. 清化痰热，和中安神法

适应证：痰热内扰证。

代表方：黄连温胆汤加减。本方清心降火，化痰安中，适用于痰热扰心，症见虚烦不宁，不寐多梦等。

常用药：半夏、陈皮、茯苓、枳实健脾化痰，理中和胃；黄连、竹茹清心降火化痰；龙齿、珍珠母、磁石镇惊安神。

加减：不寐伴胸闷嗳气，脘腹胀满，大便不爽，苔腻脉滑，加用半夏秫米汤和胃健脾，交通阴阳；若饮食停滞，胃中不和，嗳腐吞酸，脘腹胀痛，加神曲、焦山楂、莱菔子以消导和中。

7. 和胃宁神，消食导滞法

适应证：胃气不和证。

代表方：保和丸加减。本方消食导滞，和胃安神，适用于饮食停滞，胸脘痞满不适，夜不安寐等症。

常用药：神曲、山楂、莱菔子消食导滞；陈皮、半夏、茯苓和胃调中理气；连翘清热除烦。

加减：食积化热，舌苔黄燥或黄腻者，加黄连、栀子、竹茹清心除烦；大便不通或臭秽异常者，加大黄、枳实、火麻仁清泻肠胃；胃脘痞满，纳差苔腻者，配合半夏秫米汤和胃化痰。

（三）复法应用

1. 疏肝健脾，佐金平木法

适应证：不寐肝郁血虚证。症见入睡困难，嗳气，太息，胁胀，多梦，饮食无味，或有咳嗽，发病往往有情志失调病因，舌淡脉弦。

代表方：逍遥散合泻白散加减。前方疏肝解郁，健脾养血，应用时加用宣肺利气之品，以佐金利肺，平逆肝木，促进肝木恢复疏泄之职。

常用药：柴胡疏肝解郁；当归、白芍养血柔肝；白术、茯苓健脾祛湿；炙甘草益气补中，缓肝之急；生姜温胃和中；薄荷轻清升散，助柴胡疏解肝郁；桑白皮、紫菀宣肺利气；柏子仁、酸枣仁养肝安神。

2. 平肝养血，调和阴阳法

适应证：不寐肝郁血虚，心肾不交证。症见临卧紧张，合目则惊，噩梦连连，嗳气，太息，心情抑郁，舌红，苔白，脉弦。

代表方：逍遥散合交泰丸加减。

常用药：柴胡、当归、白芍、白术、茯苓、甘草、生姜、薄荷疏肝健脾，养血和血；阿胶养血安神；天麻、钩藤、白蒺藜平肝潜阳；黄连、肉桂交通心肾；夏枯草、法半夏调和阴阳；合欢皮、夜交藤、百合解郁安神。

3. 疏肝理脾，祛湿活血法

适应证：情志不调，饮食不节，寒温失宜致气机运行失常，产生气、血、火、食、痰、湿诸郁。症见情怀不舒，夜寐不佳，胸膈痞闷，饮食不消，嗳气吞酸，恶心欲呕，或腹胀矢气，大便不畅，舌苔薄腻，脉滑。

代表方：越鞠丸加减。

常用药：香附、苏梗、青皮、陈皮疏肝理气；苍术、厚朴、半夏燥湿化痰；川芎、莪术行气活血；栀子、淡豆豉清心除烦；神曲、山楂、麦芽消食化积。

4. 疏肝健脾，清热化痰法

适应证：不寐肝郁痰热，火水未济之证。症见入睡困难，辗转反侧，心烦懊恼，眠则多梦，手足心热，性急易怒，口苦黏腻，舌红苔黄厚，脉弦滑。

代表方：黄连温胆汤合柴胡疏肝散加减。疏肝清热、健脾化痰、交通心肾、调和阴阳、宁心安神诸法联合应用，逐个击破，使疗效更为迅捷。

常用药：柴胡、黄芩、茵陈、炒枳实疏肝清热；陈皮、半夏、茯苓、甘草健脾化痰；黄连、肉桂交通心肾；夏枯草、半夏调和阴阳；竹茹、柏子仁清心安神；龙齿、龙骨镇静安眠。

（四）其他疗法

1. 单方验方

（1）龙眼肉、丹参各9克，以水2碗煎成半碗，睡前30分钟服用。

（2）酸枣仁9克，麦冬、远志各3克，以水500 mL煎成100 mL，于睡前服用。

（3）黄精30克，玉竹30克，决明子9克，川芎3克，每日1剂，分2次煎服。

（4）桑椹子30克，煎汤服。用于年老失眠而大便硬结者。

（5）酸枣仁10克，加白糖研合，临睡前用少许温开水调服。

（6）小麦60克，大枣15枚，甘草30克，加水4碗煎成1碗，临睡前服。

（7）核桃仁10克，黑芝麻10克，桑叶60克，共搅成泥状，加白糖少许，临睡前服用。

2. 食疗方

（1）半夏秫米汤：法半夏（纱布包）25克，黄小米100克。做粥食用，每日1次。适用于失眠，心烦，胃不适者。

（2）小米枣仁粥：小米100克，酸枣仁末15克，蜂蜜30克。小米煮粥，候熟，入枣仁末，搅匀。

食用时，加蜂蜜，每日2次。补脾润燥，宁心安神。治纳食不香，夜寐不宁，大便干燥。

3. 常用中成药

（1）天王补心丹：功能与主治为滋阴养血，补心安神。用于心阴不足，失眠多梦等症。用法与用量：口服，大蜜丸每次1丸，水蜜丸每次6克，每日2~3次。

（2）朱砂安神丸：功能与主治为清心养血，镇惊安神。主治心火亢盛所致心神不宁，失眠多梦等症。用法与用量：口服，大蜜丸每次9克，水蜜丸每次6克，小蜜丸每次9克，每日1~2次。

（3）血府逐瘀汤：功能与主治为活血逐瘀，行气止痛。用于瘀血内阻所致的失眠多梦等症。用法与用量：口服，每次10~20 mL，每日2次。

（4）安神定志丸：功能与主治为补气养血，安神定志。主治惊恐不安，睡卧不宁，梦中惊跳怵惕等症。用法与用量：口服，大蜜丸每次1丸，每日3次；小蜜丸每次9克，每日2次。

（5）柏子养心丸：功能与主治为补气，养血，安神。用于心气虚寒而引起的失眠多梦等症。用法与用量：口服，大蜜丸每次1丸，小蜜丸每次9克，水蜜丸每次6克，每日2次。

（6）磁朱丸：功能与主治为镇心，安神，明目。主治由心肾阴虚、心阳偏亢而引起的心悸失眠等症。用法与用量：口服，小蜜丸每次3克，每日3次；糊丸每次6克，每日2次，饭后开水送服。

（7）安神补脑液：功能与主治为健脑安神，生精补髓，益气养血。主治阴阳两虚所致的失眠、健忘等症。用法与用量：口服，每次5~10 mL，每日2~3次。

4. 外治法

（1）珍珠粉、丹参粉、硫黄粉等比例各适量，拌匀，加麻油调拌，敷于脐部，外盖塑料薄膜，胶布固定，3~5天更换。

（2）黄连、肉桂适量，共研细末，敷脐，纱布盖之，适用于心肾不交之不寐。

5. 针灸治疗

（1）毫针刺法：主穴选择四神聪、神门、三阴交。心脾两虚者，加心俞、脾俞、足三里；阴虚火旺者，加太溪、大陵、肾俞、心俞；肝郁化火者，加肝俞、大陵、行间；胃腑失和者，加中脘、足三里、内关；心胆气虚者，加心俞、胆俞、阳陵泉、丘墟。

（2）穴位按摩法：取涌泉、太溪、失眠三穴，按掐穴位各3~5分钟。结合温水洗足后按掐效果更佳。

（五）临证勾要

1. 不寐的心理因素　不寐是多种原因引起的脏腑机能紊乱，发病常有明显的心理情绪因素，与性格也有关系。在中药治疗的同时，应当注意对患者心理情绪的调整，可通过疏导、调解、暗示等方法，消除患者的顾虑及紧张情绪，使其保持精神舒畅。这是取得稳固效果的基础。

2. 不寐久病多瘀　对于长期顽固性不寐，临床多方治疗效果不佳，若伴有心烦、舌质偏暗、有瘀点者，可依据古训"顽疾多瘀血"的观点，从瘀论治，选用血府逐瘀汤加减。

五、特色经验

（一）临证经验

1. 调整脏腑，以平为期　治疗不寐应当注意脏腑气血阴阳的平衡。如补益心脾，应佐以少量醒脾运脾药,以防碍脾;交通心肾,使用引火归原的肉桂时用量宜轻;益气镇惊,常需健脾,而慎用滋阴之剂;疏肝泻火,注意养血柔肝,以体现"体阴用阳"之意。总之,通过"补其不足,泻其有余,调其虚实"的方法,使血气调和,阴平阳秘,营卫畅通,心神则安。

2. 安神镇静,审机选用　对于不寐而言,安神镇静虽是治标之法,但合理选用,常能迅速取效,增强患者的自信心。具体而言,安神的方法有养血安神、清心安神、育阴安神、益气安神、镇惊安神、安神定志等,须在辨明病机的基础上,随证选用,而不能不加辨证地堆砌安神镇静药。

3. 立足复法,药证契合　导致不寐的主要病理因素——郁、瘀、痰、火,四者常可互相影响,相兼为患;心肝脾肾之间,也可互相制约。因此,对于不寐的治疗,应在分析病机特点,弄清病理因素的基础上,抓住主要矛盾,复法处方用药。心、肝、郁、瘀、痰、火,是不寐辨治的着眼点。治心,有养心阴、宁心神、泄心热、清心火、凉血清心诸法;治肝,有敛肝阴、益肝血、平肝阳、泄肝热、清肝火等法。针对病理因素,则有解郁散郁、化瘀通脉、清痰化痰、清火泻火等。临床需主次兼顾,因势利导,逐个击破。

(二)验案举例

某女,34岁。

初诊(2023年11月3日):因长期思虑、忧郁导致失眠,半年来加重,曾服多种中西药物均无疗效。最近虽服较强安眠药仅勉强入睡4~5小时,但睡眠不酣。伴烦躁,焦虑不安,胸闷憋气,经行不爽量少,大便时秘,纳可,口干不重。苔淡黄腻,边尖暗红,脉细滑。病机分析:肝郁化火,痰热内蕴,血府瘀血,阴不涵阳,心肾失交。处方:熟枣仁30克,山栀10克,丹皮、丹参各10克,知母10克,夏枯草10克,法半夏10克,醋柴胡5克,炒延胡索15克,桃仁10克,红花10克,川芎10克,制香附10克,川黄连5克,肉桂(后下)2克,川百合12克,生地12克,合欢皮15克,煅龙牡各25克,7剂。

二诊(2023年11月10日):失眠略有好转,临晚有困倦感,夜寐达5小时,多梦,早醒,时好时差,焦虑减轻,脉细弦。苔黄质暗,衬紫。原方加麦冬10克,龙胆草6克,珍珠母(先煎)30克,7剂。

三诊(2023年11月17日):睡眠基本正常,夜半醒来一次,有梦不多,烦躁已平,苔薄黄,质暗红,脉细。再予清肝解郁,安神宁心。11月10日方加麦冬10克,龙胆草6克,珍珠母(先煎)30克,赤芍10克,10剂。

不寐之证,因情志失调,肝失疏泄导致者,临床极为常见;疏肝解郁、健脾养血是人人皆知的常规之法,此法虽能获得一定效果,但疗程一般较长。本例患者伴有明显的抑郁、焦虑,为肝郁化火之征。故从治肝着眼选方用药,融疏肝、养肝、清肝、泻肝、平肝、敛肝、镇肝为一炉,组方全面,药繁而不杂,因此取效迅捷。

六、转归与预后

不寐的预后一般较好,但因病情轻重不一,预后亦有差异。病程短、病情单纯者,治疗收效较快;病程较长、病情复杂者,治疗难以速效。如果病因不除,或治疗不当,容易产生情志病变,使病情更加复杂,治疗难度增加。甚至转变为郁证,导致自杀等不良事件的发生,应当引起重视。长期不寐,也容易引起心血瘀滞,导致胸痹、心悸等。

七、预防与调护

不寐的预防：第一，应重视病因防治，改善睡眠环境，调整饮食起居，治疗原发疾病等，消除影响睡眠的不利因素。第二，要讲究睡眠时间，建立有规律的作息习惯。第三，合理食物。实践证明，牛奶、豆浆、银耳、龙眼肉、大枣、莲子、百合、荔枝、山药、鹌鹑、黄花鱼、芹菜等食物，均具有良好的助眠作用。

不寐的护理：第一，要理解患者的痛苦，适时开导。第二，要做好睡眠前后的护理工作。睡眠之前，督促患者不饮夜茶、咖啡，不从事紧张和兴奋的活动。第三，适当从事体育锻炼。第四，警惕不寐背后可能掩盖着的重要疾病。如果发现患者伴有明显情绪低落、过度悲观、过度敏感、过分焦虑，要及时陪同患者到医院就诊，排除精神疾患，避免自杀等不良事件的发生。

（项　瑛）

第六章 脾胃系病证

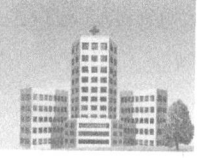

第一节 腹痛

腹痛是指胃脘以下、耻骨毛际以上部位发生疼痛为主症的病证，是临床上极为常见的一个症状。内科腹痛常见于西医的急性胃肠炎、肠易激综合征、消化不良、胃肠痉挛、不完全性肠梗阻、腹型过敏性紫癜、急慢性胰腺炎、肠道寄生虫等，以腹痛为主要表现。

一、病因病机

腹痛的常见病因有感受外邪、饮食所伤、情志失调及素体阳虚等，均可导致气机阻滞、脉络瘀阻或经脉失养而发生腹痛。其病理性质不外乎寒、热、虚、实四端，寒证是寒邪凝注或积滞于腹中脏腑经脉，气机阻滞而成；热证是由六淫入里化热，湿热交阻，使气机不和，传导失职而发；实证为邪气郁滞，不通则痛；虚证为中脏虚寒，气血不能温养而痛。四者往往相互错杂。总之，本病的基本病机为脏腑气机阻滞，气血运行不畅，经脉瘀阻，不通则痛，或脏腑经脉失养，不荣而痛。

（一）实证

1. 寒邪内阻证　因寒邪凝滞，中阳被遏，脉络瘀阻而致腹痛。
2. 湿热壅滞证　因湿热内结，气机壅滞，腑气不通而致腹痛。
3. 饮食积滞证　因食滞内停，运化失司，胃肠不和而致脘腹胀满疼痛。
4. 肝郁气滞证　因肝气郁结，气机不畅，疏泄失司而致腹痛胀闷。
5. 瘀血内停证　因瘀血内停，气机阻滞，脉络不通而致腹痛较剧，痛如针刺。

（二）虚证

中脏虚寒证：因中阳不振，气血不足，失于温养而致腹痛绵绵，喜温喜按。

二、诊断与鉴别诊断

（一）辨病

1. 症状　凡是以胃脘以下，耻骨毛际以上部位的疼痛为主要表现者，即为腹痛。其疼痛性质各异，若病因外感，突然剧痛，伴发症状明显者，属于急性腹痛；病因内伤，起病缓慢，痛势缠绵者，则为慢性腹痛。临床可据此进一步辨病。

腹痛本身的特点如下：

（1）腹痛的部位常提示病变的所在，不过很多内脏性疼痛常常定位含糊，所以压痛的部位要较患者自觉疼痛的部位更为重要。

（2）腹痛的程度在一定的意义上反映了病情的轻重。一般而言，胃肠道穿孔、肝脾破裂、急性胰腺炎、胆绞痛、肾绞痛等疼痛多较剧烈，而溃疡病、肠系膜淋巴结炎等疼痛相对轻缓。

（3）腹痛节律对诊断的提示作用较强，实质性脏器的病变多表现为持续性痛，中空脏器的病变多表现为阵发性。而持续性疼痛伴阵发性加剧则多见于炎症与梗阻同时存在的情况，如胆囊炎伴胆道梗阻、肠梗阻后期伴腹膜炎等。

（4）腹痛伴随的症状：伴发热者提示为炎症性病变，伴吐泻者常为食物中毒或胃肠炎，仅伴腹泻者为肠道感染，伴呕吐者可能为胃肠梗阻，胰腺炎，伴黄疸者提示胆道疾病，伴腹胀者可能为肠梗阻，伴休克者多为内脏破裂出血、胃肠道穿孔伴发腹膜炎等。

2. 体征　腹部的体征是检查的重点。首先要查明是全腹压痛还是局部压痛。全腹压痛表示病灶弥漫，如弥漫性腹膜炎。局部的压痛往往能提示病变的所在，如麦氏点压痛为阑尾炎的体征。检查时尚需注意有无肌紧张与反跳痛。还需注意检查有无腹块，在腹壁上看到胃型、肠型，是幽门梗阻、肠梗阻的典型体征。听到亢进的肠鸣音提示肠梗阻，而肠鸣音消失则提示肠麻痹。由于腹外脏器的病变亦可引起腹痛，故心和肺的检查必不可少。

3. 实验室检查

（1）血、尿、粪的常规检查：血 WBC 数及中性粒细胞增高提示炎症性病变，脓血便提示肠道感染，血便提示肠梗阻、肠系膜血栓栓塞、出血性肠炎等。

（2）血生化检查：血清淀粉酶增高为胰腺炎，血清胆红素增高提示胆道疾病。

（3）腹腔穿刺液的常规及生化检查：有助于腹腔内出血和感染的诊断。

（4）X 线检查：膈下发现游离气体的，胃肠道穿孔几乎可确定。肠腔积气扩张、肠中多数液平则可诊断肠梗阻。X 线钡餐造影或钡灌肠检查可以发现胃十二指肠溃疡、肿瘤等。

（5）超声与 CT 检查：对肝、胆、胰疾病的诊断与鉴别有重要作用。

（6）内镜检查：用于胃肠道疾病的诊断与鉴别。

（二）类病辨别

引起腹痛的疾病甚多，兹举最常见和较有代表性者分述如下：

1. 急性胃肠炎　腹痛以上腹部及脐周部为主，常呈持续性隐痛伴阵发性加剧，常伴恶心、呕吐、腹泻，亦可有发热。体检发现上腹部及脐周部有压痛，但无肌紧张与反跳痛。结合发病前可有不洁饮食史能鉴别。

2. 急性阑尾炎　起病时先感中上腹持续性隐痛，数小时后转移至右下腹，呈持续隐痛伴阵发加剧。体检可有麦氏点压痛，并可有肌紧张，为阑尾炎的典型体征。结合 WBC 总数及中性粒细胞增高可确诊。

3. 急性胰腺炎　多在饱餐或饮酒后突然发作，中上腹持续性剧痛，常伴恶心、呕吐及发热。上腹部深压痛，可有肌紧张及反跳痛。血清淀粉酶升高。腹部 X 线可见小肠充气扩张，CT 检查可见胰腺肿大、周围脂肪层消失。

4. 肠梗阻　疼痛多在脐周，呈阵发性绞痛，伴呕吐与停止排便排气。体检可见肠型、腹部压痛明显，肠鸣音亢进。腹部 X 线若发现肠腔充气，并有多数液平时可确诊。

三、中医治疗

（一）分证论治

1. **寒邪内阻证** 腹痛拘急，遇寒痛甚，得温痛减，口淡不渴，形寒肢冷，小便清长，大便清稀或秘结，舌质淡苔白腻，脉沉紧。

治法：散寒温里，理气止痛。

主方：良附丸合正气天香散加减。

药物：高良姜、干姜、紫苏、乌药、香附、陈皮。

2. **湿热壅滞证** 腹痛拒按，烦渴引饮，大便秘结，或溏泄不爽，潮热汗出，小便短黄，舌质红，苔黄燥或黄腻，脉滑数。

治法：泄热通腑，行气导滞。

主方：大承气汤加减。

药物：大黄、芒硝、枳实、厚朴。

3. **饮食积滞证** 脘腹胀满，疼痛拒按，嗳腐吞酸，厌食呕恶，痛而欲泻，泻后痛减，或大便秘结，舌苔厚腻，脉滑。

治法：消食导滞，理气止痛。

主方：枳实导滞丸加减。

药物：大黄、枳实、神曲、黄芩、黄连、泽泻、白术、茯苓。

4. **肝郁气滞证** 腹痛胀闷，痛无定处，痛引少腹，或兼痛窜两胁，时作时止，得嗳气或矢气则舒，遇忧思恼怒则剧，舌质红，苔薄白，脉弦。

治法：疏肝解郁，理气止痛。

主方：柴胡疏肝散加减。

药物：柴胡、枳壳、香附、陈皮、川芎、芍药、甘草。

5. **瘀血内停证** 腹痛较剧，痛如针刺，痛处固定，经久不愈，舌质紫暗，脉细涩。

治法：活血化瘀，活络止痛。

主方：少腹逐瘀汤加减。

药物：当归、川芎、赤芍、延胡、蒲黄、五灵脂、肉桂、干姜、小茴香、甘草。

6. **中虚脏寒证** 腹痛绵绵，时痛时止，喜温喜按，形寒肢冷，神疲乏力，气短懒言，胃纳不佳，面色无华，大便溏薄，舌质淡，苔薄白，脉沉细。

治法：温中补虚，缓急止痛。

主方：小建中汤加减。

药物：桂枝、生姜、芍药、饴糖、大枣、党参、白术、甘草。

（二）中医特色治疗

1. **中成药** 包括气滞胃痛颗粒、枳术宽中胶囊、温胃舒胶囊、肠胃舒胶囊等。
2. **其他中医综合疗法**

（1）针灸治疗腹痛是目前主要的外治法之一，体针可取下脘穴、内关穴等。根据证型可适当加减。

（2）穴位贴敷治疗：将穴位贴敷贴于中脘穴、下脘穴、神阙穴、关元穴、阿是穴等，可缓解腹痛。

（3）镇痛灸贴敷腹部治疗：用该贴敷贴于神阙穴、下脘穴、关元穴等，可很快缓解各种腹痛。

3. 药膳疗法　急性胃肠炎：藿香白术粥藿香、白术各10克，大米50克。将藿香、白术择净，放入药罐中，加入清水适量，先浸泡5~10分钟，水煎取汁，而后加入大米，煮为稀粥即成，每日2~3剂，连续3~5天。可解表和中，理气化湿，适用于急性胃肠炎恶寒、发热、头痛、胸痛满闷、腹痛呕吐，肠鸣泄泻，口淡无味等。

四、西医治疗

1. 针对病因治疗，有些如胃肠道穿孔、急性阑尾炎应及时进行手术治疗。

2. 一般治疗　①输液，纠正水、电解质和酸碱平衡的紊乱。②应用广谱抗生素以预防和控制感染。③有胃肠梗阻者应予胃肠减压、禁食。④积极抢救休克。⑤可酌用解痉止痛剂，除非诊断已明确应禁用麻醉止痛剂。⑥其他对症治疗。

五、预防与调护

饮食有节，防止暴饮暴食，宜清淡低脂饮食，避免进食高脂餐、油煎鸡蛋等。平和心态，避免烦躁忧虑，保持乐观情绪。

（刘铁军）

第二节　泄泻

泄泻是指大便粪质稀溏，排便次数增多，粪便稀薄，或完谷不化，甚至泻出如水样便症者。其大便次数增多，每日三五次至十数次以上。常兼有腹胀、腹痛、肠鸣、纳呆。起病或急或缓。暴泻者多有暴饮暴食或误食不洁之物的病史，迁延日久、时发时止者常由外邪、饮食或情志等因素诱发。与患者脾虚湿盛有关。急性泄泻，经及时治疗绝大多数在短期内可痊愈，少数患者暴泻不止，损气伤津耗液，可成痉、厥、闭、脱等危象。急性泄泻因失治、误治，可迁延日久，由实转虚，转为慢性泄泻。日久脾病及肾，脾肾亏虚，不能腐熟水谷，可成命门火衰之五更泄泻。现代医学诊断的非感染性腹泻、急性胃肠型感冒、功能性肠病出现的泄泻，如肠易激综合征及慢性溃疡性结肠炎缓解期等出现的泄泻均归属于本病范畴诊治。

一、病因病机

中医认为泄泻因素体脾胃虚弱，寒湿困脾或饮食不节，或忧思恼怒等，可致脾胃损伤，出现寒湿内盛或湿热内生，蕴结肠腑，而致发作泄泻。其病位在脾、肾、大肠，病初多为寒湿内盛及湿热内蕴，病久及肾，则出现脾肾阳虚、寒热错杂之证。本病不只是结肠局部的病变，还常是一种全身性疾病，与脏腑功能障碍、阴阳平衡失调关系密切。

二、诊断与鉴别诊断

（一）诊断

1. 疾病诊断

（1）中医诊断标准：参照国家技术监督局发布的《中医临床诊疗术语》及国家食品药品监督管理总局制定的《中药新药临床指导原则》、国家级规划教材《中医内科学》的辨证标准，结合我们临床诊疗经验来进行划分，继而进行辨证论治。

（2）西医诊断标准：包括所有非感染性腹泻患者。该病属消化系统常见疾病，以20~40岁多发，男女比例大致相当。

1）大便稀薄或如水样，次数增多，可伴腹胀、腹痛等症。

2）急性泄泻起病突然，病程短，可伴有恶寒、发热等症。

3）慢性泄泻起病缓慢，病程较长，反复发作，时轻时重。

4）饮食不当，受寒或情绪变化可诱发。

5）大便常规检查未见RBC、WBC，大便培养无致病菌生长。

6）结肠镜检查未见明显异常。

7）重症腹泻有脱水、酸碱平衡失调及电解质紊乱。

2. 证候诊断

（1）寒湿内盛证：主症，大便清稀或如水样，腹痛肠鸣，畏寒恶风食少。舌苔白滑，脉濡缓。

（2）肠道湿热证：主症，腹痛即泻，泻下急迫，粪色黄褐臭秽，肛门灼热，可伴有发热。舌质红，舌苔黄腻。脉濡数或滑数。

（3）食滞胃肠：主症，大便溏稀或如蛋花样，嗳腐吞酸，恶心欲呕，腹胀肠鸣。舌苔白黄腻，脉弦滑。

（4）肝郁脾虚证：主症，腹痛肠鸣泄泻，每因情志不畅而发，泻后痛缓。舌质红，舌苔薄白，脉弦。

（5）脾胃虚弱证：主症，大便溏薄，夹有不消化食物，稍进油腻则便次增多，伴有神疲乏力。舌淡，舌苔薄白，脉细。

（6）脾肾阳虚证：主症，大便溏薄至水样甚则滑泄不止，畏寒肢冷甚则四肢厥逆。舌淡青，舌苔白滑，脉沉细无力。

（二）鉴别诊断

泄泻与痢疾：两者均为大便次数增多、粪质稀薄的病证。泄泻以大便次数增多，粪质稀溏，甚则如水样，或完谷不化为主症，大便不带脓血，也无里急后重，或无腹痛。而痢疾以腹痛、里急后重、便下赤白脓血为特征。

三、中医辨证与治疗

根据《中医内科学》第6版及《消化病特色专科实用手册》，可将泄泻分为六型辨证施治。

（一）中医辨证论治

1. 寒湿内盛证　症见大便清稀或如水样，腹痛肠鸣，畏寒恶风食少。舌苔白滑，脉濡缓。

治法：解表散寒，芳香化湿。

处方：藿香正气散或胃苓汤加减。

药物：藿香、大腹皮、白芷、紫苏、茯苓、半夏曲、白术、陈皮、厚朴、桔梗、甘草。

如兼恶寒身痛、发热无汗、脉浮等表证者，可合用荆防败毒散以疏表解肌；若寒邪偏盛则将桂枝改为肉桂加高良姜10克以温化寒湿。可酌加小茴香、乌药以温里止痛。

中成药：温胃舒胶囊、香沙平胃颗粒、克痢痧胶囊、藿香正气胶囊、加味香连丸等。

2. 肠道湿热证　症见腹痛即泻，泻下急迫，粪色黄褐臭秽，肛门灼热，可伴有发热。舌质红，舌苔黄腻，脉濡数或滑数。

治法：清热利湿。

处方：葛根芩连汤加味。

药物：葛根、炒黄芩、黄连、白芷、薏苡仁、茯苓、白术、芦根。

中成药：三九胃泰颗粒、雪胆素胶囊、肠胃舒胶囊等。

3. 食滞胃肠证　症见大便溏稀或如蛋花样，嗳腐吞酸，恶心欲呕，腹胀肠鸣。舌苔白黄腻，脉弦滑。

治法：消食化滞。

处方：选保和丸加减治疗。

药物：陈皮、连翘、茯苓、莱菔子、半夏曲、神曲、焦山楂、甘草。可酌加炒黄连、枳实、槟榔、佩兰。

中成药：克痢痧胶囊、肠胃舒胶囊、延胡胃安胶囊、香沙平胃颗粒等。

4. 肝郁脾虚证　症见腹痛、肠鸣、泄泻，每因情志不畅而发，泻后痛缓。舌质红，舌苔薄白，脉弦。

治法：抑肝扶脾。

处方：痛泻要方合逍遥散加减。

药物：陈皮、白芷、白术、防风、炒柴胡、杭芍、当归、茯苓、粉葛根、黄连、甘草。

中成药：胆胃康胶囊、延胡胃安胶囊、痛泻宁颗粒及院内制剂健脾养肝丸。

5. 脾胃虚弱证　症见大便溏薄，夹有不消化食物，稍进油腻则便次增多，伴有神疲乏力。舌淡，舌苔薄白，脉细。

治法：健脾益胃。

处方：参苓白术散加减。

药物：党参、茯苓、白术、炒薏苡仁、陈皮、砂仁、桔梗、淮山药、炒扁豆、葛根、黄连、甘草。

中成药：补脾益肠丸、温胃舒颗粒、固本益肠片、健脾养肝丸、参苓健脾胃颗粒等。

6. 脾肾阳虚证　症见大便溏薄至水样甚则滑泄不止，畏寒肢冷甚则四肢厥逆。舌淡青，舌苔白滑，脉沉细无力。

治法：健脾益胃，温肾散寒。

处方：选四神丸合附子理中汤加减，或合真人养脏汤加减。

药物：川附片（先煎2小时）、北沙参、当归、白术、五味子、肉豆蔻、杭芍、木香、甘草。

中成药：补脾益肠丸、蛤蚧兴阳丸、温胃舒胶囊、金匮肾气丸等。

（二）其他外治疗法

1. 针灸法　体针治疗多以取足阳明经穴位为主。主穴为中脘、足三里。耳针取小肠、大肠、脾、胃、肾、肝、交感等穴。

2. 使用穴位贴敷贴或腹泻灸贴治疗泄泻　穴位可选神阙穴、关元穴，每日1次，14日为1个疗程。

3. 灸架治疗　主穴为足三里，每次20分钟，日两次。

4. 中药热奄包　胃脘部，每日1次，每次20分钟，14日为1个疗程。

5. 拔火罐　一般选用脾俞、肾俞、中脘、关元、天枢等穴位。

6. 推拿　患者先取坐位，用拇指平推下背部两侧足太阳膀胱经循行部位，约10分钟；继之掐揉脾俞、胃俞、足三里。再让患者俯卧，用掌按摩腰部两侧，约5分钟，最后点揉命门、肾俞、大肠俞、八髎等穴。若恶心、腹胀则按摩上腹部与脐周围，并取上脘、中脘、天枢、气海穴点揉。

四、调护

1. 一般护理

（1）大便的量、色、质、气味及次数，有无传染性。

（2）饮食习惯和生活习惯。

（3）心理社会状况。

（4）辨证：寒湿内盛证、肠道湿热证、肝郁脾虚证、脾胃虚弱证。

2. 护理要点

（1）按中医内科一般护理常规进行。

（2）急性泄泻者，应卧床休息。

（3）具有传染性者，执行消化道隔离。

（4）长期卧床者，应定时翻身，泄泻后清洁肛门。

（5）遵医嘱及时、准确地留取大便标本送验。

3. 细致观察病情并做好护理记录

（1）观察大便的量、色、质、气味及次数，有无里急后重等情况。

（2）观察体温、脉搏、舌苔、口渴、饮水、尿量和皮肤弹性等变化。

（3）泄泻严重、眼窝凹陷、口干舌燥、皮肤干枯无弹性、腹胀无力时，报告医师，并配合处理。

（4）呼吸深长、烦躁不安、精神恍惚、四肢厥冷、尿少或无尿时，报告医师，并配合处理。

4. 给药护理　中药汤剂趁热服用，服后覆被静卧。

5. 饮食护理

（1）饮食以清淡、易消化、无渣及营养丰富的流质或半流质为宜。忌食油腻、生冷、辛辣等刺激性食物。

（2）肠道实热者，饮食宜清淡爽口，忌食生热助湿之品。

（3）食滞胃肠者，暂禁食，待好转后再给予软食。

（4）脾气亏虚者，以清淡饮食为宜，可食健脾食物。

6. 情志护理

（1）慢性泄泻者常有焦虑、恐惧心理，给予安慰，消除疑虑，保持心情愉快。

(2) 肝气郁滞者，忌恼怒，保持心情舒畅。

7. 临证（症）施护

(1) 寒湿困脾、腹痛者，可做腹部热敷。

(2) 肠道湿热、肛门灼热疼痛者，遵医嘱中药熏洗。

(3) 食滞胃肠、腹痛者，遵医嘱给予针刺。

8. 健康指导

(1) 注意饮食清洁、有节。

(2) 生活规律，劳逸结合，保持心情舒畅。

(3) 指导患者遵医嘱正确服药。

五、疗效评价

（一）评价标准

参照中医药管理局发布的《中医病症诊断疗效标准》和国家中医药管理局公布的《22个专业95个病种中医诊疗方案》判定。

显效：大便成形，全身症状消失，大便每日1~2次。

有效：大便次数减少，水分减少，全身症状改善。

无效：大便次数及水分未改变，症状加重。

（二）评价方法

中医症状体征治疗前后的变化情况采用《中医四诊资料分级量化表》，实验室指标评价采用检测血常规、大便常规+潜血变化的方法进行评价。

六、中医诊治的注意事项

1. 由于我国食品安全问题，患者在饮食卫生及食品安全方面的意识及管理有待提高。

2. 功能性肠病导致的泄泻患者常伴焦虑-抑郁状态，治疗依从性较差。故针对功能性肠病患者常见的焦虑-抑郁状态，应加强心理疏导，必要时使用抗焦虑-抑郁药物治疗，如氟哌噻吨美利曲辛片（黛力新）早餐后1片、阿普唑仑每晚1片。

3. 要加强病因诊断方面的研究与更新引进设备，同时不断提高医生的诊疗水平。

（曹荣耀）

第三节 痢疾

痢疾是以大便次数增多、腹痛、里急后重、痢下赤白黏冻或带脓血为主症的病证，是夏秋季节常见的肠道传染病。

本节所讨论的相当于西医学的急慢性细菌性痢疾、阿米巴痢疾。部分溃疡性结肠炎、放射性结肠炎、肠结核、克罗恩病、过敏性结肠炎、肠癌等，出现类似痢疾的临床表现者，可参考本节内容辨治。

《黄帝内经》称本病为"肠澼""赤沃"，对病因、病机、临床特点均有论述。如《素问·六元正纪大论》云："太阳司天之政……四气之争，风湿交争，民病……注下赤白。"《素问·至真要大论》又说："少阴之胜……呕逆烦躁，腹满痛溏泄，传为赤沃。"《素问·太阴阳明论》认为："食饮不节，起居不时者，阴受之……入五脏则䐜满闭塞，下为飧泄，久为肠澼。"《素问·气厥论》说："肾移热于脾，传为虚，肠澼。"《难经》称本病为"小肠泄""大肠泄""大瘕泄"，并认识到"便脓血，腹痛，里急后重"为本病的主要临床症状，如《难经·滞下》云："小肠泄者，溲而便脓血，少腹痛；大肠泄者，食已窘迫，大便色白，肠鸣切痛；大瘕泄者，里急后重，数至圊而不能便。"

汉代张仲景在《伤寒论》中将痢疾与泄泻统称为"下利"，认为邪热内蕴是其发病机制，如《伤寒论·辨厥阴病脉证并治第十二》云："下利，脉数而渴者，今自愈；设不瘥，必清脓血，以有热故也。"创制了葛根芩连汤、白头翁汤、桃花汤等著名方剂，一直为后世袭用。

晋代葛洪《肘后备急方》以"痢"称本病，有"天行毒气，夹热腹痛下痢"之说。《诸病源候论·痢病诸候》有赤白痢、脓血痢、休息痢、蛊注痢等二十一候，进行了详细分类，又以痢色之赤白分寒与热。病因方面则强调岁时寒暑不调，风寒热毒、运动劳役及饮食起居等因素。

孙思邈《千金要方·脾脏下》谓："痢有四种，谓冷、热、疳、蛊。冷则白，热则赤，疳则赤白相兼，蛊则纯痢瘀血。"还列举了19条治痢大法，用方102首，对当下、当温、救里、攻表等治疗原则及痢疾预后皆有论述。

宋代严用和《济生方·痢疾论治》首次提出"痢疾"之病名，"今之所谓痢疾者，古所谓滞下是也"，一直沿用至今。并在《济生方·大便门》提出治疗痢疾应"推其积滞，逐其邪秽""先导涤肠胃，次正根本，然后辨其风冷暑湿而为治法"。

金元时期，刘完素从火邪和湿热着手，认为："下迫里急后重……火性速而能燥物也，肠胃隔绝，传化失常而为滞下。"又谓："诸痢皆由于热，气不得宣通，湿热甚于肠胃之中。"并且认为邪伤气血在痢疾的发生发展过程中占有重要地位，提出"调气则后重自除，行血则便脓自愈"的治痢大法。李东垣认为"邪滞肠胃，水谷与血另作一派，热自内迫，故见下痢赤白脓血"，主张以凉血地黄汤治疗。朱丹溪提出"赤痢属血，白属气""赤痢乃自小肠来，白痢乃自大肠来"及"血痢不愈者属阳虚者"的见解，治疗采用通因通用的法则谓："（痢疾）初得之时，元气未虚，必推荡之，此通因通用之法，稍久气虚则不可下。壮实初病宜下，虚弱衰老久病宜升之。"又指出噤口痢的病机是大虚大热，用人参、黄连等治疗。《丹溪心法·痢病》并阐明痢疾具有流行性、传染性，指出："时疫作痢，一方一家，上下相染相似。"

明清以后，对痢疾的认识更加深入。张景岳认为本病根在脾肾虚弱，如《景岳全书·杂症谟》云："脾肾虚弱之辈，但犯生冷极易作痢。"秦景明《症因脉治·痢疾论》提出痢疾分外感内伤，并立寒湿痢、湿热痢、燥热痢、七情痢、饮食痢、劳役痢。此后后世医家各有补充，戴元礼提出"劳痢"，赵献可提出"疫毒痢"，李梴提出"虚痢"，李用粹提出"虚滑痢"，张璐提出"阴虚痢疾"，陈修园提出"奇恒痢"，丰富了痢疾辨证论治的内容。林珮琴认为痢疾的发病机理是湿热蕴蒸，如《类证治裁·痢症》云："症由胃腑湿蒸热壅，致气血凝结，夹糟粕积滞，进入大小肠，倾刮脂液，化脓血下注。"蒲松园提出治痢四忌"一忌大下""一忌温补""一忌发汗""一忌利小便"，而唯清热一法无忌。李用粹在《证治汇补·痢疾》中则提出"瘀血痢"，主张"治痢当祛瘀"，提出的活血化瘀一法，丰富了治痢之法。

一、病因病机

（一）病因

痢疾的病因有外感湿热、疫毒之邪，内伤饮食生冷或饮食不节两个方面，病机主要是湿热疫毒之邪蕴结肠腑，伤及气血，气滞血瘀，致大肠传导失司，脂络受伤而成痢疾。

1. 外感时邪　外感时邪，一为疫毒之邪，内侵肠腑，发病急骤，形成疫毒痢。二为湿热之邪，蕴蒸肠腑，气机不畅，邪热与气血相互搏结而化为赤白脓血，发生湿热痢。《沈氏尊生书》云："大抵痢之病根，皆由湿蒸热壅，以致气血凝滞渐至肠胃之病。"三为夏月感受暑湿，暑湿伤中，气血壅滞，发为湿热痢。《济生方》云："大肠虚弱而风冷暑湿之邪得以乘间而入，故为痢疾。"《景岳全书·痢疾》说："痢疾之病，多发生于夏秋之交……皆谓炎暑火行，相火司令，酷热之毒蓄积为痢。"

2. 饮食不节　平素嗜食肥甘厚味，或饮食不洁，酿生湿热，或夏月恣食生冷瓜果，损伤脾胃，中阳受困，湿热或寒湿、食积之邪内蕴，伤及胃肠，肠中气机壅滞，邪蕴而伤及气血，致气滞血瘀，与肠中糟粕相互搏结，化为脓血而成痢疾。

（二）病机

痢疾病位在肠，与脾胃关系密切，涉及于肝，久则及肾。主要病机是邪气（疫毒、湿热、寒湿、食滞等）蕴结于肠腑，腑气壅滞，气滞血阻，邪气与肠腑气血相搏结，夹糟粕积滞肠道，以致脂络受伤，腐败化为脓血而成痢疾。如《证治汇补》云："无积不成痢，痢乃湿、热、食积三者。"

痢疾初起多属实证。疫毒熏灼肠腑，耗伤气血，下痢鲜紫脓血，壮热口渴者，为疫毒痢。疫毒上冲于胃，胃失通降，则发为噤口痢。外感湿热或湿热内生，壅滞腑气，下利赤白，肛门灼热后重者，为湿热痢。寒湿内困，脾失温运，气机阻滞，下痢白多赤少，为寒湿痢。疫毒热盛伤津或湿热内郁，久则耗伤气阴，可发为阴虚痢。下痢日久，失治误治，如收涩太早，闭门留寇，可酿成正虚邪恋，而发为下痢时发时止，日久难愈之休息痢。

二、诊断与鉴别诊断

（一）诊断依据

1. 大便次数增多，腹痛，里急后重，下痢赤白黏冻或带脓血为主要症状。

2. 暴痢起病突然，病程短，可伴有恶寒发热等；久痢起病缓慢，反复发作，迁延不愈；疫毒痢病情严重而凶险，以儿童多见，起病急骤，在腹痛、腹泻尚未出现之时，即有高热，神志模糊，四肢厥冷，面色青灰，呼吸浅表，神昏惊厥，而痢下呕吐并不严重。

3. 多有饮食不洁史。起病急骤者多发生在夏秋之交，久痢则四季皆可发生。

（二）鉴别诊断

痢疾与泄泻：两者均多发于夏秋季节，病变部位在胃肠，病因也有相同之处，症状都有腹痛，大便次数增多。但痢疾大便次数虽多而量少，排赤白脓血便，腹痛伴里急后重感明显。而泄泻大便溏薄，粪便清稀，或如水，或完谷不化，而无赤白脓血便，腹痛多伴有肠鸣，少有里急后重感，正如《景岳全书》所说："泻浅而痢深，泻轻而痢重，泻由水谷不分，出于中焦，痢以脂血伤败，病在下焦。"当然，两病在一定条件下，又可相互转化，或先泻后痢，或先痢而后转泻。一般认为先泻后痢病情加重，先痢后泻病情减轻。

（三）相关检查

急性细菌性痢疾血常规检查可见白细胞和中性粒细胞增多，慢性细菌性痢疾血常规检查可见轻度贫血。大便常规可见大量脓细胞和部分红细胞，并有巨噬细胞，大便培养痢疾杆菌阳性是确诊的关键。肠阿米巴痢疾的新鲜大便可培养出阿米巴滋养体和包囊。必要时可行X线钡剂灌肠、结肠镜检查，有助于溃疡性结肠炎、放射性结肠炎、缺血性结肠炎的诊断，也可排除直肠肿瘤等似痢非痢的疾病。

三、辨证

（一）辨证思路

1. 辨虚实主次　暴痢发病急，病情重，腹部胀满拒按，里急后重，痛时窘迫，便后症状减轻。久痢发病缓慢，时轻时重，病程长，腹痛绵绵，痛而喜按，便后里急后重不减，坠胀甚者，常为虚中夹实。

2. 辨伤气伤血　邪有伤气伤血不同，它反应病情的轻重、病位的深浅。痢下白多赤少为伤及气分，下痢赤多白少为伤及血分。邪在气分，病情尚轻，气机阻滞，影响传导，治以化湿、行气、导滞，气行则病减；邪在血分，病已深入，伤及血络，迫血妄行，凉血活血病得安宁。

3. 辨寒热轻重　大便排出脓血，色泽鲜红，甚则紫黑，浓稠腥臭，腹痛，里急后重感明显，口渴喜饮，口臭，小便黄，或短赤，舌质红苔黄腻，脉滑数者属于热证；大便排出赤白清稀，白多赤少，清淡无臭，腹痛喜按，里急后重感不明显，面白肢冷形寒，舌质淡红，苔白，脉沉细者属于寒证。

4. 辨大便色质　白冻而滑脱不禁为虚寒，痢下赤色或纯血鲜红者，一般属热、属火、属血，病情较重，所谓"血为热迫"。痢下赤白相兼者，为气血俱受邪；其中有赤多白少及赤少白多之别，前者属热，后者属寒；痢下紫黑色，一般属血瘀。若紫暗而稀淡，则为阴虚。痢下色焦黑，浓稠臭秽者，属火；痢下黄色，深而秽臭者，为热；或食不化者为积，浅淡而不甚者，为寒；痢下五色相杂，为"湿毒甚盛故也"；脓血黏稠难下者，或属热、或属燥、或属阴虚。

5. 辨里急后重及腹痛　凡外邪所致的里急后重，每在便后得减；火热之邪为病，其腹窘迫，肛门灼热；腹痛多伴胀满而拒按。凡虚痢的里急后重，多圊后不减；证属虚寒者，腹微痛而不实不坚，或喜揉按，或喜暖熨，或虽痛而并无努责；气虚气脱者，里急而频见污衣；气陷者，后重而圊后转甚。

（二）类证鉴别

1. 急性痢疾当辨其湿、热、毒邪之轻重　脉数口渴，舌红苔黄，口臭尿黄，赤多白少者，以热为盛，当着重清热泻火；排便不畅，黏滞不爽，白多赤少，苔腻者，以湿为重，当着重化湿运脾；热盛者，能耗气动血，化火成毒，并煎熬湿浊、津血而生痰、成瘀，故其证每有兼夹，当详辨之。

2. 慢性痢疾正虚当辨其气、血、阴、阳，在脾在肾　神疲乏力，纳呆少语，便溏，为脾气亏耗；便下脓血黏稠，虚坐努责，心烦口干，至夜转剧，舌红绛少苔或光红乏津者，为久病耗伤阴血；痢下赤白清稀，无腥臭，或为白冻，甚则滑脱不禁，肛门坠胀，便后更甚，形寒畏冷，四肢不温，腰膝酸软者，为脾肾阳虚。

（三）证候

1. 湿热痢

症状：腹痛阵阵，痛而拒按，里急后重，痢下赤白脓血，黏稠如胶冻，腥臭，肛门灼热，小便短赤，舌苔黄腻，脉滑数。

病机分析：湿热之邪侵入肠腑，气血阻滞，传导失常，不通则痛，故腹痛，里急后重；湿热郁滞于大肠，经络受损，气滞血瘀，化为脓血，故下痢赤白脓血；湿热下注，则肛门灼热，小便短赤；苔腻为湿，黄为热，滑为实，数乃热之象。

2. 疫毒痢

症状：起病急骤，大便频频，痢下鲜紫脓血，腹痛剧烈，后重感特著，或壮热口渴，头痛烦躁，恶心呕吐，甚者神昏惊厥，舌质红绛，舌苔黄燥，脉滑数或脉微欲绝。

病机分析：疫毒之邪，伤人最速，故发病急骤；疫毒熏灼肠道，耗伤气血，经脉受损，故下痢鲜紫脓血；疫毒之气甚于湿热之邪，故腹痛里急后重较剧；毒盛于里，助热伤津，故壮热烦渴；毒邪上攻清窍则头痛；毒邪内扰心营则烦躁；热毒蒙蔽清窍则神昏；热甚动风则惊厥；舌红绛，苔黄燥，脉滑数为疫毒内热炽盛之征。

3. 寒湿痢

症状：痢下赤白黏冻，白多赤少，或为纯白黏冻，伴腹痛拘急，里急后重，口淡乏味，脘腹胀满，头身困重，小便清白，舌质或淡，舌苔白腻，脉濡缓。

病机分析：寒湿之邪侵及肠腑，气血瘀滞，腑气通降不利，故腹痛胀满，里急后重；寒邪所致，故喜温暖；寒湿之邪交阻大肠，经络受损，则下痢白多赤少或纯白冻；寒湿中阻，运化失常，故饮食乏味，胃脘饱闷；脾主四肢，寒湿困脾，则健运失司，故头身困重；舌淡，苔白腻，脉濡缓为寒湿之象。

4. 阴虚痢

症状：痢下赤白，日久不愈，脓血黏稠，或下鲜血，脐下灼痛，虚坐努责，食少，心烦口干，至夜转剧，舌红绛少苔或光红乏津，苔腻或花剥，脉细数。

病机分析：素体阴虚，感邪而为痢，或者久痢伤阴，遂成阴虚之痢；邪滞肠间，阴血不足，故痢下脓血黏稠；阴亏热灼，故脐下灼痛；营阴不足，故虚坐努责；胃阴亏虚，故食少口干；阴虚火旺，故心烦；舌红绛少苔或光红少津，脉细数为阴血亏耗之征。

5. 虚寒痢

症状：腹部隐痛，缠绵不已，喜按喜温，痢下赤白清稀，无腥臭，或为白冻，甚则滑脱不禁，肛门坠胀，便后更甚，形寒畏冷，四肢不温，食少神疲，腰膝酸软，舌淡苔薄白，脉沉细而弱。

病机分析：脾虚中寒，寒湿留滞肠中，故下痢稀薄带有白冻；寒盛正虚，肠中失却温养，故腹部隐痛；脾胃虚弱，故食少神疲，四肢不温；脾胃虚寒，则化源不足，肠中久痢，则津微外流，日久及肾，导致肾阳虚衰，关门不固，故腰酸怕冷，滑脱不禁；舌淡苔白，脉沉细弱均为虚寒之象。

6. 休息痢

症状：下痢时发时止，迁延不愈，常因饮食不当、受凉、劳累而发，发时大便次数增多，夹有赤白黏冻，腹胀食少，倦怠嗜卧，舌质淡苔腻根厚，脉濡软或虚数，按之濡滑或带弦数。

病机分析：下痢日久，正虚邪恋，寒热夹杂，肠腑传导失司，故缠绵难愈，时发时止；湿热留恋不去，病根未除，故感受外邪或饮食不当而诱发，发则腹痛里急，大便夹黏液或见赤色；脾胃虚弱，中阳健运失常，故腹胀纳减，嗜卧倦怠；苔腻不化，脉濡或虚数为湿热未尽、正气虚弱之征。

7. 噤口痢

症状：下痢脓血，胸闷呃逆，口臭纳呆，或噤口不食，或入口即吐，舌红苔黄腻，脉滑数；或下痢频频，恶呕不食，口淡不渴，舌淡脉弱。

病机分析：湿热疫毒，蕴结肠腑，上攻于胃，胃气不得通降，故噤口不食或食入即吐；或久病正虚，中气耗损，脾胃衰败，清阳不升，浊阴不降，胃气衰败，逆而不降，故恶呕不食。

四、治疗

（一）治疗思路

《景岳全书》云："凡治痢疾，最当察虚实，辨寒热，此泻痢最大关系。"痢之初起，实证、热证多见，治当清肠化湿解毒，调气行血导滞；如刘河间云："调气则后重自除，行血则便脓自愈。"初起如有夹表证者，则加解表之剂，以解表举陷。忌用收涩止泻之品，以免闭门留寇。疫毒痢则当清热解毒，开窍镇痉。噤口痢治以清热解毒，和胃降逆。久痢正虚邪恋，当调补脾胃，兼以清肠。虚实夹杂者，当标本同治，虚实兼顾。

（二）基本治法

1. 清肠化湿，调和气血法

适应证：湿热蕴结证。

代表方：芍药汤加减。

常用药：黄芩、黄连清热解毒燥湿；白芍、当归、甘草和营行血，以治脓血；木香、槟榔、大黄行气导滞以除后重；金银花清热解毒；肉桂辛温通结。

加减：痢之初起，伴发热恶寒、头身重痛、脉浮数等表证，应用解表法，以荆防败毒散疏表举陷，此即喻嘉言所谓"逆流挽舟"之法。表邪未解，陷入于里，里邪已甚，症见大热汗出，脉象急促，则用葛根芩连汤以解表清里。如表证已解，痢尤未止，可加香连丸以调气清热。痢下赤多白少，或纯下赤冻，口渴引饮，热甚于湿，加白头翁、秦皮、黄柏清热解毒，金银花、丹皮、地榆、赤芍清热凉血止痢。若瘀热较重，痢下鲜血者，加生地榆、槐花、荆芥、当归凉血祛风止血。痢下白多赤少，胸脘痞闷明显，舌苔白腻，湿重于热，去当归，加苍术、厚朴、陈皮燥湿行气。若见饮食积滞，痢下不爽，腹胀拒按，嗳腐吞酸，舌苔腻，脉滑，加莱菔子、山楂、神曲消食化滞；食积化热，痢下不爽，加枳实、厚朴、槟榔行气导滞，破积泄热。

2. 清热解毒，凉血止痢法

适应证：疫毒壅盛证。

代表方：白头翁汤合芍药汤加减。前方清热凉血解毒为主；后方增强清热解毒之功，并有调气和血导滞的作用。

常用药：白头翁、黄连、黄柏、秦皮清热化湿，凉血解毒；金银花、地榆、牡丹皮清热凉血；芍药、甘草调营和血；木香、槟榔调气行滞。

加减：热毒秽浊壅塞肠道，腹痛拒按，大便涩滞，臭秽难闻，加大黄、枳实、芒硝通腑泄浊；热毒深入营血，神昏谵语，舌质红，苔黄燥，脉弦数，加犀角地黄汤凉营开窍；热极生风，痉挛抽搐，加羚羊角、石决明、钩藤息风止痉。暴痢脱证，症见面色苍白，汗出肢冷，舌质暗红，苔黑，脉微欲绝者，急服参附汤或独参汤，先回阳救逆，再据证治疗。

3. 温运中阳，理气化湿法

适应证：寒湿阻滞证。

代表方：不换金正气散加减。

常用药：藿香芳香化湿；苍术、半夏、厚朴运脾燥湿；炮姜、桂枝温中散寒；陈皮、大枣、甘草行气散满，健脾温中；木香、枳实理气导滞。

加减：痢下白中兼赤，加当归、白芍调营和血；脾虚纳呆加白术、神曲健脾开胃；寒湿内停，腹痛，痢下不爽，加大黄、槟榔，配炮姜、肉桂温中导滞；中气不足，脉濡软，舌质胖嫩，改用补中益气、宣阳化湿之法，加太子参、白术、茯苓。暑天感寒湿而痢者，可用藿香正气散加减，祛暑散寒，化湿止痢。

4. 养阴和营，清肠止痢法

适应证：阴虚湿滞证。

代表方：黄连阿胶汤合驻车丸加减。前方坚阴清热，后方寒热并用，两方合用有坚阴养血、清热化湿的作用。

常用药：黄连、黄芩、阿胶清热坚阴止痢；白芍、甘草、当归养血和营，缓急止痛；少佐干姜以制芩、连苦寒太过；生地榆凉血而除痢。

加减：虚热灼津而见口渴，尿少，舌干，加沙参、石斛以养阴生津；痢下血多，加牡丹皮、旱莲草凉血止血；湿热未清，口苦，肛门灼热，加白头翁、秦皮清热解毒。

5. 温补脾肾，收涩固脱法

适应证：脾肾阳虚证。

代表方：真人养脏汤合桃花汤加减。前方温中涩肠，后方补虚固脱。两方合用可治疗脾肾虚寒，形寒肢冷，腰酸膝软，滑脱不禁的久痢。

常用药：人参、白术、干姜、肉桂温肾暖脾；粳米、甘草温中补脾；诃子、罂粟壳、肉豆蔻、赤石脂收涩固脱；当归、白芍养血行血；木香行气止痛。

加减：若积滞未尽，应少佐导滞之品，如枳壳、山楂、神曲；久痢脾虚气陷，加升麻、柴胡、党参、黄芪补中益气，升阳举陷。

6. 温中清肠，调气化滞法

适应证：正虚邪恋证。

代表方：连理汤加减。

常用药：人参、白术、茯苓、干姜、甘草温中健脾；黄连清除肠中湿热余邪；枳实、槟榔、木香行气导滞。

加减：脾阳虚极，肠中寒湿不化，遇寒即发，用温脾汤加减；久痢兼见肾阳虚衰，关门不固，加肉桂、熟附子、吴茱萸、五味子、肉豆蔻温肾暖脾，固肠止痢。

7. 泄热和胃，辛苦通降法

适应证：邪浊上攻，胃气衰败证。

代表方：开噤散加减。

常用药：黄连清胃肠湿热而降逆；陈皮、砂仁理气和胃；茯苓渗湿健脾；石菖蒲化浊醒脾；荷叶蒂、葛根、升麻升举脾之清阳；陈仓米、石莲子降气和胃；炒谷麦芽健胃消食；人参、党参、太子参扶正健脾，益气生津。

加减：湿热壅盛加白头翁、秦皮、败酱草清热解毒；痢下鲜血加生地榆、赤芍、当归、荆芥凉血祛风止痢；胸脘痞闷，苔腻白厚，加苍术、厚朴、半夏除湿理气。

(三) 复法应用

1. 解表清里，调气和血

适应证：表邪未解，里热已盛证。症见痢之初起，发热恶寒，头身重痛，里急后重，痢下赤白，肛门灼热，舌苔薄黄腻，脉浮数。

代表方：荆防败毒散合芍药汤加减。前方疏散表邪，使邪气从表而解，适用于痢疾初起兼有表证者；后方清肠祛湿，调气和血，适用于湿热蕴肠证。

常用药：荆芥、防风、羌活、葛根疏散表邪；黄芩、黄连清热解毒燥湿；大黄荡邪祛滞；茯苓、陈皮、苍术、厚朴化湿运脾和胃；枳壳、槟榔理气除湿；白芍、当归调肝和血。

2. 温中补虚，清热燥湿

适应证：久痢正虚，寒热错杂证。症见久痢不愈，纳少倦怠，形寒畏冷，四肢不温，腹部隐痛，痢下赤白，肛门灼热，舌暗苔黄腻，脉沉细弦。

代表方：乌梅丸加减。

常用药：乌梅大酸，急泻厥阴，平肝柔木；桂枝、附子、细辛、干姜、川椒等辛温诸品，温脾暖肾，通启阳气；黄连、黄柏苦寒，清热坚阴；人参、当归甘温，补气调中。

加减：热去减黄连、黄柏；寒重加吴茱萸以暖肝胃；胃肠气滞加陈皮、大腹皮、木香理气除湿消胀；中焦气虚加白术、山药、茯苓、薏苡仁、莲子肉健脾益气。

(四) 其他疗法

1. 单方验方

（1）白蔹散：白蔹地下块根，晒干后研末，装胶囊，每粒装0.3克，每次服5粒，每日2次。治疗湿热痢。

（2）马齿苋：30克，洗净切段，粳米60克淘净煮粥，入马齿苋。治疗湿热痢。

（3）石榴皮茶：取石榴皮15克，洗净切片，加水煎服，每日代茶频饮，可用于治疗休息痢。

2. 常用中成药

（1）香连丸：功能与主治：清湿热，化滞，止痢。用于湿热内滞大肠引起的下痢赤白脓血相杂、腹痛、里急后重。用法与用量：每次3~6克，每日1~2次。

（2）固本益肠片：功能与主治：健脾温肾，涩肠止泻。治疗脾虚或脾肾阳虚所致的久泻久痢、急慢性腹泻、慢性结肠炎。用法与用量：每次8片，每日3次。服药期间忌食生冷、辛辣、油腻。湿热痢非本药所宜。

3. 外治法　灌肠法：白头翁、苦参、金银花、黄柏、滑石各60克。上药加清水，浓煎成200 mL，先作清洁灌肠后，再以药液灌肠，每日1次，连续3天。主治湿热痢、疫毒痢。

(五) 临证勾要

1. 病情复杂者治宜兼顾　急性痢疾以实热为主证者，前人有"痢无止法"之说，但对于日久不愈的慢性痢疾或者慢性溃疡性结肠炎表现痢疾为主症，因病情复杂，正气已虚，而余邪又未尽，若单纯补涩则积滞不去，贸然予以消导，又恐伤正气，此时应当治宜兼顾，于补益之中，佐以清肠导下祛积，扶正祛邪，权衡应用，有寒热错杂者，可用乌梅丸加减治疗。对于反复发作，迁延日久之休息痢，还可在辨证基础上加用白头翁、石榴皮，或可试用鸦胆子仁10~15粒，去壳装胶囊饭后吞服，1日3次，7~10日为1个疗程。

2. 注意选用单味药　对于湿热痢疾许多单味药有良效，如马齿苋、败酱草、苦参等，可在辨证的基础上加用上述 1~2 味，或者单味药煎服。

3. 以"脏毒"论治，予清肠解毒之品　痢疾以黏液脓血便为主，可以"脏毒"论治，无论急性热痢、寒痢，还是休息痢，也无论慢性溃疡性结肠炎表现痢疾为主症者，病情处于活动期或是缓解期，均加清肠解毒药，如黄连、黄芩、苦参、败酱草、白头翁、秦皮、马齿苋、金银花等。

4. 配合中药灌肠　慢性痢疾反复发作，较难治愈，可以配合灌肠治疗，中药灌肠中药常见的有清热解毒药：黄连、黄柏、白头翁、大黄、秦皮、苦参、青黛、马齿苋、蒲公英等；收涩敛肌药：白及、乳香、没药等；活血化瘀药：丹参、赤芍、血竭、三七等；收涩止泻药：乌梅、赤石脂、石榴皮、芡实等，可用之浓煎灌肠，适用于溃疡性结肠炎、慢性细菌性痢疾。亦可应用成药锡类散灌肠。

5. 重视危象的救治　疫毒痢若发生厥脱，下痢无度，饮食不进，肢冷脉微，当用独参汤或者参附汤急救回阳，若下痢不能进食，称之为噤口痢，主要是胃失和降，气机升降失常，实证多由湿热疫毒蕴结而成，症见下痢，胸闷，呕恶不食，口气秽臭，舌质红苔黄腻，脉滑数，治宜辛苦通降，和胃泄热，方用开噤散加减，或加玉枢丹，少量冲服，或用姜汁炒黄连同煎。频频服用，直至开噤为度。虚者因脾胃气虚或久痢胃虚气逆而致，呕恶不止，食入即吐，舌质淡，脉弱，治宜健脾和胃，方用六君子汤加石菖蒲、姜汁以醒脾开胃。而胃气败所致的噤口痢，实属危象，应积极图治。

五、特色经验

（一）临证经验

1. 治痢以祛邪为要　痢之为病，外邪内犯，湿热内蕴，血败肉腐，病位在肠，应以通为用，导滞通腑，行气和血，所谓"痢无止法""无积不成痢，痢先当头下"。如兼夹有表证者，宜宣散表邪，鼓邪外出，即喻嘉言"逆流挽舟"之意也。而痢之不论寒证、热证，具当以清肠化湿贯穿始终。热证宜少佐运脾升清之品，如苍术、藿香、葛根、升麻、桔梗、柴胡等；寒证当配以温阳暖脾，理气行血之药，如白术、干姜、肉桂、当归、陈皮、草豆蔻等。

2. 清热当防苦寒，时时顾护胃气　肠中热毒壅滞，常用黄连、黄芩、生地榆、白头翁、秦皮等苦寒之品，但要中病即止，防苦寒败胃。久病不愈者，正气耗损，邪气留恋，则当扶正以祛邪，扶正重在健运脾胃，同时应注意补肺升清、抑肝扶脾、温肾暖脾等调和诸脏，以整体调治。

3. 调气和血贯始终　痢疾为肠腑气血同病，患者临床常见腹痛腹胀，即使病之后期也难缓解，多因气滞血瘀所致，故当行气导滞，凉血活血。行气常用陈皮、木香、枳壳、香附、佛手等平和之品，以防损伤正气；和血多以槐花、地榆、三七、郁金、当归、赤芍等凉血止血、活血祛瘀。

4. 收涩需慎重　久泻不愈，伤津耗气，正虚无邪之滑脱，可予固涩止泻，但用之宜慎，不可过剂。若湿邪未尽，或夹寒、热、痰、瘀、郁、食等病变，则不可以久泻必虚，或急于求成，忙于补涩，以防闭门留寇，导致病情迁延，所谓"炉烟虽熄，灰中有火也"。

（二）验案举例

病案一

王某，男，34 岁。诉近 5 天来腹痛，大便带有赤白黏冻，里急后重，日夜如厕 20 余次。查体：发热恶寒，心烦急躁，头晕，恶心欲吐，纳差，周身酸楚疼痛，阵阵腹痛，小便黄，大便 1 次，带有少量脓血，舌质红，舌苔黄腻，根垢而厚，脉濡滑而按之弦数。大便常规示大量脓细胞、红细胞、白细胞。

此为内受湿热阻滞，外感风寒而发，暑湿积滞蕴蓄太盛，必成下痢，仿仲景和解表里法，亦合喻嘉言逆流挽舟之法。方用人参败毒散合葛根芩连汤加减。柴胡10克，白芍15克，独活9克，羌活9克，黄连3克，葛根15克，川芎10克，枳壳10克，桂枝6克，甘草5克，桔梗6克，茯苓15克，黄芩10克。水煎服，3剂。

二诊：腹痛消除，大便次数减少，里急后重减轻，食纳增加，舌苔薄白，脉象滑。原方加苍术10克，去羌活、独活。

三诊：病愈。茯苓15克，黄连3克，枳壳10克，陈皮10克，木香9克，白芍15克，当归10克，焦三仙（各）15克，以善其后。

本例为湿热内蕴，壅滞肠道，气机不畅，血运障碍，传导失司，兼夹表证，治疗当清利湿热为主，兼解表邪。故予人参败毒散和葛根芩连汤加减清热止痢，外解表邪，而收奇功。

病案二

杨某，男，66岁。主诉腹痛、脓血便3天。3天前食生冷瓜果后出现腹痛，解黏液脓血便，现症见腹痛，腹痛即坠，坠则欲便，大便夹有赤白黏冻，里急后重，纳差，口淡乏味。查体：面色瘀滞晦暗，腹软，按之压痛，舌质淡红，苔薄白，左脉细涩，右脉缓。大便常规示大量脓细胞。辨证乃脾胃虚寒，复感寒邪。寒则凝滞，损伤阳气，气虚不能摄血，故为下痢。治以温中行气化湿，予附子理中汤加减，药用：附子9克，炮姜5克，党参15克，炒白术10克，陈皮10克，木香9克，升麻6克，黄芪30克，当归10克，甘草6克。服药3剂脓血便减少，6剂诸症皆痊。

此例患者因食生冷所致寒湿痢，诚如《景岳全书》云："脾肾虚弱之辈，但犯生冷极易作痢。"故采用温脾补肾理气之法，盖脾阳健而能统血，则血痢自止，故用附子、炮姜、白术温运中阳，升麻、黄芪、党参补气升阳，木香、陈皮理气散结，当归调血和营，甘草调和诸药。药证合拍，效如桴鼓。

六、转归与预后

痢疾如得到及时治疗，一般预后良好，古人常以下痢的色、量及病者能食与否等进行判断，下痢有粪者轻，无粪者重；色如赤豆汁、如鱼脑、如猪肝，或下痢纯血，或如屋漏水者重；能食者轻，不能食者重。湿热疫毒之气上逆犯胃或下痢日久伤正，胃虚气逆，噤口不食，是为噤口痢，为危重征象。

如下痢见发热不止，口渴心烦，甚则神昏谵语，或虽见下痢次数减少，而反见腹胀如鼓者，为热入营血，邪陷心肝之危重证候，若不及时救治，可发生内闭外脱之证。

七、预防与调护

对于具有传染性的细菌性痢疾及阿米巴痢疾，应采取积极、有效的防治措施，以控制疾病的流行，搞好水、粪的管理，消灭苍蝇等"四害"。在痢疾流行的季节，可适当食用生蒜瓣，也可食用马齿苋，对疾病的防治有一定的作用。

痢疾患者必须禁食，待病情稳定后，仍以清淡饮食为宜，忌食油腻荤腥食物。如《千金要方》云："凡痢病患，忌生冷酢滑、猪鸡鱼油、乳酪酥干脯酱粉咸等，所饮诸食，皆须大熟烂为佳，亦不得伤饱，此将息之大经也。若将息失所，圣人不救也。"

（刘　聪）

第七章 肝胆系病证

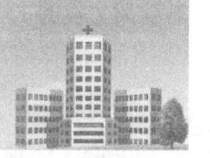

第一节 胁痛

一、概述

胁痛是以一侧或两侧胁肋部疼痛为主要表现的病证，也是临床较多见的一种自觉症状。

西医学中急性肝炎、慢性肝炎、肝硬化、肝寄生虫病、肝癌、急性胆囊炎、慢性胆囊炎、胆石症、胆管蛔虫以及胁间神经痛等，以上疾病为主要症状时可以参考本节辨证论治。

二、临床表现

以一侧或两侧胁肋部疼痛为主要表现者，可以诊断为胁痛。胁痛的性质可以表现为刺痛、胀痛、灼痛、隐痛、钝痛等不同特点。部分患者可伴见胸闷、腹胀、嗳气、呃逆、急躁易怒、口苦、纳呆、厌食恶心等症。常有饮食不节、情志内伤、感受外湿、跌仆闪挫或劳欲久病等病史。

三、相关检查

胁痛以右侧为主者，多与肝胆疾病有关。

1. 检测肝功能指标以及甲、乙、丙、丁、戊等各型肝炎病毒指标，有助于病毒性肝炎的诊断。
2. B型超声检查及CT、MRI可以作为肝硬化、肝胆结石、急慢性胆囊炎、脂肪肝等疾病的诊断依据。
3. 血生化中的血脂、血浆蛋白等指标亦可作为诊断脂肪肝、肝硬化的辅助诊断指标。
4. 检查血中胎甲球蛋白、碱性磷酸酶等指标可作为初步筛查肝内肿瘤的参考依据。

四、鉴别诊断

胁痛应与悬饮相鉴别：悬饮亦可见胁肋疼痛，但其表现为饮留胁下，胸胁胀满，持续不已，伴见咳嗽、咳痰、咳嗽、呼吸时，疼痛加重，且常喜向病侧睡卧，患侧肋间饱满，叩诊呈浊音，或兼见发热，一般不难鉴别。

五、辨证论治

（一）辨证要点

胁痛辨证应分清气血虚实。胀痛多属气郁，且疼痛游走不定，时轻时重，症状轻重变化与情绪有关；刺痛多属血瘀，且痛处固定不移，疼痛持续不已，局部拒按，入夜尤甚；实证多以气机郁滞、瘀血内阻、湿热内蕴为主，病程短，来势急，证见疼痛较重而拒按，脉实有力。虚证多为阴血不足，脉络失养，证见疼痛隐隐，绵绵不休，且病程较长，来势较缓，并伴见全身阴血亏虚之证。

（二）分证论治

1. 肝郁气滞

主症：胁肋胀痛，走窜不定，甚则痛引胸背肩臂，疼痛因情志变化而增减，胸闷腹胀，嗳气频作，得嗳气而胀痛稍舒，纳少口苦，舌苔薄白，脉弦。

证候分析：肝气失于条达，阻于胁络，故胁肋胀痛；气属无形，时聚时散，聚散无常，故疼痛走窜不定；情志变化与肝气之郁结关系密切，故疼痛随情志变化而有所增减；肝经气机不畅，故胸闷气短；肝气横逆，易犯脾胃，故食少嗳气；脉弦为肝郁之象。

治法：疏肝解郁，理气止痛。

方药：柴胡疏肝散（《景岳全书》）。

方中柴胡、枳壳、香附、川楝子疏肝理气，解郁止痛；白芍、甘草养阴柔肝，缓急止痛；川芎活血行气通络。

若胁痛甚，可加青皮、延胡索以增强理气止痛之力；若气郁化火，证见胁肋掣痛，口干口苦，烦躁易怒，溲黄便秘，舌红苔黄者，可去方中辛温之川芎，加山栀、丹皮、黄芩、夏枯草；若肝气横逆犯脾，证见肠鸣，腹泻，腹胀者，可酌加茯苓、白术；若肝郁化火，耗伤阴津，致精血亏耗，肝络失养，证见胁肋隐痛不休，眩晕少寐，舌红少津，脉细者，可去方中川芎，酌配枸杞子、菊花、首乌、丹皮、栀子；若兼见胃失和降，恶心呕吐者，可加半夏、陈皮、生姜、旋覆花等；若气滞兼见血瘀者，可酌加丹皮、赤芍、当归尾、川楝子、延胡索、郁金等。

2. 肝胆湿热

主症：胁肋胀痛或灼热疼痛，口苦口黏，胸闷不适，纳呆食少，恶心呕吐，小便黄赤，大便质黏不爽，或兼有发热恶寒，身目发黄，舌红苔黄腻，脉弦滑数。

证候分析：湿热蕴结于肝胆，肝络失和，胆不疏泄，故胁痛口苦；湿热中阻，升降失常，故胸闷纳呆，恶心呕吐；肝开窍于目，肝火上炎，则目赤；湿热交蒸，胆汁不循常道而外溢，可出现目黄、身黄、小便黄赤；舌苔黄腻，脉弦滑数均是肝胆湿热之证。

治法：清热利湿。

方药：龙胆泻肝汤（《兰室秘藏》）。

方中龙胆草清泻肝胆湿热；山栀、黄芩清泻肝火；川楝子、枳壳、延胡索疏肝理气止痛；泽泻、车前子清热渗湿。

若兼见发热，黄疸者，加茵陈、黄柏以清热利湿退黄；若肠胃积热，便秘，腹胀腹满者，可加大黄、芒硝；若湿热煎熬，结成砂石，阻滞胆管，证见胁肋剧痛连及肩背者，可加金钱草、海金沙、川楝子，或酌情配以硝石矾石散；呕吐蛔虫者，先以乌梅丸安蛔，再予驱蛔。

3. 瘀血阻络

主症：胁肋刺痛，痛有定处，痛处拒按，入夜尤甚，胁肋下或见有癥块，舌质紫暗，脉象沉涩。

证候分析：肝郁日久，气滞血瘀，或跌仆损伤，致瘀血停着，痹阻胁络，故胁痛如刺，痛处不移，入夜痛甚；瘀结停滞，积久不散，则渐成癥块；舌质紫暗，脉象沉涩，均属瘀血内停之征。

治法：祛瘀通络。

方药：血府逐瘀汤（《医林改错》）或复元活血汤（《医学发明》）。

方中当归、川芎、桃仁、红花，活血化瘀，消肿止痛；柴胡、枳壳疏肝调气，散瘀止痛；制香附、川楝子、广郁金，善行血中之气，行气活血，使气行血畅；五灵脂、延胡索散瘀活血止痛；三七粉活血散瘀、止痛通络。

若因跌打损伤而致胁痛，局部积瘀肿痛者，可酌加穿山甲、酒军、瓜蒌根破瘀散结，通络止痛。

4. 肝络失养

主症：胁肋隐隐作痛，悠悠不休，遇劳加重，口干咽燥，心中烦躁不安，头晕目眩，舌红或绛，少苔，脉细弦而数。

证候分析：肝郁日久化热，耗伤肝阴，或久病体虚，精血亏损，不能濡养肝络，故胁络隐痛，悠悠不休，遇劳加重；阴虚易生内热，故口干咽燥，心中烦躁不安；精血亏虚，不能上荣，头晕目眩；舌红或绛，少苔，脉细弦而数，均为阴虚内热之象。

治法：养阴柔肝。

方药：一贯煎（《柳州医话》）。

方中生地、枸杞子、黄精、沙参、麦冬可滋补肝肾，养阴柔肝；当归、白芍、炙甘草，滋阴养血，柔肝缓急；川楝子、延胡索疏肝理气止痛。若阴亏过甚，舌红而干，可酌加石斛、玄参、天冬；若心神不宁，而见烦躁不寐者，可酌配酸枣仁、炒栀子、合欢皮；若肝肾阴虚，头目失养，而见头晕目眩者，可加菊花、女贞子、熟地等；若阴虚火旺，可酌配黄柏、知母、地骨皮等。

六、针灸治疗

1. 基本处方　期门、支沟、阳陵泉、足三里。

肝募期门疏利肝胆气机，行气止痛；支沟、阳陵泉上下相伍，和解少阳，疏肝泄胆，舒筋活络，缓急止痛；配足三里取"见肝之病，当先实脾"之意。

2. 加减运用

（1）肝气郁结证：加太冲以疏肝理气。诸穴针用泻法。

（2）湿热蕴结证：加中脘、阴陵泉、三阴交以清热利湿。诸穴针用平补平泻法。

（3）瘀血阻络证：加合谷、膈俞、血海、三阴交、阿是穴以化瘀止痛。诸穴针用泻法。

（4）肝阴不足证：加肝俞、肾俞、太溪、太冲以滋肾养肝。诸穴针用平补平泻法。

七、病案选录

贾某，女，37岁，2019年1月20日初诊。

病史：右胁胀痛二三年，加重约半年。胁痛呈间歇发作，伴肩困、背困，偶尔左胁也痛，缓解时好如常人。素日性情急躁，月经不调，一年仅来潮二次，饮食二便正常，脉沉滑，舌质暗，舌体稍胖，苔白，肝功能化验正常，曾在某医院摄片检查，诊为"胆囊浓缩功能不良"。

辨证施治：肝气郁结，气滞血瘀而致胁痛。治以疏肝理气、活血通络之法。

处方：柴胡6克，枳壳9克，香附9克，青皮12克，茯苓18克，川芎6克，当归12克，赤芍12克，焦山楂12克，甘草3克。水煎服。

二诊：药后诸证减轻，照上方加益母草12克。

嗣后依上方为基础，稍加化裁，共服二十余剂，胁痛基本消失，近两月月经按时来潮，脉舌和一般情况均属正常。

（周　慧）

第二节　黄疸

一、概述

黄疸是感受湿热疫毒，肝胆气机受阻，疏泄失常，胆汁外溢所致，以目黄、身黄、尿黄为主要表现的常见肝胆病证。

本病证包括阳黄、阴黄与急黄，黄疸常并见于其他病证，如胁痛、胆胀、臌胀、肝癌等。

本病与西医所述黄疸意义相同，相当于西医学中肝细胞性黄疸、阻塞性黄疸、溶血性黄疸、病毒性肝炎、肝硬化、胆石症、胆囊炎以及出现黄疸的败血症等，均可参照本节辨证论治。

二、临床表现

以目黄、身黄、小便黄为特征，其中目黄为确诊本病的主要依据。患病初期，一般是黄疸还未出现，常以畏寒、发热、食欲不振、疲乏等类似感冒症状为先驱，3~5天后才出现黄疸，故应注意早期诊断。

三、鉴别诊断

阳黄以湿热为主，病程较短，黄色鲜明如橘色；急黄为阳黄之重症，湿热夹毒，郁而化火，热毒炽盛、黄色深褐如金，病情凶险；阴黄以寒湿为主，病程较长，黄色晦暗如烟熏。

四、辨证论治

（一）辨证要点

1. 辨阳黄与阴黄　阳黄由湿热所致，起病急，病程短，黄色鲜明如橘色，口干发热，小便短赤，大便秘结，舌苔黄腻，脉弦数，一般预后良好；阴黄由寒湿所致，起病缓，病程长，黄色晦暗如烟熏，脘闷腹胀，畏寒神疲，口淡不渴，舌淡白，苔白腻，脉濡缓或沉迟，一般病情缠绵，不易速愈。

2. 阳黄宜辨湿热轻重　热重于湿者，身目俱黄，黄色鲜明，发热口渴，恶心呕吐，小便短少黄赤，便秘，舌苔黄腻，脉弦数；而湿重于热者，身目俱黄，其色不如热重者鲜明，头重身困，胸脘痞满，恶心呕吐，便溏，舌苔厚腻微黄，脉弦滑。

（二）分证论治

1. 阳黄

（1）热重于湿

主症：身热，口干苦而渴，欲饮水，目黄、身黄，黄色鲜明如橘子色。心中懊恼，食欲不振，脘腹不适，时有恶心，胸胁胀闷。小便黄赤，大便干或秘结。舌质红、舌苔黄，舌面少津；脉弦而数，或弦滑而数。

治法：清热化湿，佐以泄下。

方药：茵陈蒿汤加减。

绵茵陈 30 克，栀子 12 克，大黄 10 克，鸡骨草 30 克，车前草 20 克，茯苓 15 克，甘草 6 克。水煎服。

加减：腹胀满明显者可加枳实、厚朴、川楝子等；呕吐者可加竹茹、法半夏、陈皮等，若因砂石阻滞胆管者，可加柴胡、枳实、郁金各 12 克，金钱草 30 克。

（2）湿重于热

主症：目黄、身黄，色黄而不晶亮，身热不振。头痛头重，如蒙如裹，困倦乏力，胸腹痞满，食少纳呆，厌食油腻，口虽渴而不欲多饮。大便不实，或溏而不爽，小便黄。舌尖赤，苔厚腻，或微黄；脉弦滑濡数。

治法：利湿化浊，佐以清热。

方药：茵陈五苓散加减。

绵茵陈 30 克，茯苓、猪苓各 15 克，白术、泽泻、藿香各 12 克，薏苡仁 20 克，布渣叶 15 克，厚朴 10 克，甘草 6 克。水煎服。

加减：可酌加藿香、佩兰、蔻仁；阳黄湿热并重者，宜改用甘露消毒丹利湿化浊，清热解毒；黄疸初起兼表证者，宜先用麻黄连翘赤小豆汤以解表清热利湿。

（3）急黄

主症：发病急骤，黄色迅速加深，其色如金，高热烦渴，胁痛腹满，神昏谵语，或见衄血、便血，或肌肤出现瘀斑。舌质红绛，苔黄燥，脉滑数。

治法：清热解毒，凉营开窍。

方药：清瘟败毒饮加减。

水牛角 30 克，黄连、栀子、黄芩各 15 克，生地黄 20 克，玄参 18 克，石膏 30 克，牡丹皮、知母、赤芍各 12 克，大黄 15 克，金银花 20 克，人工牛黄 3 克（冲），甘草 6 克。水煎服。

2. 阴黄

（1）寒湿阻遏

主症：目身皆黄，黄色晦滞，脘腹胀满，遇寒则甚，食少纳呆，神疲乏力，肢冷畏寒，大便溏薄。舌淡胖嫩，舌苔白腻，脉沉细而迟。

治法：温中健脾化湿。

方药：茵陈术附汤。

茵陈、白术、附子、干姜、肉桂、炙甘草。

加减：可酌加苍术、厚朴、秦艽等。

（2）脾虚血亏

主症：面目及肌肤发黄，黄色不著，精神萎靡，全身或肢体浮肿，倦怠乏力，时时头晕，心悸气短，食少便溏。舌质淡白、边有齿痕，舌苔薄白；脉濡而细，或细弱无力。

治法：健脾温中，补养气血。

方药：黄芪建中汤。

黄芪、桂枝、白芍、甘草、大枣、饴糖。

加减：酌加党参、白术、当归、熟地等。

（3）瘀血停积

主症：身目发黄而晦暗，面色青紫暗滞，胁下有包块而疼痛不舒，皮肤可见蛛纹丝缕，大便黑，舌质青紫或有瘀斑，脉弦涩或细涩。

治法：活血化瘀退黄。

方药：膈下逐瘀汤。

桃仁、红花、赤芍、丹皮、五灵脂、当归、川芎、元胡、乌药、香附、枳壳、甘草。

加减：酌加茵陈等退黄药，也可合鳖甲煎丸。

五、其他疗法

简验方：

1. 虎茵汤　虎杖、茵陈、红枣各30克，煎成100 mL，加糖适量，分两次服，连服至黄疸消退，适用于阳黄。

2. 青叶胆30克，煎服，每日3次，用于阳黄。

3. 金钱草30~60克，煎服，适用于胆囊炎、胆石症引起的黄疸。

4. 青黛1.5克，明矾3克，共研细末，装入胶囊，做一日量，分三次服，具有清热消炎、排石退黄的作用，可用于黄疸经久不退的患者。

六、预防与调护

感受外邪而引起的黄疸，多具有传染性，故应注意饮食卫生和餐具的消毒。

1. 阳黄

（1）休息：休息的好坏对疾病的发展与好转有密切关系。黄疸初期，注意休息，保存正气以抗御外邪，并应保持心情舒畅，使肝气调达以恢复其疏泄功能。

（2）饮食：片面强调三高一低（高蛋白、高碳水化合物、高热量、低脂肪）饮食，不利于肝炎（黄疸）患者肝功能的恢复。湿热之邪伤及脾胃，影响中焦气机升降，应予易于消化的食物，食欲恢复后，适当增加营养，起到补脾缓肝之效。禁食辛辣及油腻助湿之品。

（3）针灸：黄疸消退缓慢者，可配合针灸，取穴肝俞、内关、足三里等。

2. 阴黄　全身症状如发热、无力等明显时，应多休息，好转后，应适当参加体育锻炼如太极拳、气功等，增强体质，有利于疾病恢复。进食富有营养而又易于消化的食物，禁食辛辣、油腻食物，以免阻碍脾胃气机的升降。

3. 急黄　绝对卧床休息。吃流质食物。频繁呕吐者，可补充液体。舒适的环境，愉快的精神状态，有利于病情的好转。密切观察脉证的变化，如出现脉微欲绝、神志恍惚、烦躁不安，黄疸加深，并有瘀斑、瘀点出现，乃病情恶化之兆，应组织力量，多途径给药，及时抢救。总之，各类黄疸的急性期，均应卧床休息，食欲及全身状况好转后，适当增加体育锻炼，动静结合；病程的始终均应保持精神愉快、心情舒畅，以利于疾病的恢复。

七、病案选录

阎某，男，40岁，2019年12月9日入院。

病史，全身黄染一周。病初似如感冒，未予介意，仅感全身乏力，食欲不振，泛泛欲呕，迅即全身发黄，皮肤发痒，大便发白，小便黄赤，脉弦数，苔黄腻。肝功能化验：胆红素 4.8 mg，黄疸指数 60 单位，麝浊 16 单位，麝絮（+++）谷丙转氨酶 1 300 单位，诊为急性黄疸型传染性肝炎，收入院。

辨证施治：证属湿热黄疸，治以清热利湿之法。

处方：茵陈 30 克，栀子 6 克，大黄 3 克，茯苓 12 克，猪苓 6 克，泽泻 4.5 克，秦艽 9 克，木通 6 克，车前子 12 克。水煎服，每日一剂。

一周后，大便不白，恢复正常黄色，第十天黄疸消退，服 19 剂后，谷丙转氨酶降至 120 单位，其他各项均正常，又服 9 剂，复查肝功，全部正常。

（周　成）

第八章 肾系病证

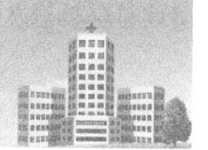

第一节 淋证

淋证在中医当中主要就是指存在肾虚,同时膀胱湿热,症状集中表现在小便频次增多、增急,滴沥问题,尿道疼痛等,其临床症状较为明显。

一、病因病机

病机关键:湿热蕴结下焦,肾与膀胱气化不利。

1. **膀胱湿热** 主要诱因在于多食用热肥甘食物或者嗜酒,长此以往造成湿热,湿热之毒进入膀胱,导致湿热症状,肝胆湿热下注也会导致膀胱气化不利,淋证细分为热淋等证。

2. **肝郁气滞** 伤肝的原因主要多为酗酒,还有恼怒等,使肝失疏泄,肝气郁结,膀胱气化不利,进而形成气淋。

3. **脾肾亏虚** 长期淋证没有得到治愈,则湿热会继续耗伤正气,劳累过度或者年老虚弱等都会导致脾肾亏虚,发展则为气淋或血淋等。

总而言之,淋证的主要病灶位置在肾还有就是膀胱,同时也和肝脾有关联。淋证的主要病机表现为肾虚、膀胱湿热等。就中医原理认为肾与膀胱相表里,膀胱气化与开合直接与肾气强弱关联。如果淋证存在长期不愈情况,热就会伤阴,湿则伤阳,肾虚情况就会出现;肾虚久治不愈,湿热秽浊邪毒容易进入膀胱,使得淋证存在较强反复性。肾虚多与膀胱湿热同时出现,淋证当中两者发生等方面变化具有积极研究意义。淋证从中医角度来看,分为虚实两种,初期多实,久病则虚,如患者体弱,则虚实并见。实证多位于膀胱和肝,而虚症则主要在肾、脾。

二、诊断与鉴别诊断

(一)诊断

1. **发病特点** 多见于已婚女性,每因疲劳、情志变化、不洁房事而诱发。

2. **临床表现** 小便次数增多,小便过急,尿道存在烧灼痛感,腰腹疼痛,淋证主要症状于此。在诊断过程中,症状明显即可基本确定为淋证。淋证也有不同症状特征,临床中要区分淋证细分。淋证病久通常存在低热、疲劳等情况。

3. **理化检查** 在检验当中主要采取的方式有尿常规、膀胱镜、尿细菌培养等。

（二）鉴别诊断

1. 癃闭　二者均可见小便短涩量少，排尿困难。但癃闭容易导致排尿出现问题，每天尿量存在减少的情况，点滴排出问题突出，小便闭塞不通是主要病症特征，排尿过程并不会有疼痛感，但每日排尿量明显减少；淋病则小便增多、滴沥情况持续出现，尿道在排尿时疼痛，尿量基本处于正常状态。

2. 尿血　这两者都有的基本症状就是都可见小便出血。尿血多没有疼痛感，有轻微热痛感觉；而血淋则患者往往疼痛难忍。其鉴别的要点是有无尿痛。《丹溪心法·淋》曰："痛者为血淋，不痛者为尿血。"

3. 尿浊　二者均可见小便浑浊。但尿浊排尿时尿出自如，无疼痛滞涩感；而淋证则小便频次增多，尿感强烈，尿道疼痛等症状。两者区别主要看是不是有疼痛感。

三、辨证

1. 辨明淋证类别　淋证进行具体细分后可见其都有不同病机，演变规律也存在不同之处，同时治疗方法也有差别，据此可见必须要有效进行淋证类别的区分。辨识的关键在于找准淋证的特征。病急，在症状当中突出表现发热、小便热赤、尿道疼痛、小便次数增多，尿量偏少为热淋；小便当中有沙石，尿道积存沙石，排尿存在突然中断问题，腰腹绞痛难以让患者忍受的淋证为石淋；小腹存在胀满情况，小便疼痛，尿后滴沥不止者为气淋；尿中有血，尿路存在较突出疼痛感为血淋；小便浑浊，表现似如米泔等为膏淋；小便滴沥不已，发作存在长期性，一旦患者疲劳就发病为劳淋。

2. 辨虚实　对于淋证进行区别要注意区分其类别后，要辨识其虚实。通常来看，初起病或为急症发作期间，患者膀胱湿热、尿路疼痛、小便存在浑浊现象多为实证；淋病长时间没有治愈，尿路疼痛感不强烈、脾气虚弱、遇到疲劳就容易发病者，多为虚证。在不同类别淋证当中，气淋、血淋等都见虚实并见情况，石淋长期不愈，容易伤人体正气，阴血亏耗，即可能表现为正虚邪实并见之证。

3. 辨标本缓急　淋证之间存在转化的情况，同时多种类别淋证也可以并存，在辨证方面需要注重于标本区分，进而做到标本缓急。正气为本是基础，邪气为标；病因通常为本，症候则多为标；旧病都为本，而新病则为标，通过上述标本关系可以更好地对淋证进行分析，把握病症特点。在具体实践当中以劳淋转化为热淋情况来看，就正邪关系而言，劳淋正虚为本，热淋邪实为标；症候关系而言，劳淋的湿热多存于膀胱，这即为本，热淋症候则为标。结合急重在治标，缓则注重于治本的基本原则，此例需以治疗热淋为第一选择。

四、治疗

（一）治疗原则

实则清利，虚则补益，就中医角度来看，淋证治疗通常遵循这一原则。实证中膀胱存在湿热者，应注重于清热利湿，热邪灼伤血络患者，需注重于凉血止血；沙石结聚患者，则需要注重于排石治疗；气滞不利患者，应采取力气疏导的方式。虚证方面脾虚患者，应健脾益气，恢复正气。肾虚者则应补肾气。

（二）分证论治

1. 热淋

症状：小便频繁、短而急，尿道存在刺痛感，尿液呈现黄赤色，同时伴有寒热等症状。

病机：湿热毒邪，客于膀胱，气化失司，水道不利；盖火性急迫，故溲频而急；湿热壅遏，气机失宣，故尿出艰涩，尿道灼热刺痛；因为湿热问题，使得小便黄赤；腰为肾本，湿热如果浸入到肾，则腰痛问题持续；寒热起伏，则口苦有呕吐恶心感；大肠受热影响，则出现便秘情况；舌苔黄腻，也是湿热表象之一。

治法：清热利湿通淋。

方药：八正散。大便出现便秘情况，伴有腹胀情况，则应用生大黄，加上枳实；腹满便溏情况，则减大黄；症状当中伴有寒热、口干口苦，则用小柴胡汤；湿热伤阴要去掉大黄，同时加入生地、牛膝等；小腹胀满，加乌药、川楝子；热毒弥漫三焦，入营入血，使用黄连解毒汤可有功效；如果症状当中还有发热、鼻塞等情况则增加金银花等。

2. 石淋

症状：实证患者当中尿中时常夹沙石，小便过程中时有中断，尿道疼痛压迫感，腰腹绞痛难以忍受、外阴也因腹痛而疼痛，尿中带血，舌头发红，舌苔薄而发黄；虚证患者则因沙石长期不去，导致面色少华，精神上比较萎靡不振，气血不足，脉细而弱，手足心热，腰腹有隐痛感。

病机：湿热下注，化火灼阴，煎熬尿液，结为沙石，瘀积水道，而为石淋；积于下则膀胱气化失司，尿出不利，甚则欲出不能，窘迫难受，痛引少腹；滞留于上，则影响肾脏司小便之职，郁结不得下泄，气血滞涩，不通则痛，由肾而波及膀胱、阴部；沙石伤络则尿血；沙石滞留，病久耗气伤阴，但终因有形之邪未去，而呈虚实夹杂之证。

治法：实证宜清热利湿，通淋排石；虚证宜益肾消坚，攻补兼施。

方药：石韦散。排石，加金钱草、海金沙、鸡内金；腰腹存在绞痛感，在药中需要加入芍药等；如果尿中带血则需要增加生地等；尿中存在血块，则需要加川牛膝等药；小腹胀痛，加木香、乌药；兼有发热，加蒲公英、黄柏、大黄；石淋日久，用二神散合八珍汤；阴液耗伤，用六味地黄丸合石韦散；肾阳不足，用金匮肾气丸合石韦散。

3. 气淋

症状：实证表现主要是小便涩感伴有疼痛，淋滴不宜，小腹存在胀满疼痛，舌苔薄而白；虚证的表现主要是小便存在涩滞，小腹出现坠胀，尿不净，脉呈现虚无力的情况。

病机：肝主疏泄，其脉循少腹，络阴器，绕廷孔；肝郁气滞，郁久化火，气火郁于下焦，或兼湿热侵袭膀胱，壅遏不能宣通，故脐腹满闷，胀痛难受，小便滞涩淋漓，此为实证；年高体衰，病久不愈或过用苦寒、疏利之剂，耗气伤中，脾虚气陷，故小腹坠胀，空痛喜按；气虚不能摄纳，故溲频尿清而有余沥，小便涩滞不甚，是属气淋之属虚者。

治法：实证则更多应采取利气疏导的方式，虚证则应采用补中益气的方式。

方药：实证用药方面需使用沉香散，虚证要用补中益气汤。胸闷胁胀则需加青皮、小茴香等；长期气滞血瘀，需加赤芍、红花等；小便涩痛，主服用补益药后，如使小腹胀满情况出现，加车前草等。

4. 血淋

症状：实证表现主要为小便热涩而存在刺痛感，小便色深红当中有血块，疼痛感逐渐加剧，患者当中有见心烦，脉象滑数；虚证的主要表现为小便尿色呈现出淡红，尿痛感不强烈，患者容易疲劳乏力。

病机：湿热下注膀胱，热伤阴络，迫血妄行，以致小便涩滞而尿中带血；或心火炽盛，移于小肠，热迫膀胱，血热伤络，故血与溲俱下，血淋乃作；若热甚煎熬，血结成瘀，则溲血成块，色紫而黯，壅塞膀胱，见小腹急满硬痛，舌苔黄，脉滑数，均为实热表现；若素体阴虚，或淋久湿热伤阴，或素患痨疾，乃至肾阴不足，虚火亢盛，损伤阴络，溢入膀胱，则为血淋之虚证。

治法：实证宜清热通淋，凉血止血；虚证宜滋阴清热，补虚止血。

方药：实证用小蓟饮子，虚证用知柏地黄丸。热重出血多，加黄芩、白茅根，重用生地；血多痛甚，另服参三七、琥珀粉；便秘，加大黄；虚证，用知柏地黄丸加旱莲草、阿胶、小蓟、地榆；久病神疲乏力，面色少华，用归脾汤加仙鹤草、泽泻、滑石。

5. 膏淋

症状：实证的主要症状表现为小便浑浊，如米泔水，患者当中部分小便混有血液，小便时尿道出现热涩感，疼痛强烈，舌苔黄腻；虚证表现主要是病长期没有根治，存在反复发作情况，淋出如脂，小便疼痛感并不强烈，患者日益消瘦，存在头昏脑晕情况，舌苔腻。

病机：下焦湿热，阻于络脉，脂液失其常道，流注膀胱，气化不利，不能分清泌浊，因此尿液混浊如脂膏，便时不畅，属于实证；病久肾气受损，下元不固，不能摄纳脂液，故淋出如脂，伴见形瘦乏力，腰膝酸软等虚象。

治法：实证宜清热利湿，分清泄浊；虚证宜补虚固涩。

方药：实证用程氏萆薢分清饮，虚证用膏淋汤。小腹胀，尿涩不畅，加乌药、青皮；小便夹血，加小蓟、蒲黄、藕节、白茅根；中气下陷，用补中益气汤合七味都气丸。

6. 劳淋

症状：小便不甚赤涩，但淋漓不已，发病时断时续，一旦疲劳过度即发病，患者神疲乏力，舌质淡，脉细弱。

病机：淋证日久或病情反复，邪气伤正，或过用苦寒清利，损伤正气，转为劳淋；而思虑劳倦日久，损伤心脾肾诸脏，正气益虚，遂使病情加重；肾虚则小便失其所主，脾虚气陷则小便无以摄纳；心虚则水火失济，心肾不交，虚火下移，膀胱失约，劳淋诸证由之而作。

治法：健脾益肾。

方药：无比山药丸。小腹坠胀，小便点滴而出，可与补中益气汤同用；面色潮红，五心烦热，舌红少苔，脉细数，可与知柏地黄丸同用；低热，加青蒿、鳖甲；面色少华，畏寒怯冷，四肢欠温，舌淡，苔薄白，脉沉细者，用右归丸或用鹿角粉3克，分2次吞服。

（三）其他

1. 单验方

（1）生白果7枚，去壳去心存衣，捣碎；用豆浆1碗，煮沸，放入白果，搅匀即可食用，每日1次。适用于淋证的虚证。

（2）生鸡内金粉、琥珀末各1.5克，每日2次吞服。适用于石淋。

（3）金钱草6克，水煎代茶饮，每日1剂饮用。适用于石淋。

（4）大小蓟、白茅根、荠菜花各30~60克，水煎服，每日1剂口服。适用于血淋及膏淋。

（5）菟丝子10克，水煎服，每日3次口服。适用于劳淋。

（6）冬葵子为末，每次5克，每日3次口服。适用于气淋。

2. 中成药

（1）热淋清颗粒：每次4克，每日3次开水冲服。适用于热淋。

（2）八正合剂：每次 15~20 mL，每日 3 次口服。适用于热淋、石淋。

（3）尿感宁冲剂：每次 15 克，每日 3~4 次口服。适用于热淋。

（4）金钱草冲剂：每次 1 袋，每日 3 次冲服。适用于石淋。

（5）三金片：每次 5 片，每日 3 次口服。适用于各种淋证。

（6）清开灵注射液 40~60 mL，加 5%葡萄糖注射液或 0.9%氯化钠注射液 250 mL，每日 1 次静点。适用于淋证热毒较甚，热象明显者。

3. 针刺

主穴：肾俞、膀胱俞、京门、照海、天枢。

配穴：中级、三焦俞、阴陵泉、阳陵泉、交信、水道、足三里。

手法：中强刺激，留针 15~30 分钟，每日 1~2 次。适用于治疗肾结石、输尿管上段结石，促进通淋排石，缓解疼痛。

（黄晨曦）

第二节　癃闭

癃闭主要是指因为肾和膀胱气化失司进而使得小便量变少，小便点滴而出，小便可能出现闭塞不通的情况，这一病症被统称癃闭。进行细分可见，小便不利，点滴量少，同时病情发展较缓慢称之为癃；小便闭塞且病势急则称之为闭。

一、病因病机

病机关键：膀胱气化不利。

1. 湿热蕴结　中焦湿热不解，进入膀胱等，导致湿热阻滞，进而造成小便不通，形成癃闭之症。

2. 肺热气壅　肺为水之上源，热壅于肺，肺气不能肃降，津液输布失常，水道通调不利，不能下输膀胱；又因热气过盛，下移膀胱以致上、下焦均为热气闭阻，而成癃闭。

3. 脾气不升　过于疲劳容易伤脾，饮食不节制还有就是久病体质虚弱，使得脾虚，进而使得清气难以有效上升，浊阴无法下降，小便也就据此导致不利。

4. 肾元亏虚　年老虚弱，还有就是久病不愈身体虚弱，肾阳不足，进而导致膀胱气化，湿热排不出。或还因小焦积热导致日久不愈，肾阴不足，进而也就形成癃闭。

5. 肝郁气滞　肝气郁结容易伤肝，如果疏散不及时，则容易导致三焦水液等受到影响，水道因此通调受阻，自而产生癃闭。

6. 尿路阻塞　瘀血败精或肿块结石，阻塞尿路，小便难以排出，因而形成癃闭。

总体来看，这一病症的主要病灶在膀胱，但是其与脾肾等都有关系，上焦之气不化，则源于肺；中焦之气不化，则源自脾；小焦之气不化则源自肾。肝郁气滞这种症状，使得三焦气化不利，进而也就容易引发癃闭。其他原因造成的尿路阻塞，也可能会引起癃闭。

二、诊断与鉴别诊断

（一）诊断

1. 发病特点　此症多源自忧思易恼怒等情况，忍尿，还有就是饮食方面存在过油辛辣，不注意保暖，纵欲无度等也容易导致发病。该病多见于老年男性，也见于产后妇女等。

2. 临床表现　排尿出现一定困难，排尿次数即可能增多，也可能会建设，每日尿量出现明显变少，排尿没有明显疼痛感，点滴尿液或者闭塞是主要症状。

3. 理化检查　肛门指诊、B超、腹部X线摄片、膀胱镜、肾功能检查。

（二）鉴别诊断

1. 淋证　对于病症的区分方式来看，虽然两者都属于膀胱气化不利，进而产生了排尿问题的症候。但癃闭不存在刺痛感，小便日排出量少于正常情况，无尿排出情况也时有出现。癃闭感受外邪，其常并发淋证；淋证则小便刺痛，同时频次少而涩痛，每日排出尿量基本正常，淋证日久不愈，可发展成癃闭。《医学心悟·小便不通》："癃闭与淋证不同，淋则便数而茎痛，癃闭则小便短涩而难通。"

2. 关格　这两者之间相似之处在于均可见小便尿量减少火灾闭塞不通的情况。关格主要由淋证等症久治不愈而起病，小便不通畅和呕吐并存，关格常会有皮肤瘙痒情况，口中含有尿味，患者可能出现抽搐昏迷情况。癃闭则不存在呕吐情况，癃闭的病情发展可能导致转为关格。

3. 水肿　两者主要表现为小便不利，同时伴有量少情况。水肿更多是人体当中水液潴留，导致身体四肢等部位出现浮肿情况，严重者存在胸等位置积液，其并没有水蓄膀胱情况；癃闭通常不存在浮肿情况，部分患者还存在小便点滴而出等水畜膀胱症状。

三、辨证

1. 细审主证

（1）小便短赤灼热、苔黄、舌红、脉数者属热；若口渴欲饮、咽干、气促者，为热壅于肺；若口渴不欲饮，小腹胀满者，为热积膀胱。

（2）小便欲出而不出，精神疲劳身体乏力多为虚证；老年排尿出现无力，腰膝出现酸痛，该情况为肾虚命门火衰；小便不利同时还有小腹胀坠感，多为中气不足。

（3）如果尿线变得比较细或者出现了排尿中断情况，伴有腰腹疼痛，舌质紫暗者，就属于浊瘀阻滞。

2. 详辨虚实　癃闭往往存在虚实的差别，湿热蕴结、肝郁气滞等所致病患者，多数都属于实证；而因为肾气不足、肾阳不足、气化不及等情况多是虚证。如起病比较急促，而病程相对比较短，患者体质比较好，尿道窘迫，小便赤热，舌苔黄腻更多属于实证。起病缓慢，病程持续时间比较长，尿流颇显无力，脉沉细弱更多属于虚证。

四、治疗

（一）治疗原则

癃闭的治疗需遵循基本的治疗原则，这其中以"六腑以通为用"原则，要重点于通，通利小便。实际治疗运用过程中，通之方法也会因为证候的虚实存在一定的差异和差别。实证治疗需要注重于清湿热，同时要散瘀结，利气机；虚证则注重于补脾肾，要助气化，进而能够使小便通畅。同时也需要结合具体病症具体分析，结合原因去选择治疗方式，根据病变所在位置不同，如肾脾等差别，辨证论治，不能滥用通利小便之品。还有就是可以根据"上窍开则下窍自通"的理论，用开提肺气法，开上以通下，即所谓"提壶揭盖"之法治疗。

（二）分证论治

1. 膀胱湿热

症状：小便不畅量少频多且灼热，小腹鼓胀，口苦，干咳不愿饮水，或大便不畅，舌苔深红，脉络沉。

病机：体内湿热沉积至膀胱处，则小便不畅呈赤热，甚至堵塞不通；湿热互结，膀胱气化不畅，则小腹鼓胀；湿热过剩，苦口干涸；舌质红，苔黄腻，脉沉数或大便不畅，均因下焦湿热所致。

治法：清热利湿，通畅小便。

方法：八正散。舌苔重而黄腻，加苍术、黄柏；心烦，口内舌苔呈糜烂，合导赤散；大便通畅，去大黄；口干舌燥，潮热盗汗，手心足心发热，舌尖泛红，可服滋肾通关丸，车前子、牛膝。

2. 肺热壅盛

症状：小便不通不畅，口干舌燥，干咳欲饮，呼吸急促或干咳，舌苔泛红呈薄黄。

病机：肺热壅盛，失于肃降，不得通常，下行膀胱，则小便不通不畅；肺热上壅，体内气逆，故此呼气急促干咳；口干舌燥、不愿饮水，舌苔泛红，则是里热内郁症状。

治法：清肺热，利水道。

方药：清肺饮。心神烦闷，舌苔泛红口舌生疮，则用黄连、竹叶治；大便不通不畅，服杏仁、大黄治；头痛、鼻塞，服薄荷、桔梗治。

3. 肝郁气滞

症状：小便不通不畅，小腹鼓胀，气烦易怒，舌苔泛红薄黄。

病机：七情内伤，气机郁滞，肝内气血属于顺畅，水液排泄不畅，由此小便不同不畅；小腹鼓胀，则为肝气发病。脉弦，烦躁易怒，则是肝气过旺；舌苔泛红薄黄，则是肝郁化火之症。

治法：疏利气机，通利小便。

方药：沉香散。肝郁气滞症状较重，服六磨汤；气郁化火，舌苔泛红薄黄，服丹皮、山栀。

4. 尿道阻塞

症状：小编不畅短促或如细线，小腹鼓胀疼痛，舌苔暗紫有瘀痕，脉细。

病机：瘀血败精阻塞构成内郁结块，尿道膀胱受阻不通，则小便不畅短促与细线，舌苔暗紫有瘀痕，脉细，则都是瘀阻气滞的症状。

治法：化瘀散结，清利水道。

方药：代抵当丸。呈严重淤血状，服丹参、红花治；久病而面色不顺，服黄芪、丹参；小便不畅不顺，服金钱草、海金沙、冬葵子治。

5. 脾气不升

症状：欲小便则不畅或量小而不通，气促，话语无力，小腹鼓胀，精神匮乏，食欲不佳；舌质较淡呈薄白，脉细弱。

病机：清气不升则浊阴不降，则小便不通不畅；中气不足，则话语无力；中气下陷，则小腹鼓胀；脾气不足，则精神匮乏，食欲不佳；舌质较淡呈薄白，脉细弱，则为气虚之症状。

治法：升清降浊，化气利水。

方药：补中益气汤合春泽汤。舌质泛红，服补阴益气煎；肾虚，服济生肾气丸。

6. 肾阳衰惫

症状：小便不通不畅排尿无力不畅，面色苍白，精神萎靡，怕寒畏冷，腰膝冷而无力，舌苔呈白且淡，脉沉且弱。

病机：命门火衰，气化不及州都，则小便不通不畅，排尿无力且不畅；脸色苍白，精神萎靡，则是元气衰败之像，怕寒畏冷，腰膝冷而无力，则是肾阳不足之症状。

治法：温阳益气，补肾利尿。

方药：济生肾气丸。有脾虚之症状，可服补中益气汤或春泽汤；精神萎顿，腰膝冷而无力服香茸丸。

（三）其他

1. 单验方　生大黄12克，荆芥穗12克，晒干后（不宜火焙，否则药力减弱）共研末，分2次服，每间隔4小时用温水调服1次，每日2次。适用于癃闭之肺热壅盛证。

2. 中成药

（1）参麦注射液60 mL，加5%葡萄糖注射液或0.9%氯化钠注射液100 mL，每日1次静点。适用于癃闭气阴两虚证。

（2）注射用红花黄色素氯化钠注射液100 mL，每日1次静点。适用于癃闭之血瘀阻络证。

3. 针灸

选穴：足三里、中极、三阴交、阴陵泉。

刺法：反复捻转提插，强刺激。体虚者，灸关元、气海。

（赵　凤）

第三节　遗精

遗精则指不因性行为而发生精液排泄，有甚者排泄较为频繁的病症。梦中遗精，成为梦遗；日常遗精，或十分清醒时精液无辜排泄，称为滑精，是遗精的两种轻重不同的证候。此外中医又有失精、精时自下、漏精、溢精、精漏、梦泄精、梦失精、梦泄、精滑等名称。

一、病因病机

本病病因较多，病机复杂，但其基本病机可概括为两点。一是火热或湿热之邪循经下扰精室，开合失度，以致精液因邪扰而外泄，病变与心肝脾关系最为密切；二是因脾肾本身亏虚，失于封藏固摄之职，以致精关失守，精不能闭藏，因虚而精液滑脱不固，病变主要涉及脾肾。

1. 肾虚不藏　恣情纵欲：青年早婚，房事过度或少年频犯手淫，造成肾精损耗。肾阴虚者，大都阴虚火旺，相火偏盛，扰动精室，封藏失职；肾气虚者，大都以肾气不能固摄，精关失约而出现自遗。

2. 君相火旺　操劳过度：劳神过度，心阴虚耗，心火无法下至于肾，肾水不通于心，心肾不交，水亏则火旺，继而遗精。

3. 气不摄精　思虑过度，损伤心脾，或饮食不节，脾虚气陷，失于固摄，精关不固，精液遗泄。

4. 湿热痰火下注　饮食无节制，嗜酒无节制，损伤脾胃，湿热化火，流注与下，扰动精室，亦然发生遗精。

综上所述，造成遗精的病因，主要以心、肝、脾、肾，或房事无节制，先天不足，劳心费神，饮食不当等因引起。

二、诊断与鉴别诊断

（一）诊断

每星期两次以上或一日数次，在睡梦中发生遗泄或在清醒时精自滑出，并有头昏、耳鸣、精神萎靡、腰酸腿软等症状，即可诊断为遗精。

（二）鉴别诊断

1. 生理性溢精　　通常都是未婚成年男性或者婚后长期未有性生活者，一般情况是每月1至2次遗精，如无其他症状，这一情况为生理性益精。不需要进行特定治疗，只需要更多了解性知识，消除恐慌情绪。病例遗精则每周两次或者以上，个别严重者存在每晚遗精数次的情况。

2. 早泄　　早泄主要是指男性在性交时其阴茎刚刚进入到阴道后随即泄精或者没有进入阴道就泄精，无法正常完成性交。诊断早泄一个要点就是要看性交是否存在早射精情况。遗精则是没有人为干预情况下出现精液遗泄，性交时能够正常射精。诊断要点就是非人为，还有就是睡眠当中更多见，两者同时并存情况较多。

3. 小便尿精　　这一症状主要是精液随着尿排出，尿液颜色正常，这一病症的诊断要点在于精液是需要与尿液同时排出或者尿后流精液。这一病症诱因在于过度饮酒，沉迷色情，脾肾气虚等情况。

4. 尿道球腺分泌物　　男性在性兴奋情况下尿道外口可能会排出少量黏稠无色液体，这一液体不是精液，这种情况不能视为遗精，要有所区分。

5. 前列腺溢液　　部分中青年，因为自身纵欲无度，存在酗酒等不良习惯，导致前列腺充血等问题，一旦受力则导致腹压增大，会阴肌肉松弛，白色分泌物就会流出，这种情况被称之为前列腺渗液。

三、辨证

1. 审察病位　　一般认为用心过度或杂念妄想，君相火旺，引起遗精的多为心病；精关不固，无梦遗泄的多为肾病；故前人有"有梦为心病，无梦为肾病"之说。但还须结合发病的新久以及脉证的表现等，才能正确地辨别病位。

2. 分清虚实　　初起以实证为多，日久则以虚证为多。实证以君相火旺及湿热痰火下注，扰动精室者为主；虚证则属肾虚不固，脾虚气不摄精，封藏失职。若虚而有热象者，多为阴虚火旺。

3. 辨别阴阳　　遗精属于肾虚不藏者，又当辨别偏于阴虚，还是偏于阳虚。阴虚者更多症状表现为头晕目眩、腰酸腿疼、耳鸣；阳虚者面白少华，脉沉细。

4. 洞察转归　　遗精的发生发展与体质、病程、治疗恰当与否有密切关系。病变初期及青壮年患者多为火盛或湿热所致，此时若及时清泻则可邪退病愈；遗精日久必耗伤肾阴，甚则阴损及阳，阴阳俱虚，此时可导致阳痿、早泄、男子不育等。故对遗精日久不愈、有明显虚象或年老体衰者，治疗又当以补血为主。若治疗后遗精次数减少，体质渐强，全身症状减轻，则为病势好转，病将痊愈之象。

四、治疗

（一）治疗原则

遗精的基本病机包括两个方面，一是火邪或湿热之邪，扰及精室；二是正气亏虚，精关不固。治疗遗精切忌只用固肾涩精一法，而应该分清虚实，实证以清泄为主；虚证方可补肾固精。同时还应区分阴虚阳虚的不同情况，而分别采用滋养肾阴及温补肾阳的治法。至于虚而有热者，又当予以养阴清火，审证施治。

（二）分证论治

1. 心肾不交

症状：睡梦当中出现遗精次数多，转天昏昏沉沉、存在心悸等情况，小便发黄有低烧感，脉细数。

病机：君火亢盛、心阴暗耗，心火不能下交于肾、肾水不能上济于心，水亏火旺，扰动精室，致精液走泄；心火偏亢，火热耗伤心营，营虚不能养心则心惊；外不能充养肌体，则体倦无力，精神不振；上不能奉养于脑，则头昏且晕；小便短黄而有热感，乃属心火下移小肠，热入膀胱之征；舌质红，脉细数，均为心营被耗，阴血不足之象。

治法：清心滋肾，交通心肾。

方药：三才封髓丹加黄连、灯心草之类。方中天门冬补肺，地黄滋肾，金水相生也；黄柏泻相火，黄连、灯心草清心泻火，俾水升火降，心肾交泰，则遗泄自止。若所欲不遂，心神不定，邪火妄动，导致精室不安，精液出现泄出，需安神精心。安神定志丸可治疗之。

2. 肾阴亏虚

症状：遗精，每日头晕且昏沉无力，存在耳鸣现象，身体虚弱，脉弦细带数。

病机：恣情纵欲，耗伤肾阴，肾阴虚则相火妄动，干扰精室，致使封藏失职，精液泄出；肾虚于下，真阴暗耗，则精气营血俱不足，不能上承，故见头昏、目眩；不能充养肌肉，则形体瘦弱，神疲乏力；腰为肾之府，肾虚则腰酸；肾开窍于耳，肾亏则耳鸣；舌红少津，脉弦细带数，均为阴虚内热之象。

治法：壮水制火，佐以固涩。

方药：知柏地黄丸合水陆二仙丹化裁。方中知母、黄柏泻火，丹皮清热，地黄、山药、山茱萸、芡实、金樱子填精止遗。遗精情况经常性出现，且难以有效治愈，应采用金锁固精丸以固肾摄精。

3. 肾气不固

症状：滑精情况经常性出现，面色苍白无力，精神不振，身体虚寒，舌苔发白，脉沉细且较弱。

病机：病久不愈，阴精内涸，阴伤及阳，以致下元虚惫，气失所摄，相关因而不固，故滑精频作；其真阴亏耗，元阳虚衰，五脏之精华不能上荣于面，则面白少华，精神萎靡，畏寒肢冷；舌淡、苔白，脉沉细而弱，均为元阳已虚，气血不足之征。

治法：补肾固精。

方药：偏于阴虚者，用六味地黄丸，以滋养肾阴；偏于阳虚者，用《济生》秘精丸和斑龙丸主之。前方偏于温涩，后者温补之力尤胜。

4. 脾虚不摄

症状：遗精频频发作，劳累过度既增多，甚至产生滑精情况，精液清稀，食欲不振且便溏，气短乏力，舌淡，脉虚。

病机：脾气存在亏虚情况，精失固摄，遗精现象频频出现；过劳则伤害中气，气虚则导致不摄，精关不够牢固，滑精情况时有多见；频繁出现遗精，使得精液清稀；脾气亏虚，缺乏气血，心脉不稳，心悸气短；脾虚气陷，全身无力，寡言少语；舌淡苔薄，上述现象均为脾气亏虚的表现。

治法：益气健脾，摄精止遗。

方药：妙香散合水陆二仙丹或补中益气汤加减。方中人参、黄芪益气健脾生精；山药、茯苓健脾补中，兼以安神，远志、辰砂清心调神；木香调气；桔梗升清；芡实、金樱子摄精止遗。若以中气下陷为主，可用补中益气汤加减。

5. 肝火偏盛

症状：多为梦中出现遗精现象，患者易烦躁，胸中气得不到疏解，常常面红目赤，口干舌燥，小便短赤。舌红，苔黄，脉弦数。

病机：肝胆经绕阴器，肾脉上贯肝，两脏经络相连，如情志不遂，肝失条达，气郁化火，扰动精室，则引起遗精；肝火亢盛，则阳物易举，易烦躁，胸中气得不到疏解，肝火旺盛，常常面红目赤，口干舌燥，小便短赤，舌红苔黄，脉来弦数，均为肝火偏盛之征。

治法：清肝泻火。

方药：龙胆泻肝汤为主。方中龙胆草直折肝火，栀子、黄芩清肝，柴胡疏肝，当归、生地滋养肝血，泽泻、车前子、木通导湿热下行，肝火平则精宫自宁。久病肝肾阴虚者，可去木通、泽泻、车前子、柴胡等，酌加何首乌、女贞子、白芍等滋养肝肾之品。

6. 湿热下注

症状：遗精频作或尿时有精液外流，口苦或渴，小便热赤。苔黄腻，脉濡数。

病机：湿热下注，扰动精室，则遗精频作，甚则尿时流精；湿热上蒸，则口苦而渴；湿热下注膀胱，则小便热赤；苔黄腻，脉濡数，均为内有湿热之象。

治法：清热化湿。

方药：猪肚丸。猪肚益胃，白术健脾，苦参、牡蛎清热固涩，尚可酌加车前子、泽泻、猪苓、黄柏、萆薢等，以增强清热化湿之力。

7. 痰火内蕴

症状：遗精频作，胸闷脘胀，口苦痰多，小便热赤不爽，少腹及阴部作胀。苔黄腻，脉滑数。

病机：痰火扰动精室，故见遗精频作；痰火郁结中焦，故见胸闷脘胀，口苦痰多；痰火互结下焦，故见小便热赤不爽，少腹及阴部作胀；苔黄腻，脉滑数，均为痰火内蕴之征。

治法：化痰清火。

方药：猪苓丸加味。方中半夏化痰，猪苓利湿。还可加黄柏、黄连、蛤粉等泻火豁痰之品。如患者尿时不爽，少腹及阴部作胀，为病久夹有瘀热之征，可加败酱草、赤芍以化瘀清热。

（刘海峰）

第四节　阳痿

阳痿主要是指青壮年年龄段男性，因自身存在湿热虚亏等原因，导致宗筋过于松弛，导致性交时阴茎难以勃起，无法正常进行性交。

一、病因病机

病机关键：宗筋弛纵。

1. 命门火衰　多因房事过度过力，年少时过度手淫，婚育过早，导致精气虚损，致使阳事不举。
2. 心脾受损　忧郁等证容易伤身影响心脾，而胃为水谷气血之海，以致气血两虚，宗筋失养，而成阳痿。
3. 恐惧伤肾　恐则伤肾，恐则气下，渐至阳痿不振，举而不刚，而导致阳痿。
4. 肝郁不舒　肝主筋，阴器为宗筋之汇，若情志不遂，忧思郁怒，肝失疏泄条达，则宗筋所聚无能。
5. 湿热下注　湿热下注，宗筋弛纵，可导致阳痿，经所谓壮火食气是也。

总之，就临床所见，本病以命门火衰较为多见，而湿热下注较为少见，所以《景岳全书·阳痿》说："火衰者十居七八，火盛者，仅有之耳。"主要病位在宗筋与肾，与心、肝、脾关系密切。

二、诊断与鉴别诊断

（一）诊断

1. 发病特点　性生活过度，或者因为年少时频繁手淫，进而导致腰膝酸痛，精神疲劳，小便不畅，存在滴沥情况。
2. 临床表现　成年男性，青壮年阶段，性交时阴茎难以勃起，缺乏正常性生活能力，这种情况就可以诊断为这一病症。
3. 理化检查　血、尿常规，前列腺液，夜间阴茎勃起试验，阴茎动脉测压等检查。同时排除性器官发育不全或药物引起的阳痿。

（二）鉴别诊断

1. 早泄　二者都可能出现阴茎疲软，早泄更多是在性交开始之前，虽然可以勃起，但是过早排精，排精后就无法有效勃起，进而影响正常性交，阳痿则是性交时不能勃起，二者在临床表现上有明显差别，但在病因病机上有相同之处。若早泄日久，可进一步导致阳痿的发生。
2. 生理性机能减退　二者均可出现阳事不举，若老年人而见阳事不举，此为生理性机能减退，与病理性阳痿应予以区别。

三、辨证

1. 辨别有火无火　阳痿而兼见面色白，畏寒肢冷，阴囊阴茎冷缩或局部冷湿，精液清稀冰冷，舌淡，苔薄白，脉沉细者，为无火；阳痿通常伴随着易怒烦躁问题，患者口干舌燥，舌苔黄腻，有实火。这其中以脉象和舌苔的辨证为主要方式。
2. 分清脏腑虚实　由于恣情纵欲、思虑忧郁、惊恐所伤者，多为脾肾亏虚，命门火衰，属脏腑虚证；由于肝郁化火，湿热下注，而致宗筋弛纵者，属脏腑实证。

四、治疗

（一）治疗原则

对于阳痿的治疗手段来看，中医强调要从病机入手，虚者注重于补，而实者则注重于清，无火需要强调温。命门火衰者，温补忌纯用刚热燥涩之剂，宜选用血肉有情温润之品；心脾受损者，补益心脾；恐惧伤肾者，益肾宁神；肝郁不舒者，疏肝解郁；湿热下注者，苦寒坚阴，清热利湿，即《素问·脏气法时论》所谓"肾欲坚，急食苦以坚之"的原则。

（二）分证论治

1. 命门火衰

症状：阳事不举或举而不坚，精薄清冷，腰酸膝软，精神萎靡，面色白，头晕耳鸣，畏寒肢冷，夜尿清长，舌淡胖，苔薄白，脉沉细。

病机：恣情纵欲，耗损太过，精气亏虚，命门火衰，故见阳事不举，精薄清冷；肾精亏耗，髓海空虚，故见头晕耳鸣；腰为肾之府，精气亏乏，故见腰酸膝软，精神萎靡；畏寒肢冷，舌淡胖，苔薄白，脉沉细，均为命门火衰之象。

治法：温补下元。

方药：右归丸合或赞育丹。阳痿日久不愈，加韭菜籽、阳起石、仙灵脾、补骨脂；寒湿，加苍术、蔻仁；气血薄弱明显，加人参、龟甲胶、黄精。

2. 心脾受损

症状：阳事不举，精神不振，夜寐不安，健忘，胃纳不佳，面色少华，舌淡，苔薄白，脉细弱。

病机：思虑忧郁，损伤心脾，病及阳明冲脉，而阳明总宗筋之会，气血亏虚，则可导致阳事不举，面色少华，精神不振；脾虚运化不健，故胃纳不佳，心虚神不守舍，故夜寐不安；舌淡，脉细弱，为气血亏虚之象。

治法：补益心脾。

方药：归脾汤。肾阳虚，加仙灵脾、补骨脂、菟丝子；血虚，加何首乌、鹿角霜；脾虚湿滞，加木香、枳壳；胃纳不佳，加神曲、麦芽；心悸失眠，加麦冬、珍珠母。

3. 恐惧伤肾

症状：阳痿不举或举而不坚，胆怯多疑，心悸易惊，夜寐不安，易醒，苔薄白，脉弦细。

病机：恐则伤肾，恐则气下，可导致阳痿不举或举而不坚；情志所伤，胆伤则不能决断，故见胆怯多疑；心伤则神不守舍，故见心悸易惊，夜寐不安。

治法：益肾宁神。

方药：大补元煎或启阳娱心丹。肾虚明显，加仙灵脾、补骨脂、枸杞子；惊悸不安，梦中惊叫，加青龙齿、灵磁石。

4. 肝郁不舒

症状：阳痿不举，情绪抑郁或烦躁易怒，胸脘不适，胁肋胀闷，食少便溏，苔薄，脉弦。

病机：暴怒伤肝，气机逆乱，宗筋不用则阳痿不举。肝主疏泄，肝为刚脏，其性躁烈，肝气郁结，则情绪抑郁或烦躁易怒；气机紊乱则胸脘不适，胁肋胀闷；气机逆乱于血脉，则脉象弦。

治法：疏肝解郁。

方药：逍遥散。肝郁化火，加丹皮、山栀子；气滞日久，而见血瘀证，加川芎、丹参、赤芍。

5. 湿热下注

症状：阴茎萎软，阴囊湿痒臊臭，睾丸坠胀作痛，小便赤涩灼痛，肢体困倦，泛恶口苦，舌苔黄腻，脉濡数。

病机：湿热下注，宗筋弛纵，故见阴茎萎软；湿阻下焦，故见阴囊湿痒，肢体困倦；热蕴于内，故见小便赤涩灼痛，阴囊臊臭；苔黄腻，脉濡数，均为湿热内阻之征。

治法：清热利湿。

方药：龙胆泻肝汤。大便燥结，加大黄；阴部瘙痒，潮湿重，加地肤子、苦参、蛇床子。

（三）其他

1. 单验方　牛鞭1根，韭菜子25克，淫羊藿15克，将牛鞭置于瓦上文火焙干、磨细；淫羊藿加少许羊油，在文火上用铁锅炒黄（不要炒焦），再和韭子磨成细面；将上药共和混匀。每晚用黄酒冲服1匙或将1匙粉用蜂蜜和成丸，用黄酒冲服。

2. 中成药

（1）参附注射液20~40 mL，加5%葡萄糖注射液或0.9%氯化钠注射液100 mL，每日1次静点。适用于阳虚重症。

（2）参麦注射液60 mL，加5%葡萄糖注射液或0.9%氯化钠注射液100 mL，每日1次静点。适用于阳痿气阴两虚证。

（3）六味地黄丸：每次1丸，每日2次口服。适用于阳痿之肝肾阴虚证。

（4）逍遥丸：每次1丸，每日2次口服。适用于阳痿之肝气郁结证。

（5）龙胆泻肝丸：每次1丸，每日2次口服。适用于阳痿之肝经湿热证。

3. 针灸

（1）针刺

选穴：关元、中极、太溪、次髎、曲骨、阴廉。

刺法：针刺得气后留针，并温针灸3~5壮。

（2）灸法：取会阴、大敦、神阙，艾条温和灸与雀啄灸交替使用。

（3）耳针：取耳穴肾、皮质下、外生殖器，以0.6cm×0.6cm胶布中央粘上王不留行籽贴于上述3穴，然后用指稍加压。两耳交替进行，每周2次，10次为1个疗程。

（李　明）

第五节　水肿

水肿主要是因为患者外邪、饮食失调，进而使其自身出现脏腑功能调节问题，气化不利，津液疏导不畅，水液潴留，泛溢于肌肤，引起多部位浮肿或者全身浮肿情况。

一、病因病机

人体水液的运行，有赖于脏腑气化，诸如肺气的通调、脾气的转输、肾气的蒸腾等等。由于外邪的侵袭，或脏腑功能失调，或脏气亏虚，使三焦决渎失职，膀胱气化不利，即可发生水肿。

（一）病因

1. 风邪外袭　肺为水之上源，主一身之表，外合皮毛，最易遭受外邪侵袭，一旦为风邪所伤，内则肺气失宣，不能通调水道，下输膀胱，以致风遏水阻，风水相搏，流溢于肌肤，发为水肿。

2. 风湿相搏　风湿伤人，可以导致痹证，若痹证不已，反复感受外邪，与脏气相搏，脏气受损，不能化气行水，亦可发生水肿。可见风湿相搏之为肿，即可发为痹，痹证不差，复感外邪发为水肿；也可因风湿搏结不散，胀急为肿。

3. 疮毒内犯　诸痛痒疮皆属心火，疮毒内攻，致津液气化失常，也是形成水肿的常见病因。

4. 气滞血瘀　气的升降出入失常，不能温煦和推动血的运行，致血液不能正常运行，瘀血内停，瘀滞于身体某一部位，导致局部肿胀，形成水肿。

5. 饥馑劳倦　由于兵戎战祸，或因严重天灾，生活饥馑，饮食不足，或因脾虚失运，摄取精微物质的功能障碍，加之劳倦伤脾，也是水肿发病的常见原因。

（二）病机

关于水肿的病机，历代医家多从肺、脾、肾三脏加以阐述分析，其中以《景岳全书·肿胀》论述扼要。此外，水肿的病机与心、肝两脏也密切相关。如《奇效良方》说："水之始起也，未尝不自心肾而作。"肝主疏泄和藏血，肝气郁结可导致血瘀水停，发展为水肿。

二、诊断与鉴别诊断

（一）诊断

1. 发病特点　水肿一般先从眼睑开始，继则延及头面、四肢以及全身。亦有先从下肢开始，然后及于全身者。

2. 临床表现　凡具有头面、四肢、腹背，甚至全身水肿临床表现者，即可诊断为水肿。若水肿病情严重者，可见胸闷腹胀、气喘不能平卧等症状。

（二）鉴别诊断

鼓胀：鼓胀是因腹部膨胀如鼓而命名。以腹胀大、皮色苍黄、脉络暴露为特征。其肿肢体无恙，胀唯在腹；水肿则不同，其肿主要表现为面、足，甚者肿及全身。

三、辨证

1. 辨外感内伤　水肿有外感和内伤之分，外感常有恶寒、发热、头痛、身痛、脉浮等表证；内伤多由内脏亏虚，正气不足或反复外感，损伤正气所致。故外感多实，内伤多虚。不过外感日久不愈，其病亦可由实转虚；内伤正气不足，抗病能力下降，也容易招致外感。

2. 辨病性　辨水肿应分清寒热，察明虚实。阳水属热属实，阴水属寒属虚，临床上除单纯的热证和寒证外，往往是寒热兼夹，较难辨识。一般而言，青少年初病或新感外邪，发为水肿，多属实证；年老或久病之后，正气虚衰，水液潴留，发为水肿者，多以正虚为本，邪实为标。

3. 辨病位　水肿有在心、肝、脾、肺、肾之分。心水多并见心悸、怔忡；肝水多并见胸胁胀满；脾水多并见脘腹满闷食少；肺水多并见咳逆；肾水多并见腰膝酸软，或见肢冷，或见烦热。同时结合其他各脏脉证特点，综合分析，以辨明其病位。

4. 辨兼夹证　水肿常与痰饮、心悸、哮喘、鼓胀、癃闭等病证先后或同时出现，且部分患者往往还可见到多种兼证。临床时则应分清孰主孰从，以便在论治时正确处理好其标本缓急。

5. 辨病势　就是辨别疾病的发展趋势。如病始何脏，累及何脏；是脾病及肾还是肾病及脾；是气病及水还是水停导致气滞；是正复邪退还是正衰邪盛等。这些对治疗和预后都有重要意义。

四、治疗

(一) 治疗原则

水肿的治疗，《黄帝内经》提出的"开鬼门""洁净府""去菀陈莝"三条基本原则，对后世影响深远，一直沿用至今。其具体治法，历代医家都有补充发展，现将常用的治法分述如下：

1. 利尿法　是治疗水肿病最基本、最常用的方法。常与发汗、益气、温化等法合并运用。

2. 发汗法　适用于面部水肿初起而又有肺气不宣表现的患者或水肿而兼有表证的患者。这种方法的应用要注重于适度这一原则，同时要考虑多种方式综合使用。

3. 健脾益气法　本法并非专用于脾脏水肿，实则五脏水肿均可使用。临床上常与利尿法同用。

4. 温化法　适用于阳虚水肿，常与利尿法同用。

5. 育阴利水法　适用于口燥咽干，舌红少苔，小便黄少，脉细数，或阴虚阳亢，头目眩晕的阴虚水肿患者。

6. 燥湿理气法　适用于脾虚不运，腹胀苔腻的患者，也常与利尿法同用。气行则水行，气降则水降，畅通三焦，有助于利尿。

7. 清热解毒法　适用于发热，口渴，咽喉肿痛或身上生疮的水肿患者，常与利尿法同用。

8. 活血化瘀法　适用于有瘀血的水肿患者。

9. 泻下逐水法　适用于全身严重水肿，体实病急，诸法无效，二便不通，可用本法，治标缓急。

10. 扶正固本法　适用于水肿消退，机体正气未复的患者。本法的应用，要注意处理好扶正与祛邪的关系。一般说来，水肿的消退，不等于余邪已尽，病根已除，因此不宜立即放弃祛邪这一治疗环节，而转入纯补之法。如过早补阳则助长热邪，过早补气补阴则助长湿邪，均可引起水肿复发。在水肿消退后的余邪未尽阶段，宜用祛邪而不伤正、扶正而不碍邪的和法治疗，待余邪已尽，再根据气、血、阴、阳的偏损情况，合理进行调补善后。

(二) 分证论治

1. 肺水

(1) 风邪遏肺

症状：先见眼睑及颜面浮肿，然后延及全身。兼见恶风、发热、咳嗽或咽部红肿疼痛，小便不利。舌苔薄白，脉浮。

病机：风邪犯肺，阻遏卫气，故恶寒发热、咽痛微咳；风邪外袭，肺失宣发，风水相搏，水郁气结，不能通调水道，下输膀胱，故小便不利；先见头面浮肿，逐渐导致全身水肿。

治法：疏风解表，宣肺行水。

方药：越婢加术汤加减。方用麻黄、生姜宣肺解表以行水；白术健脾制水；石膏清肺胃之郁热；大枣、甘草补益肺脾，使中焦健旺，营卫调和，结散阳通，微微汗出，风水随汗而解，小便自利，肿自消失。若口不渴，为肺胃之郁热不甚，去石膏，加茯苓皮、冬瓜皮以利小便；恶寒无汗脉浮紧，为风寒外束皮毛，去石膏加羌活、防风、苏叶发汗祛风；咳嗽喘促不得卧，为风水阻闭肺气，加杏仁、陈皮、苏子、葶苈子以利气行水；咽喉肿痛，为风邪郁结咽喉所致，去生姜，加牛蒡子、射干、黄芩、板蓝根清肺经郁热。

（2）痰热壅肺

症状：头面四肢或全身水肿，咳嗽，痰色黄稠，胸闷气促，身热口渴，小便黄。舌苔黄，脉滑数。

病机：本证多为外邪入里化热而成。痰热壅肺，津液气化失常，不能下输膀胱，浸溢肌肤，发为水肿；痰热郁肺，窒塞胸中，故咳嗽胸闷气促；肺热内盛，故痰色黄稠；身热、口渴、小便黄、舌苔黄腻、脉滑数，为痰热之征象。

治法：清金化痰，利尿消肿。

方药：清金化痰汤合苇茎汤。方中黄芩、知母、苇茎、桑白皮清热宣肺；陈皮、桔梗、瓜蒌仁理气化痰；麦门冬、贝母、甘草润肺止咳；茯苓、薏苡仁、冬瓜仁健脾渗湿消肿；桃仁逐瘀行滞，可增强桔梗、瓜蒌仁等之宣肺效果。故两方合用有清热宣肺、豁痰止咳、渗湿消肿之效。肺热壅盛，咳而喘满，咳痰黏稠不爽，去陈皮，加石膏、杏仁、鱼腥草等泻肺清热。

（3）肺气虚寒

症状：头面或四肢浮肿，气短乏力，面色苍白，形寒畏冷，咳声无力，痰质清稀。舌淡苔白，脉虚细。

病机：肺为水之上源，肺气虚寒，不能通调水道，水液潴留，故头面四肢浮肿；肺气虚寒，上不能敷布津液于百脉，下不能温运于四肢，故气短乏力，形寒畏冷；肺气失于宣化，留而为饮，故咳吐清稀之痰；舌淡苔白，脉细弱，为虚寒之象。

治法：温阳散寒，宣肺行水。

方药：苓甘五味加姜辛半夏杏仁汤。方中干姜、细辛、半夏温化肺中寒痰；杏仁、茯苓宣肺利水；五味子收敛肺气；甘草调中益气。

2. 脾水

（1）脾胃气虚

症状：头面或四肢水肿，时肿时消，食欲欠佳，倦怠乏力，少气懒言，面白不华或大便稀溏。舌淡苔少，脉缓弱。

病机：脾胃气虚，运化失常，水湿浸溢肌肤，故见头面四肢水肿；脾胃为后天之本，脾虚食少，化源不足，故倦怠乏力，少气懒言，面色不华，舌质淡白，脉微弱，脾虚失运，水湿下注，故大便稀溏。

治法：补益脾胃，渗湿消肿。

方药：参苓白术散。方以人参、山药、莲子、扁豆健脾益气；茯苓、白术、薏苡仁健脾渗湿消肿；砂仁运脾化湿；甘草调中和胃；桔梗宣肺升提。

若水肿而大便稀溏，食少短气，时有肛坠，感冒时作，舌淡苔少，脉虚弱，为中气下陷之征，当补中益气，升阳举陷，用补中益气汤。

（2）脾阳不足

症状：眼睑或全身浮肿，脘腹胀闷，腰以下肿甚，食少便溏，小便短少，面色萎黄，神倦肢冷。舌淡，苔白滑，脉沉缓。

病机：本证多由脾胃气虚发展而成。眼胞属脾，脾虚水湿运化迟缓，故眼胞先肿；脾阳虚弱，水湿停滞，故脘腹胀闷、小便短少不利；脾虚不能消磨水谷，输布精微，营养全身，故面色萎黄、神倦肢冷、食少便溏；舌淡苔白、脉沉缓，为阳气虚弱、阴邪内盛所致。

治法：温脾行水。

方药：实脾饮。方用附子片、干姜、白术、厚朴、草果、茯苓温运脾阳；槟榔、木瓜、木香理气行水；生姜、甘草、大枣补中温胃。脾胃阳气健旺，气化水行，则肿胀自消。腹胀大，小便短少，为水湿内盛，原方去大枣、甘草，加桂枝、猪苓、泽泻通阳化气以行水；气短便溏，为中气大虚，加党参、黄芪以益气；咳喘不思食，为脾阳困惫，水气上泛，去大枣、甘草，加砂仁、陈皮、紫苏叶运脾利气。

3. 心水

（1）心气虚弱

症状：下肢或全身水肿，心悸怔忡，心掣气短，胸中憋闷。舌质淡，苔薄白，脉细弱或结代。

病机：心居膈上，心气贯于宗脉，若心气不足，运行无力，水邪伏留而为水肿。心气虚则心脉运行不畅，故见心悸怔忡，心掣气短，胸中憋闷；舌质淡，苔薄白，脉细弱或结代等均为心气虚衰的表现。

治法：补益心气。

方药：归脾汤。本方既可治疗心脾两虚，亦可用于心气虚弱之水肿。方中人参、黄芪、白术、炙甘草补益心气；当归、龙眼肉、茯神、酸枣仁、远志等养心血、安心神；少佐木香行气，使补而不滞。水肿较甚，加猪苓、泽泻、车前子利尿消肿；心悸失眠，加合欢花、柏子仁养心安神。

（2）心阳不振

症状：心阳不振除有心气虚弱的证候外，还可见形寒肢冷、咳喘上逆、全身肿满等证。心阳虚衰严重时，则可见大汗淋漓，四肢逆冷，脉微欲绝。

病机：心阳鼓动血脉，运行全身，故亦有化气行水之功。心阳不足，心脉运行受阻，水不化气，上逆则咳喘，外溢而为水肿。心阳衰微不能温煦四肢百骸，故形寒肢冷；心阳外脱，则大汗淋漓；阴阳之气不相顺接，则脉微欲绝。

治法：温通心阳，化气行水。

方药：真武汤。方中附子辛温大热，强心、温阳、散寒；茯苓、白术健脾利水，导水下行；生姜温散水气；芍药敛阴和阳。水肿甚者，加猪苓、泽泻、葶苈子；心气虚，胸闷气短甚者，加人参、黄芪；汗多者，加龙骨、牡蛎、浮小麦。心阳外脱，汤剂不能及时起效，应改用参附注射液静脉注射。

（3）心血瘀阻

症状：下肢或全身水肿，气短而咳逆，脘腹胀闷疼痛，胁下有痞块。舌质瘀暗，口唇发绀，脉结代。

病机：心血瘀阻，多由心气虚或心阳不振演变而来或相互兼见，同时心血瘀阻，亦可加重心气、心阳之虚衰，两者可互为因果。故心血运行瘀阻，气化行水之功失权，上逆而喘咳，水肿加重，脘腹胀闷疼痛等症出现。胁下痞块、舌紫唇青，则属一般瘀血所具有的临床征象。

治法：活血化瘀。

方药：桃红四物汤合四苓散。方中桃红四物汤养心血、化瘀血；四苓散健脾利水消肿。兼心气虚者，加附子、桂枝等。

此外，发于心脏的水肿，若阴阳气血均有亏损，主症表现为水肿、心动悸、脉结代，可用炙甘草汤治之。

4. 肾水

（1）膀胱停水

症状：全身或头面水肿，烦渴饮水，水入即吐，脐下悸动，小便不利，或外有表证，头痛发热。苔白脉数。

病机：肾合膀胱，故本证属于肾水的一种证型。膀胱气化失常，水蓄于内，津液不能上承，故口渴饮水，因内有停水，故水入即吐；膀胱为太阳之府，太阳表证与膀胱停水最易同时而作，形成外有表证、内有膀胱停水之证。

治法：化气行水。

方药：五苓散。方中桂枝化气行水；白术健脾燥湿；泽泻、茯苓、猪苓甘淡渗湿，畅利水道。

（2）下焦湿热

症状：头面与双足浮肿，甚至全身浮肿，纳呆，五心烦热，身热不扬，小便赤涩，尿色黄浊。舌苔白黄，脉数。

病机：肾合膀胱，同属下焦，下焦感受湿热，湿遏热郁，肾与膀胱失开阖、气化之职，水液泛溢，则出现头面、双足甚至全身浮肿。纳呆、五心烦热、身热不扬、尿黄、舌黄、脉数为湿热阻滞之象。

治法：清热除湿，利水消肿。

方药：通苓散。方以车前子、木通、茵陈、瞿麦清热除湿；以四苓散利尿消肿。腰痛甚，小便混浊，为浊湿阻滞尿道，去白术，加黄柏、苍术、土茯苓、萆薢解毒除湿；小便带血，为热伤阴络，加茅根、生地、小蓟清热止血；面热、头眩、失眠、腰酸、脉弦数，为湿热日久伤及肾阴，肝阳偏旺，加菊花、钩藤、石决明镇肝潜阳。

（3）肾阳不足

症状：周身浮肿，腰痛膝软，畏寒肢冷，小便不利或夜尿特多，舌质淡白，两尺脉弱。若阳复肿消，则可呈现面目微肿，头昏耳鸣，少寐健忘，遗精盗汗等阴虚之候。

病机：人体水液的气化、输布，主要由肾阳的蒸腾、推动来完成，若肾阳虚衰，则水液的气化失常，出现周身浮肿、腰痛膝软、小便不利或夜尿特多等症；畏寒肢冷、舌质淡白、脉虚弱均为阳虚之候。

治法：温肾行水。

方药：《济生方》肾气丸。本方为《金匮要略》肾气丸加牛膝、车前子而成，有温补肾阳、化气行水之力。本证水肿，除济生肾气丸之外，《金匮要略》肾气丸和真武汤亦属常用方药，当因证选用。

（4）浊邪上逆

症状：肿满不减或肿消之后，出现神情淡漠，嗜睡不食，甚则神志昏迷，恶心欲吐或呕吐清涎，头晕头痛，胸闷肢冷，神疲面白，少尿或无尿。舌淡苔腻，脉细弱。

病机：浊阴内盛，上扰神明，轻则嗜睡不食，甚则神昏谵语；浊阴不降，清阳不升，胃气上逆，则恶心呕吐，头晕头痛，苔腻；阴寒内盛，阳气不能外达，则四肢逆冷。本证候多为水肿经久不愈或肿虽消，浊毒未清，肾气衰败，演变而成的危急重症。

治法：化浊降逆。

方药：温脾汤加减。方中附子片、党参温阳益气化湿；陈皮、茯苓、厚朴、生大黄化湿导浊下行。若阴阳俱虚，出现恶心呕吐、神志不清、面色不华、呼吸微弱、汗出肢冷、二便自遗、舌淡苔腻、脉微欲绝，应回阳救脱、益气敛阴，方用生脉散合《济生方》肾气丸。

若内热较甚，身热呕吐，神昏谵语，鼻衄或牙龈出血，舌质红，苔黄燥，脉数有力，治宜清热凉血，降逆和胃止呕，方用黄连温胆汤合犀角地黄汤加大黄。

5. 肝水　气滞水停。

症状：胁肋满痛，脘腹痞满，肢体或全身水肿，纳食减少，嗳气不舒，面色、爪甲淡白无华，小便短少。舌淡，脉弦。

病机：肝失疏达，则气滞水停，胁肋胀满；肝木侮土，运化呆滞，故食少嗳气；脾病则气血的化源不足，故面色爪甲白；舌质淡、脉弦为肝郁气滞之征。

治法：疏肝理气，除湿散满。

方药：柴胡疏肝散合胃苓汤。前方疏肝解郁，理气止痛；胃苓汤燥湿散满，利水消肿。若胁腹胀满较甚，可佐入木香、香附、青皮、谷芽、麦芽等健脾理气之品；气病及血而见胁肋刺痛、舌有瘀点、脉细涩者，可加桃仁、红花、虫、丹参、郁金等活血散瘀；倦怠乏力，少气懒言，气虚较甚者，加党参、黄芪、黄精以益气；畏寒、肢冷、便溏阳虚者，加附子片、干姜、补骨脂等以温阳；口苦，小便黄，为气郁化热，加茵陈、虎杖、黄连等清热利湿。

（三）其他

1. 木香散　木香、大戟、牵牛子各等份，研为细末，每次用糖开水冲服3~6克。此方多用于体实病实之证，一般以一泄为宜。

2. 大枣150克，锅内入水，以上没四指为度；用大蓟并根苗30克，煮熟为度。去大蓟吃枣，分4~6次服，每日2~3次。

以上两方，均用于消肿，使用时要注意攻补兼施，中病即止。

3. 卢氏消肿方　牵牛子130克，红糖125克，老姜500克，大枣62克。共研细末，泛丸，分3日服完，每日3次，食前服。本方能促使水邪从肠道排出，对于肾病水肿，消肿效果较好。

4. 益母草，晒干，125克，加水800 mL，煎至300 mL，去渣分4次服，隔3小时服1次。小儿酌情减量。本方用于肾病水肿，小便不通，尿血等。

5. 福寿草（又名冰凉花）碾成粉剂，每次服25毫克，每日1~3次。用于心水肿浸有效。但使用时要严格掌握剂量，过量可出现恶心呕吐，多汗，腹痛，头昏眩晕，视物不清，心慌等中毒症状。

6. 商陆15克，绿豆30~50克，煮熟去商陆，常服。本方适用于有热象的水肿患者，但应注意毒副反应的发生，一般不宜长用。

7. 加味鲤鱼汤　鲤鱼1条（约500克），生姜31克，葱62克，炖汤不放盐，喝汤吃鱼。本方适用于气血虚弱患者，对邪浊上逆之肾水慎用。

8. 鳝鱼500克，鲜薤白120克，炖汤不放盐，喝汤吃鱼。本方适用于气血虚弱患者，对邪浊上逆之肾水慎用。

9. 黄芪30~60克，煎服每日1剂。有利尿消肿，消除蛋白尿作用。

10. 益肾汤　当归、川芎、赤芍、红花各10~15克，丹参15克，桃仁9克，益母草、金银花、白茅根、板蓝根、紫花地丁（或蒲公英）各30克，水煎服。适用于肾炎水肿，有出血倾向等符合有瘀血表现者。本方在消除蛋白和恢复肾功能方面有一定疗效。

11. 清热解毒方　金银花、连翘、射干、赤芍、玄参、地肤子、白茅根、白鲜皮、玄参、蚤休、蒲公英。适用于水湿内蕴，郁久化热；或外感风热毒邪；或服温燥药与激素后，出现湿热表现，如咽喉干痛，唇舌干红，苔黄腻，面部或皮肤出现红色皮疹者等有一定疗效。

（李晓娟）

第六节 关格

这一病症通常以小便不通畅、患者呕吐难止为主要表现特征。中医来看小便不通名曰曰关，呕吐不止则为曰格，两者并见则为曰关格。关格通常的起病都比较缓慢，患者之前都有淋证、消渴等慢性病发展史，逐渐出现了疲倦乏力等情况，尿量减少，呕吐不止，口气较重。关格的晚期症状当中有抽搐、尿闭等。

另有所述以大便不通兼有呕吐而亦称为关格者，不属本节讨论范围。

一、病因病机

关格是小便不通、呕吐和各种虚衰症状并见的病证，此由多种疾病发展到脾肾衰惫，浊邪壅塞所致。临证表现为本虚标实，寒热错杂，三焦不行，进而累及其他脏腑，终致五脏俱伤，气血阴阳俱虚。

1. 脾肾阳虚　水肿病程迁延，水湿浸渍或饮食不调，脾失健运，湿浊内困，以致脾阳受损，生化无源；或因劳倦过度，久病伤正，年老体虚，以致肾元亏虚，命门火衰，肾关因阳微而不能开。脾肾俱虚，脏腑失养，故见神疲乏力，面色无华，纳呆泛恶，腰膝酸软，尿少或小便不通。脾肾阳气衰微，气不化水，阳不化浊，则湿浊益甚。末期精气耗竭，阳损及阴，而呈阴阳离决之势。

2. 湿浊壅滞　脾肾虚损，饮食不能化为精微，而为湿浊之邪。湿浊壅塞，三焦不利，气机升降失调，故上而吐逆，下而尿闭。若属中阳亏虚，阳不化湿，湿浊困阻脾胃，则肢重乏力，纳呆呕恶，腹胀便溏，舌苔厚腻。若湿浊久聚，从阳热化，湿热蕴结中焦，胃失和降，脾失健运，则脘腹痞满，纳呆呕恶，口中黏腻或见便秘。浊毒潴留上熏，则口中秽臭或有尿味。湿浊毒邪外溢肌肤，症见皮肤瘙痒或有霜样析出。湿浊上渍于肺，肺失宣降，肾不纳气，则咳逆倚息，短气不得卧。

3. 阴精亏耗　禀赋不足，素体阴虚或劳倦久病，精气耗竭，阳损及阴，以致肾水衰少，水不涵木；水不济火，心肾不交；心脾两虚，水谷精微不化气血，则面色萎黄，唇甲色淡，心悸失眠；肝血肾精耗伤，失于滋养，则头晕耳鸣，腰膝酸软；阴虚火旺，虚火扰动，则五心烦热，咽干口燥。肾病日久累及他脏，乃至关格末期阴精亏耗，浊毒泛溢，五脏同病。肾病及肝，肝肾阴虚，虚风内动，则手足搐搦，甚则抽搐；肾病及心，邪陷心包，心窍阻闭，则胸闷心悸或心胸疼痛，甚则神志昏迷。

4. 痰瘀蒙窍　脏腑衰惫，久病入络，因虚致瘀或气机不畅，血涩不行，阻塞经脉，加之湿邪浊毒内蕴，三焦壅塞，气机逆乱，以致痰浊瘀血上蒙，清窍闭阻，神机失用，则神昏谵语，烦躁狂乱或意识蒙眬。

5. 浊毒入血　痰瘀痹阻，脉络失养，络破血溢；或湿浊蕴结，酿生毒热，热入营血，血热妄行，以致吐衄便血。此乃脾败肝竭，关格病进入危笃阶段。

6. 毒损肾络　失治误治，未能及时纠偏，酿生浊毒；或久服含毒药物，以致药毒蓄积，侵及下焦，耗损气血，危害肾络，进而波及五脏。

二、诊断与鉴别诊断

（一）诊断

1. 发病特点　患者多有水肿、淋证、癃闭、消渴等基础病史，渐进出现关格见症。部分患者亦可由于急性热病、创伤、中毒等因素而突然致病。

关格一般为慢性进程，但遇外感、咳喘、泄泻、疮疡、手术等诱因引发，可致病情迅速进展或恶化。

2. 临床表现　关格临床表现为小便不通、呕吐和各种虚衰症状并见，兼症极为复杂。一般而言，关格前期阶段以脾肾症状为主，后期阶段则渐进累及多脏，出现危候。

早期阶段：在原发疾病迁延不愈的基础上，出现面色晦暗，神疲乏力。白天尿量减少，夜间尿量增多。食欲不振，恶心欲呕，晨起较为明显，多痰涎或有呕吐。部分患者可有眩晕、头痛、少寐。舌质淡而胖，边有齿印，舌苔薄白或薄腻，脉沉细或细弱。

中末期阶段：早期阶段诸般症状加重乃至恶化，恶心呕吐频作，饮食难进，口中气味臭秽，甚至有尿味。尿量减少，甚至少尿或无尿。或见腹泻，一日数次至十数次不等，或有便秘。皮肤干燥或有霜样析出，瘙痒不堪，或肌肤甲错，甚则皱瘪凹陷。或有心悸怔忡，心胸疼痛，夜间加重，甚至不可平卧。或胸闷气短，动则气促，咳逆倚息，面青唇紫，痰声辘辘。或有肢体抖动抽搐，甚至瘛疭。或有牙宣、鼻衄、咯血、呕血、便血、皮肤瘀斑、月经不调。或烦躁不宁，狂乱谵语，意识蒙眬。或突发气急，四肢厥逆，冷汗淋漓，神志昏糊，脉微欲绝等等。本证阶段患者脉象以沉细、细数、结或代为主。

（二）鉴别诊断

1. 走哺　走哺以呕吐伴有大小便不通利为主症，相似于关格。但走哺一般先有大便不通，继之出现呕吐，呕吐物多为胃中饮食痰涎或带有胆汁和粪便，常伴有腹痛，最后出现小便不通。故属实热证，其病位在肠，与关格有本质的区别。两者相比，关格属危重疾病，预后较差。

2. 转胞　转胞以小便不通利为临床主要表现或有呕吐等症。但转胞为尿液潴留于膀胱，气迫于胞则伴有小腹急痛，其呕吐是因水气上逆所致，一般预后良好。

三、辨证

1. 判断临床分期　虚证作为关格的主要早期病症，脾肾阳虚、气阴两虚、脾肾气虚等临床表现比较明显，由于原发病变不同及个体差异，部分患者可见阴虚证。此时兼有浊邪，但并不严重。把握前期阶段对疾病预后至关重要，须有效进行病情控制，促进终末期病程的延缓。否则容易阳损及阴，使正气衰败，促进浊邪弥漫。在疾病后期，关格症虚实兼夹，病变脏腑已经从患者脾肾到达其他器官，例如，肝、肺、心等，潴留浊邪，壅滞三焦，病情逐渐恶化，最终导致厥脱危象出现，耗尽阴精，导致孤阳离别。

2. 详审原发病证　结合中医临床规律，原发疾病对脏腑虚损程度具有很大的影响。原发病与继发病之间的关系为标本，因为病因的差异性，对脏腑阴阳气血导致差异性的程度损伤，使化寒，使阳伤，化热导致阴伤，在疾病晚期发展中，因为机体内在基础不稳定，导致不同证候趋向的出现。例如，对于因为反复发作水肿而引起的关格，大多数原因为脾肾阳虚，很少有单纯病因为阴虚；因迁延淋证而导致的关格疾病，因为病发于下，使湿热焦，热可用湿化，热可伤及阴，因此常常观察到阴虚病症。对于癃闭导致的关格疾病，转归存在很大的差异性。癃闭的病因相对比较复杂，有的因为六淫疫毒，有的因为情志劳倦，还有其他的湿热、瘀血、气结等，都波及三焦。通常来看，因为进起病促进虚性癃闭而诱发关格疾病的患者，阳虚、气虚为首要病症，其他原因导致的关格疾病，热寒夹杂、阴阳两虚。胃热、肺燥、肾虚为消渴的重要病理基础，随着病程的不断延伸，将会导致耗气血、伤阴津，出现关格症的阶段，大多数表现为气阴两伤，阴阳两虚。

3. **区别在气在血** 早期关格发病阶段，主要病症为气分，在后期发病阶段转化为血分。要想准确区别关格在气在血，需要通过脉症，其中需要注意两个要点：一是风寒夹杂、风热、寒湿、湿热等各种诱发因素，病在上焦肺卫和中焦脾胃者，多在气分。可伴有发热，恶寒，或咽喉干痛，咳嗽痰黄，或尿痛淋漓，或泄泻腹胀等等。若病及心肝，为血分。二是在外邪有无的条件下，只要观察到各种出血症状，则病为气分，让气血更加虚弱，并耗竭脾肾。

4. **明辨三焦病位** 对于病情严重的关格，因为存在复杂的证候，因此，辨证论治三焦病位，是治疗关格的重要问题。关格疾病发展到后期，因为浊邪对整体上中下三焦脏腑进行侵犯，且存在侧重性，导致预后的不同。中焦受浊邪侵犯，为关格症的必须症，同时也伴随着胃、脾受浊邪侵犯的病症。倘若并在心肺上焦，气急为主要临床表现，杜绝平卧，呼吸略显低微，且胸痛心悸，甚至出现谵语神昏的状态。如果下焦肝肾受浊邪侵犯，临床上常常以形体寒冷、肢体冰凉为主，焦灼不安，四肢厥逆，主要特征为抽搐瘈疭。

在后期阶段的关格症发展中，通过对三焦病位的观察，可以提前了解疾病转归。对于阳损偏向者，命门火衰为主要特征，不能滋润脾土，所以先观察到脾败，而后再观察到肝竭；阴损偏向者，大多数为肾阴枯竭，内窜肝风，所以先观察到肝竭，后观察到脾败。而对于肺绝、心绝，多见于肝竭或者脾败之后。若上、下焦受浊邪侵犯，关格就会步入危重过程，随时会有阴阳离的危象。

四、治疗

（一）治疗原则

1. **治主当缓，治客当急** 本病脾肾衰惫为其本，浊毒内聚为其标。前者为主，后者为客。脏腑虚损为渐进过程，不宜峻补，而需长期调理，用药刚柔相兼，缓缓图之。湿浊毒邪内蕴，宜及时祛除继发诱因，尽力降浊排毒，以防发生浊毒上蒙清窍，阻塞经脉，入营动血或邪陷心包之变。

2. **虚实兼顾，把握中焦** 补泻两难是关格的主要疾病特征。结合病程发展的基本规律，对于关格的早期治疗，补虚为重，化浊以辅；在病情后期，浊邪弥漫，正气衰败，治疗宜兼顾虚实，用药方面讲究灵活性。在临床上，关格波及三焦脏腑，然浊毒壅滞中焦在整个病程中贯穿始终，因此掌握中焦，这是治疗的主要原则。上下交损，当治其中。其时患者尽管正气虚衰，若强用补益亦难以受纳，且更易滋生邪实，导致病情加重。因此要重点保护脾胃，使浊化逆降，有效促进呕恶缓解，激发食欲，才能为下一步治疗提供条件。

（二）分证论治

1. 脾阳亏虚

症状：纳呆恶心，干呕或呕吐清水，少气乏力，面色无华，唇甲苍白，晨起颜面虚浮，午后下肢水肿，尿量减少，形寒腹胀，大便溏薄，便次增多。舌质胖淡，苔薄白，脉濡细或沉细。

病机：脾阳不振，气血生化无源，气不足则少气乏力；血不足则面色无华，唇甲苍白；中运失健，湿浊内生，则尿少水肿，腹胀便溏；浊邪上逆，则恶心呕吐；脉濡细，苔薄舌质淡为脾阳虚的征象。

治法：温中健脾，化湿降浊。

方药：温脾汤合吴茱萸汤。方中附子、干姜温运中阳，人参、甘草、大枣益气健脾，大黄降浊，吴茱萸温胃散寒，下气降逆，生姜和胃止呕。本方为补泻同用之法，适用于脾胃虚寒，浊邪侵犯中焦，以致上吐下闭者。大黄攻下降浊是权宜之计，以便润为度，防止久用反伤正气。此外，人参的选用应注意原发病的内在基础，如关格由水肿发展而来，以红参为宜；若关格的本病为淋证、癃闭、血尿、肾痨，为阴损及阳，兼有湿热者，选用白参较为适当。阳虚水泛而为水肿者，治宜健脾益气，温阳利水，化裁黄芪补中汤或防己黄芪汤，以人参、黄芪益气补中，白术、苍术、防己健脾燥湿，猪苓、茯苓、泽泻、陈皮利水消肿，甘草和中。其中，生黄芪益气利水而无壅滞中满之弊，治疗水肿较为适宜。脾虚湿困而泛恶者，可用理中丸加姜半夏、茯苓利湿和胃。若湿抑中阳较著，可加用桂枝，师《金匮要略》防己茯苓汤法。

2. 肾阳虚衰

症状：腰酸膝软，面色晦滞，神疲肢冷，下肢或全身水肿，少尿或无尿，纳呆泛恶或呕吐清冷。舌质淡如玉石，苔薄白，脉沉细。

病机：下元亏损，命门火衰，脏腑失于温煦濡养，则腰酸膝软，面色晦滞，神疲肢冷，舌淡，脉沉而细；肾阳衰微，气不化水，阳不化浊，则湿浊潴留，壅塞水道，泛滥肌肤而为水肿；肾关因阳微而不能开，则少尿或无尿。

治法：温补肾阳，健脾化浊。

方药：《济生方》肾气丸化裁。方中肉桂、附子温补肾阳，地黄、山药、山茱萸滋养脾肾，茯苓、丹皮、泽泻、车前子、牛膝化湿和络，引药下行。肾阳亏损而水肿较重者，选用真武汤。兼有中焦虚寒者，配伍干姜、肉豆蔻、吴茱萸温运中阳。呕吐明显者，加用生姜、半夏。肾阳虚衰者，往往肾阴亦亏，在应用温肾药时，应了解关格的原发疾病以及肾阴、肾阳虚损的情况。若原发疾病有湿热伤阴基础乃至阴损及阳，温肾药物宜选用淫羊藿、仙茅、巴戟天等温柔之品或选用右归饮，寓温肾于滋肾之中。若肾脏畸形，命火衰微，水湿潴留于肾，以致肾脏肿大，腹部癥积者，治宜温补肾阳，同时配伍三棱、莪术、生牡蛎、象贝母等活血祛瘀软坚之品。

3. 湿热内蕴

症状：恶心厌食，呕吐黏涎，口苦黏腻，口中气味臭秽，脘腹痞满，便结不通。舌苔厚腻，脉沉细或濡细。

病机：脾胃受损，纳化失常，湿浊内生，壅滞中焦。湿浊困脾，则脘腹痞满，纳呆厌食，舌苔厚腻，脉沉细或濡细；浊邪犯胃，胃失和降，故恶心呕吐；湿浊化热，则口苦黏腻，口中气味臭秽，便结不通。

治法：清化湿热，降逆止呕。

方药：黄连温胆汤化裁。方用陈皮、半夏、竹茹、枳实、茯苓、黄连清化湿热，配用生姜降逆止呕。浊邪犯胃，和胃降逆化浊法的常用方剂尚有小半夏汤、旋覆代赭汤等，后者降逆止呕的作用较强。亦可加大黄通导腑气，使浊邪从大便而出。

4. 肝肾阴虚

症状：眩晕目涩，腰酸膝软，呕吐口干，五心烦热，纳差少寐，尿少色黄，大便干结。舌淡红少苔，脉弦细或沉细。

病机：阴精亏耗，肾水衰少，水不涵木，肝肾失于滋养，则眩晕目涩，腰酸膝软，纳差少寐，舌淡红少苔，脉弦细或沉细；阴虚火旺，虚火扰动，则五心烦热，咽干口燥，尿少色黄，大便干结。

治法：滋养肝肾，益阴涵阳。

方药：杞菊地黄丸化裁。方用地黄、山茱萸滋养肝肾，山药补脾固精，茯苓、泽泻渗湿，丹皮凉肝泄热，枸杞子、菊花滋补肝肾，平肝明目。肝肾阴虚，肝阳偏亢，易引动肝风，可配伍钩藤、夏枯草、牛膝、石决明平肝潜阳，降泻虚火，以防虚风内动。本病兼夹湿热浊毒，用药不宜滋腻，以免滞邪碍胃。

5. 肝风内动

症状：头痛眩晕，手足搐搦或肢体抽搐，纳差泛恶，尿量减少，皮肤瘙痒，烦躁不安，甚则神昏痉厥癫痫，尿闭，舌抖或卷缩，舌干光红或黄燥无津，脉细弦数。

病机：关格末期，肾病及肝，肝肾阴虚，肝阳上亢，则头痛眩晕，舌干光红或黄燥无津，脉细弦数；浊毒阻闭心窍，则舌抖卷缩；浊毒泛溢，虚风内动，则肢体搐搦，皮肤瘙痒；阴分耗竭，阴不敛阳，阳越于外，故见烦躁不安，甚则神昏痉厥。

治法：平肝潜阳，息风降逆。

方药：镇肝息风汤化裁。方用龙骨、牡蛎、代赭石镇肝降逆；龟板、芍药、玄参、天门冬柔肝潜阳息风；牛膝引气血下行以助潜降；合茵陈、麦芽清肝舒郁。若出现舌干光红，抽搐不止者，宜用大定风珠，方用地黄、麦门冬、阿胶、生白芍、麻仁甘润存阴；龟板、鳖甲、牡蛎育阴潜阳；五味子配甘草，酸甘化阴，滋阴息风。

6. 痰瘀蒙窍

症状：小便短少，甚则无尿，胸闷心悸，面白唇暗，恶心呕吐，痰涎壅盛或喉中痰鸣，甚则神志昏蒙，气息深缓。舌淡苔腻，脉沉缓。

病机：脏腑衰惫，浊毒壅塞，气机逆乱，瘀血阻滞经脉，以致痰浊瘀血上蒙，清窍闭阻，神机失用，则诸症蜂起。

治法：豁痰化瘀，开窍醒神。

方药：涤痰汤化裁。本方适用于痰瘀蒙窍而偏于痰湿者，药方中含有陈皮、半夏、茯苓三味，具有化痰、燥湿、健脾功效；药方中含有的石菖蒲、竹茹、胆南星，具有开窍化痰功效。若属痰瘀蒙窍而偏于痰热者，用羚羊角熬成中药汤剂服用。该方中含有天竺黄、珍珠母、羚羊角、竹茹，具有化痰热功效；远志、石菖蒲有助于开窍化痰；丹皮、夏枯草有助于凉血清肝。以上二方化瘀力稍嫌不足，宜酌情配伍丹参、赤芍、蒲黄、桃仁、三七等化瘀之品。痰瘀浊毒内盛，上蒙清窍而致神昏者，治宜利气开窍醒神。可用醒脑静或清开灵静脉滴注或鼻饲苏合香丸。关格进入神昏危笃阶段，小便不通，治以开窍急救时，尤应注意禁用含毒药物，以免药毒蓄积，危害肾脏。

7. 浊毒入血

症状：烦躁或神昏谵语，尿少或尿闭，呕吐臭秽，或见牙宣、鼻衄、咯血、呕血、便血、皮肤瘀斑，或有发热，大便秘结。舌干少津，脉细弦数。

病机：关格进入危笃阶段，肾病及心，邪陷心包，或脾败肝竭，浊毒入营动血，络破血溢，以致吐衄便血，烦躁神昏。

治法：解毒化浊，宁络止血。

方药：犀角地黄汤、清宫汤化裁。适用于痰浊化热，热入血分而致鼻衄、咯血等出血证。组方宜以水牛角、生地黄、赤芍等解毒清热、凉血止血为主药或酌情配合应用至宝丹或紫雪丹。治疗血证，要掌握"治火、治气、治血"的基本原则，酌情选用收敛止血、凉血止血、活血止血药物。严密观察病情变化。

8. 阳微阴竭

症状：周身湿冷，面色惨白，胸闷心悸，气急倚息不能平卧或呼吸浅短难续，神昏尿闭。舌淡如玉，苔黑或灰，脉细数，或结或代，或脉微细欲绝或沉伏。

病机：肾者元气之根，水火之宅，五脏之阴非此不能滋，五脏之阳气非此不能发。肾阳衰微，阳损及阴，阴耗血竭，阴不敛阳，虚阳浮越，终至阳微阴竭，气脱阳亡，阴阳离决。

治法：温扶元阳，补益真阴。

方药：地黄饮子化裁。方用附子、肉桂、巴戟肉、肉苁蓉、地黄、山茱萸温养真元，摄纳浮阳；麦门冬、石斛、五味子滋阴济阳；石菖蒲、远志、茯苓开窍化浊。若出现呼吸缓慢而深，肢冷形寒，汗出不止，命门耗竭者，急宜温命门之阳，参附注射液静脉滴注。若正不胜邪，心阳欲脱，急用参麦注射液静脉滴注敛阳固脱。

凡浊邪侵犯上焦心肺或下焦肝肾，为关格进入末期危重阶段，口服药物无法受纳者，应采用中西医结合的方法进行抢救。

（三）其他

1. 单方验方

（1）冬虫夏草：临床一般用量3~5克，水煎单独服用或另煎兑入汤剂中，亦可研粉装胶囊服用。20日为一个疗程，连服3~4个疗程。

（2）地肤子汤：地肤子30克，大枣4枚，加水煎服，每日1剂，分2次服完。具有清热利湿止痒功效，适用于关格皮肤瘙痒者。

2. 针灸治疗　主要选穴为中脘、气海、足三里、三阴交、阴陵泉、肾俞、三焦俞、关元、中极、内关。每次选主穴2~3个，配穴2~3个。可根据病情需要选择或增加穴位。虚证用补法，实证用泻法，留针20~30分钟，中间行针1次，每日针刺1次，10次为一个疗程。

3. 灌肠疗法　降浊灌肠方：生大黄、生牡蛎、六月雪各30克，浓煎200~300 mL，高位保留灌肠。2~3小时后药液可随粪便排出。每日1次，连续灌肠10日为一个疗程。休息5日后，可再继续一个疗程。适用于关格早中期。

4. 药浴疗法　药浴方：由麻黄、桂枝、细辛、附子、红花、地肤子、羌活、独活等组成。将药物打成粗末，纱布包裹煎浓液，加入温水中，患者浸泡其中，使之微微汗出，每次浸泡40分钟，每日1次，10~15日为一个疗程。

（宝庆付）

参考文献

[1] 吴勉华,石岩.中医内科学[M].5版.北京:中国中医药出版社,2021.

[2] 李建生,蔡永敏.中医经典肺病学[M].北京:科学出版社,2021.

[3] 郑洪新,杨柱.中医基础理论[M].5版.北京:中国中医药出版社,2021.

[4] 方祝元,孙丽霞.中医内科名家医案讲析[M].北京:中国中医药出版社,2021.

[5] 陈湘君.中医内科常见病证辨证思路与方法[M].北京:人民卫生出版社,2020.

[6] 李灿东,方朝义.中医诊断学[M].5版.北京:中国中医药出版社,2021.

[7] 印会河.印会河中医内科新论[M].北京:中国医药科技出版社,2021.

[8] 胡鸿毅,方祝元,吴伟.中医内科学[M].4版.北京:人民卫生出版社,2021.

[9] 陈红风.中医外科学[M].5版.北京:中国中医药出版社,2021.

[10] 颜新,颜乾麟.颜德馨用药经验集[M].北京:人民卫生出版社,2019.

[11] 倪青,王祥生.实用现代中医内科学[M].北京:中国科学技术出版社,2019.

[12] 陈仁寿.中医临床病证大典脾胃病卷[M].上海:上海科学技术出版社,2020.

[13] 吕志达.临床中医心血管疾病诊疗思维[M].吉林:吉林科学技术出版社,2020.

[14] 张伟.张伟中医肺病学[M].济南:山东科学技术出版社,2021.

[15] 张法荣.齐鲁中医肾病医方集锦[M].北京:华夏出版社,2022.

[16] 黄燕,李军,丰广魁.实用中医临床脑病学[M].上海:上海科学技术出版社,2020.

[17] 刘学春,王诗恒,王光涛.名老中医肝胆病验方集萃[M].北京:化学工业出版社,2021.

[18] 郭淑云,邵明义,李墨航.郭淑云医论医案选[M].北京:科学出版社,2021.

[19] 刘维.中医风湿病学临床研究[M].北京:人民卫生出版社,2019.

[20] 黄桂成,王拥军.中医骨伤科学[M].5版.(新世纪第五版).北京:中国中医药出版社,2021.